PERSONAL
PSYCHOPATHOLOGY
HARRY STACK SULLIVAN

精神病理学私記

H·S·サリヴァン
[著]
阿部大樹
須貝秀平
[訳]

SULLIVAN

日本評論社

イントロダクション

ヘレン・スウィック・ペリー

サリヴァンがこの本、『精神病理学私記』を書きあげてから四十年が経った。しかしこの間、原稿は辺獄《リンボ》に留め置かれて、今日まで出版できずにいた。数多の神話や風説が生まれ、著者をめぐる表象と分かちがたいまでになってしまった。

一九四〇年にサリヴァンは自らの執筆目録をPsychiatry誌にまとめている。これをみると本書は一九三二年の著作となっていて、そして「私家版 Privately Circulated」と注記されている。限られた少数の読者に向けて書かれたような印象を与えたに違いない。そのうちに、本書のタイトルに特別な意味が隠されているらしいという伝説が広まった——サリヴァンが私的人生《パーソナル・ライフ》をいよいよ告白したのだ、と。

明らかにこの本は、ただの自叙伝ではない。しかし空想がちなアイルランド気質の彼がいつも言葉を捻り回していたのは事実であるし、私自身この曖昧な、掛詞のようなタイトルに何か隠された意味があるのだろうと感じてもいる。サリヴァンの伝記を書くための資料収集をする中で、この思いは一層強くなった。この本は最初の、そして生前唯一の著作であり、「なによりまず私たちは互いに同じ人間である」という彼の人類同一種要請 one-genus postulate が提示されていても不思議ではない。臨床講義であったら、彼はこんな風に言うだろうか。

「私自身が経験したこと一つひとつは独特なものでしょう。でもそれもすべて、人間であるということ、つまり皆が見ている景色のなかに起きた出来事です。そうであれば、その一つずつに科学の眼を向けたり、理論のようなものを作ったりもできるだろうと、思うんだけどね。」

「精神病理 psychopathology」という言葉は一九二〇年代から三〇年代にかけて頻用された。一九一七年にフロイトの『日常生活の精神病理』が英訳されたことを契機に広まった用語である。新たな力動的精神医学を目指した精神科医たちと、そして一部の社会科学者に特に好まれた。この頃のアメリカには「精神病理」を掲げた記事や著作が少なくない。特にエドワード・ケンプの Psychopathology(注1)(1) (1921) と、ハロルド・ラスウェルの Psychopathology and Politics(注2)(2) (1930) が重要だろう。本書のタイトルがこの二冊に影響されていることはほぼ間違いない。

ケンプは精神病院における力動的精神医学の先駆者であったし、そしてラスウェルは社会科学と精神医学の懸け橋となる政治学者だった。ケンプの示した方向性を受け継いで、本書を執筆していた頃のサリヴァンは自分を「精神病理学者」と考えていた。その後、四〇年代の前半には「精神科医 psychiatrist」と、さらに死の直前には「社会心理学者 social psychologist」と名乗った。サリヴァンの養子であり、同時に秘書として長年行動を共にしたジェームズ・インスコー・サリヴァンは、こんな言葉を覚えていた。「精神病理学者だなんて名乗っていた時分には、ずいぶんと若かったし、気負っていたんだろう。精神科医です、で十分だよ。(注3)」

サリヴァンの関心は最初、個々人の精神病理にあった。そして一九四〇年頃には、そこから身を乗り出すようにして、社会全体の動態に関わるようになっていた。「病理」という言葉をサリヴァンが避けるようになったのは、活動の範囲が精神病院の中からニューヨーク全体へ、さらには国家間活動にまで広がっていったことと関係している。その過程には、精神の病理とされているものが実は人間社会に普遍的《ユビキタス》であって、しかも悪化も好転も同じ可能性をもって起きるものだという発見があった。そして障害が個人的なものであれ、国際的なものであれ、それが人間同士の相互作用を通して多大な修飾を受けていると把握されたことも大きな影響を及ぼしていた。つまり病理という言葉が事態をあまりに固定的なものとして提示してしまう恐れがあったのだ。破綻に向かうプロセスを特定一部のものとして呼称することが適切ではなくなった。この意味で、サリヴァンの思想は個人精神病理学から対人精神病理学へ、そして最後には対人関係論へと発展していったといえる。

出版までのジレンマ

サリヴァンがこの本を書き始めたのは一九二九年である。メリーランド州タウソンにあるシェパード・アンド・イノック・プラット病院(3)には籍だけ残っていて、いつニューヨークに移れるかがなかなか決まらないでいた。この空白期間に執筆を始めたらしい。同年、後に訣別講演 Farewell Lectures として知られることになる計五回の連続講義を行っている。講義の中心部分は本書初稿の第一章と第二章であった。(後にサリヴァンは原稿を何回も差し替えて、さらに完成目前となってから少なくとも三回は全面的に書き直しているけれども。)三二年にやっと最終稿が出来上がり、ラスウェルの著作と同じくシカゴ大学出版局に持ち込まれた。しかしこの後に色々あって、今となってははっきりしないのだが、出版は取りやめになった。三九年、メリーランド州ベセスダに移ってからも『私記』を出版するようにとの助言がひっきりなしにあったけれども、サリヴァンは「気が変わった」といって取り合わなかった。(注4)

(注1) Edward J. Kempf, Psychopathology; St. Louis: C. V. Mosby Co., 1921
(注2) Harold D. Lasswell, Psychopathology and Politics; University of Chicago, 1930
(注3) 私信、発言の日時は不明。
(注4) 私信

おそらく理論面での大きな変化があったからだろう。しかし一九二四年に最初の論文を出してから四九年に息を引き取るまで、サリヴァンの理論は順調に発展していったように思う。そしてその発展史を眺めるためにも、本書は欠かすことのできない位置を占めている。あるいは歴史的な側面から言えば、死後編纂された二冊の論文集の間に執筆されたことになる。初期論文集『分裂病は人間的過程である』と後期論文集 The Fusion of Psychiatry and Social Science の間である。六二年に『分裂病』が出版されたとき、私は『私記』から一部分を抜粋して巻末に加えた。本書はその時点でまだ出版されていなかったが、歴史的文脈を明らかにする必要があったためである。さらに言えば、ウィリアム・アランソン・ホワイト精神医学財団のサリヴァン文書委員会がこの重要な著作を出版しないとの決定を下してしまっていたからでもある。

以前にも述べた通り、(注5)『私記』が公表されずにいた理由については様々な憶測が飛び交ってきた。本書の出版を歓迎しない同僚たちがいたのも事実である。色々と彼らは理由を並べ立てていたけれども、言いがかりに近いものもあった。サリヴァン自身が消極的だったことも関係している。臨床講義の内容は毎年のように変更されていたし、サリヴァンは理論を一か所に留め置くことを好まなかった。この本が生前に出版されることがなかったのは、最終的には著者自身の判断である。

本書に限ったことではないが、サリヴァンの語彙や奇異な文体には、目も当てられないようなところがある。机に向かっているときよりも、病棟で洞察を働かせるときにこそ彼は美しかった。その経験を社会体制の変更に動員しようとした人々もいたけれど、サリヴァンはあまり深入りすべきではなかったと私は思う。晩年はあまりに疲弊していた。最期の日まで、臨床の現場で思索に集中するべきだった。しかしそれもすべて彼の選んだ道である。

一九四九年に彼は息を引き取ったが、周囲からの出版中止の圧力はそれでも止まず、私は途方に暮れていた。複数の利害が絡み合っていて、実在する制約がなくなっても状況は膠着したままであった。委員会は謄写版を作製したのみで、その後も二十年以上にわたって出版を拒み続けることになる。

同じような騒動は三九年の講演録（後の『現代精神医学の概念』）のときにも持ち上がっていた。もともとは一九四〇年にPsychiatry誌二月号として世に出たのだが、一九四六年になってもなおバックナンバーを求められることが多くて、出版部はこれ以上ストックを減らすことはできないと困っていた。私がサリヴァンのもと働くようになったのはこの頃で、手掛けた最初の仕事は例の講演記録を独立の冊子として組み直して再販できるようにすることだった。

驚いたことに周囲の反応は芳しくなかった。講演を活字にすることで満足してしまうと、サリヴァンが腰を据えて執筆することがなくなってしまうのではないかと心配した人もいた。サリヴァンの思想は講演の時よりももっとずっと先に進んでいるのに、と。でも結局は新しく組版して単行本として出版すると、短期間で数千部が売れて、内容面でも評判は上々だった。広く認知されるようになったことでサリヴァンの創造性と説得力にも磨きがかかった。ニューヨーク・タイムスに載ったLloyd Frankenberg(4)の書評に気をよくして、特装版を送ってあげようとも言っていた。（記憶している限り、費用を捻出できずに企画倒れとなったが。）不完全な形で理論や思想を世に出すことを危惧する声には一理あった。しかし『私記』が出版されなかった理由はそれだけではない。

本書の原稿の謄写版は、三二年に行われたイェール大学セミナー「文化のパーソナリティに与える影響」ではテキストとして使われている。親交の深かった文化人類学者エドワード・サピーア(5)がセミナーの企画に携わっていた。サピーアはフロイト一派がカルト宗教になりつつあると憚ることなく公言していた。新しい科学の創造からはむしろ離れていっている、と。(注6)しかし時代は、このフロイトにはじまる力動的精神医学が大きな影響力を持ち始めたころである。『私記』はフロイトが無意識を取り上げたことを重要な功績と認める一方で、小児の快楽希求行動と前青春期・青春期の性衝動を区別していないこと、「死の本能」を過大視していること、あるいは「エディプス情況」や「エレ

（注5）一例として、『分裂病』の序文および、同書の『私記』抜粋部分の編者解説を参照のこと。

クトラ情況」が人類共通の問題とはいえないことなどを挙げて、フロイト理論の根本にある問題点を明らかにしている。精神分析運動に反駁するサピーアのような社会科学者と交流するサリヴァンは、一部の医師からアメリカ精神医学の発展を妨げる存在として警戒された。(注7) アメリカの精神分析がまだ幼く、ずっとナイーブで、ヨーロッパの優勢な学派の顔色を窺っていた頃の話である。

同僚たちの何人か―イェール大学のある別の社会学者も含めて―は、『私記』が出版されたらサリヴァンはそれを「後悔」するだろうと言ってきた。その思いのうち幾分かは、州立病院を中心に勃興しつつあった力動的精神医学が、同じく興りつつあった化学的・機械的操作による「早発性痴呆 dementia praecox」(8) の治療に打ち負かされてしまうのではないかという恐れに結びついていた。フロイトの思想さえまだ地に根を張る前であったから、サリヴァンが理解されるにはまだ機が熟していなかったとも言える。

しかし振り返ってみると、やはりサリヴァンは『私記』を世に出すべきだったと思う。活動の範囲が広くなっていくほどに彼は身動きが取れなくなっていった。『私記』を出版しないと決めたことは、誤った方向に踏み出した第一歩だったのではないか。四〇歳を過ぎて、残された人生は二十年に満たなかった。どれほど長時間の臨床講義をこなし、論文を次々と発表し、ノート・ブックに膨大な数のメモを遺していても、二冊目の著作が生まれることはなかった。『概念』を除いて、生前に彼の思想がまとまった形を得ることはなかった。秀逸な講義ノートをもとに『精神医学は対人関係論である』と『精神医学的面接』が死後編纂されたけれども、それでも彼が本当のところ何を考えていたかは、今となっては闇の中だ。『私記』を書く途上に生じた失望が、魂を曇らせてしまったのかもしれない。

臨床的な背景

精神科医サリヴァンは社会志向性とでもいうべきものを持っていたけれども、本書ではそのことが特に明白である。社会のあり方が精神障害に対してどれほど甚大な影響を与えているかが論じられている。しかしその土台にあるのはやはり精神病棟における臨床の眼である。サリヴァンが当時在籍していたシェパード・プラット病院とその前にいた聖エリザベス病院での実践が基礎になっている。これまで出版された書籍の序文として私が書いてきたものはシェパード・プラットでの出来事を重視するあまり、聖エリザベスで何があったかについては記述が不十分であったかもしれないから、いくつかの事実を補足しておきたい。

まず伝記的事実を挙げておくと、サリヴァンは一九二二年には同院と退役軍人局を結ぶ連絡将校の立場にあった。（つまり少なくともそれより以前、彼が公衆衛生局にいた時分から病院とは何らかの交流があったのだろう。）ここでウィリアム・アランソン・ホワイトと出会ったことはよく知られている。しかし聖エリザベス時代のもう一つの重大事件、つまりエドワード・ケンプとの邂逅についてはこれまで見過ごされてきたようだ。記録上、一九二〇年にケンプは病院を離れていて、サリヴァンが病院に正式に在籍していたのは少なくとも二二年以降であるから、その間のどこかで二人は接触していたのだろう。ケンプは熟練した臨床家であり、サリヴァンはまだ青二才の見習い精神科医だった。

後に『概念』として出版された講演で、サリヴァンは自らの理論の発展に寄与した論文・著作や人物を挙げてい

（注6）一例として、Oskar Pfister[(6)] の The Psychoanalytic Method についての評論を参照のこと。Selected Writings of Edward Sapir (edited by David G. Mandelbaum); Berkeley: University of California Press, 1958; p.522 収録。The Dial 誌上で一九一七年に発表された。

（注7）ウイリアム・シルヴァーバーグ博士とローレンス・K・フランク[(7)]の私信。The Fusion of Psychiatry and Social Science の編纂作業のため、六二年にニューヨークとケンブリッジでそれぞれにインタビューを行った。三〇年代前半のアメリカ精神医学界隈の雰囲気について二人は同じような観察をしていた。『私記』の出版が遅れたことの原因についても二人の意見は一致した。

る。挙げられたのは六人だけだ。そのうちの一人がケンプであり、彼の著作 Psychopathology について改めて言及しているし、特にケース・レポートについては「比べうるものがなにもない」(注8)とまで言っている。他の講義や論文の中でも言及しているし、本書にも引用がある。六〇年代に入ってサリヴァンの遺稿を整理する中で、Psychopathology を参照する必要が出てきて探し回っても、なかなか見つからなかった。十年ほど前に絶版になっていたし、どの図書館にあたっても見つからなかった。収蔵目録には記載されていたのだが――。

一九七〇年春、ケンプ博士にインタビューするため、ロング・アイランドのワディング・リヴァーに向かった。(その後ケンプ博士は七一年十二月に逝去された。)話をしていると、サリヴァンとの日々が蘇るようだった。言葉遣いや考え方の癖までそっくりだった。それ以降、例の図書を入手するためさらに長い時間と労力を捜索に充てて、そしてようやく辿り着いたのだった。

その大著は一九二一年に出版されていた。サリヴァンの初論文よりも前に出ていたことになる。献辞にはホワイトの名が挙げられており、「聖エリザベス病院にて精神病理学の研究に専念できる環境を作っていただいたこと、また研究を絶えず励ましてくださったことに感謝します」とある。サリヴァンとケンプはそれぞれにホワイトに恩義があったことになる。重症の精神病をアメリカで誰よりも先に力動的精神医学の対象に取り込んだのはケンプである。名前は記憶されてしかるべきだろう。

州立病院に入院した女性患者のケース・レポートがある。転移が生じたことが患者の良好な転帰、少なくとも社会的寛解が得られた理由だろうと述べる中で、以下のように記している。「私がこのケースの治療にあたったのはフロイトの『ヒステリー研究』を読んだ後だった。しかしながら、転移が生じたからこそ身の毛もよだつような分析が可能になったのだと、私は現在に至って確信している。」(注9)

サリヴァンはケンプから多くの用語や考え方を受け取り、臨床の出発点としている。たとえばケンプが「社会的尊重」という言葉に込めた対人的特性をサリヴァンは「自尊感情」という用語に引き継いでいる。「サイコーシスの最中に不確定な、不条理な、滑稽な表明など一切ない」(注10)というケンプの言明は、サリヴァン初期の論文『分裂病における思考の奇妙性』によって強拡大され、その思想の中核を占めるようになり、最終的には人類同一種要請として実を結ぶことになる。

サリヴァンの思索における前青春期 Preadolescence の重要性は、本書を一読するだけでも明らかであろう。ケンプも前青春期という言葉を使っているが、サリヴァンよりやや長く、三歳から十歳までの期間と定義し、青春期を十歳から十七歳としている。この二つを区別して考えたところも、後年のサリヴァンの理論にやはり少なからず影響していることになる。「幼少期から漸進的に発達する性衝動」という仮説に反するからフロイト派の思索に対する批判的なニュアンスもある。

性に関する問題意識もケンプからサリヴァンに引き継がれている。ケンプは未成熟な男性による異性愛はほとんどが「経ヴァギナ的マスターベーション」(注11)であると考えていたし、サリヴァンもまた「精神病理学者をやっていると、妻ヴァギナを道具にしてマスターベーションに興じる男性を数限りなく診察することになる」(注12)と書いている。このような言明は今でこそ特別でもないが、当時は尋常ならざる言葉であった。あるいはまた、自体官能や同性愛の男性に精神分析の良い適応があるとも言っている(注13)——この種の問題について、当時ではかなり先鋭的な意見である。そしてサ

(注8) 『現代精神医学の概念』二〇七頁
(注9) Kempf 二九五頁
(注10) Kempf 三九〇頁
(注11) Kempf 二五七頁
(注12) 本書一七〇頁
(注13) Kempf 一五六頁

リヴァンは後に、同性愛が問題を起こすとすればそれは自尊感情のより深いところに混乱があるためであると述べた。

ケンプの著作から、長い引用をとってみよう。サリヴァンがどれほど大きな影響をケンプから受けたかが分かる。

> 乳児期に始まって、ゆっくりとしかし着実に自律装置は育ち、代償機構を発達させ、分節化された欲求を自制する社会的存在となる。代償的欲求は関連刺激に条件付けされて持続活性的な希望として人格の中に織り込まれていく。その存在は、母親が「なんてことしてるんだい」とか「ジョン、怒るわよ」と呼びかけられる度に反応する。ジョンは自分自身をこう捉えるようになる。「ジョンはわるいやつよりえらい」と。〝わるいやつ〟は、わるい衝動だったり、わるい魂だったり、わるい悪魔だったりもする。このようにして、「I：わたし」、「me：ひとにとってのわたし」、「myself：わたしにとってのわたし」や、あるいは「not-I：非わたし」、「not-me：非ひとにとってのわたし」、「not-myself：非わたしにとってのわたし」といったものが徐々に育まれていく。飢餓状態にあっても、人格や生物体が存在として統率を保つ限り、「わたしは空腹です」と発言できる。しかし飢餓がさらに進んで混乱が増すなかで何かしようとすると、「わたしの空腹です」と言ったり「空腹は《わ》たしです」と言ってしまったりする。(注14)

ここに提示されたものはサリヴァンの定式化したものにすっかり取り込まれて根付いている。not-me 概念のように、初期理論には表れない概念が後期になって登場することもある。聖エリザベスでの出会いは一過性のものではなかった。

思想の歴史を辿ると、何が最初であったかとか、何が最も大きな影響であったかが判然としなくなることがある。(注15)サリヴァンが初めて聖エリザベスに来たときに起きたようなこと、つまり先取的な学統のなかで新鮮な思想に触れた体験の後には、どこまでが取り込みの結果で、どこからが当人の生み出したものなのか境界は不鮮明になる。そして精神疾患に対する新しい考え方のような「発見」は自分に教え込まれてきたものを改めて「観察」する機会となるものだ。ケンプの接近法《アプローチ》は、サリヴァン自身の困難への、そして彼が精神病院の中で遭遇する困難への新しい視座を与えた。その変化はあまりに深いところで起きたために、サリヴァン自身、どこまでがケンプに負うものであるか言葉にできないこともあった。

その他の全般的な背景

サリヴァンの特筆すべき才能の一つに、同時代の偉大な学者たちをいち早く見つけ出し、その思想を吸収することがあった。本書で言及されている科学者の中には当時ほとんど無名だったものも多いが、その後三〇年経って戦後期アメリカの指導的立場についていった。ごく一部を挙げてみれば、サリヴァンはマリノフスキー[11]の提出した文化人類学の知見によく通じていたし、ピアジェ[12]の幼児研究についても「素晴らしい観察手法」と讃えている。理論物理学者ブリッジマン[13]からは操作主義の定義法やベクトル概念を対人関係論に取り込もうとした。本書の中では九〇名以上が言及されていて、全て形式的な引用以上の議論が行われている。

精神医学の領域に限ってみると、サリヴァンは特にアドルフ・マイヤー[14]の健康および疾病状態の分類を綿密に研究していたようだ。スキゾフレニアに対して、マイヤー流の「パレルガシア parergasia」[15]との用語を充てている。もっと一般的な事柄について言えば、特に本書の最終章において、当時の社会体制に対する深い理解が垣間見える。裁判

（注14） Kempf 五五頁より 強調は原著者
（注15） この点に関して、Donald Fleming 教授[10]の講義に感銘を受けたことを記しておきたい。

所、警察行政、精神病院、宗教団体といった大組織特有の課題について、その是正のために特化した人員集団を別個に運営することの必要性を説いている。社会組織のあり方に対する強い関心はマイヤーに始まるアメリカ精神医学の伝統である。

人間のあらゆる側面を観察すること、その記録を一つずつ積み上げていくことが本書の基本哲学である。ピアジェはサルペトリエール病院で障害児を観察することから始めた。サリヴァンはシカゴのスラムや精神病院にやってくる抑圧された人々の中に入り込んでいった。そしてさらに視野を拡げて、動物や、友人とその家族、学生や患者、自分自身の過去、自分がこれまで人間的な相互交流の中でどのように変化したかを見つめた。そのうちに「社会にとって必要な変化とは何か」を定義する必要が生まれたのだろう。ただ新しいというだけでは意味がない。本書の第一章では、有意な社会変化がどれほど複雑なものかを述べている。以下に引用してみよう。

保守的な態度、ディズレーリが言うところの、祖父たちの過ちを現代に慢性化させる姿勢、あるいは全くの奔放な態度、新しいもの以外全く考慮しない姿勢、いずれも過去の遺物である。古いものよりも新しいものの方が悪いことさえあるかもしれない。時の流れから切り離された価値など一つもない。絶えず移ろいゆくという性質は、現実界の事物に必ずついて回る。そしてこれは、この世界で最もアクティヴなところ、生命の領野において特に際立っている。

女性に関する章について

サリヴァンが女性について言及することはほとんどない。数多い講義の中であっても、まだ十分に研究されていないからと述べて言明を避けている。本書には「女性の青春期に関する断章」が収められていて、議論が不十分だと自ら認めながらも、しかしそれでも相当の注意が払われている。この章はクララ・トムソン[16]に依っているところが大きい。数年前にインタビューした際に、この章の執筆に関わったことを明かしてくれた。幾つかの語法はやはりサリヴァン独特のものであるが、サリヴァン自身の手になる男性青春期の章に比べると、トムソンの記述はやや弱く、それ以前の章との一貫性を欠くように思われる。当該の章の最後には、「モダンな」女性について述べられている。サリヴァン／トムソンによれば、「女たちは男の中の男 man among man となる野望を抱き」、そしてそのような女性は「とりわけ男性的職業に就こうとする―医者、法律家、金融職などである。」そして当代の女性たちのアンビヴァレンスの記述につながっていく。

しかしサリヴァン／トムソンが男女を別々の世界に生きるべきものと考えていたとは考えにくい。本書を執筆している時期のサリヴァンと関わりのあった女性の何人かにインタビューしたところ、彼女たちは職業的に成功して大学教授、法律家、精神科医などになっていて、皆が自分はサリヴァンに背中を押してもらったのだと証言した。あるいはトムソン自身、精神分析家として開業し、経済的にもかなりの成功を収めていた。二人が「もっと男性的な職業に就くように」とアドバイスすることがあるのはよく知られていた。これを考え合わせると、本書でサリヴァン／トムソンが「現代的」女性になることの危険を説いているのは、むしろ当時のフロイト派の女性観と正面衝突することを避けたためという印象を受ける。男性青春期の章の脚注には、サリヴァンが女性のオーガズムに対して社会一般とは違った考えを持っていたことが伺われる。「女性はオーガズムに類する生理活動が時折ありさえすれば十分であるかのようにみえる。女性はオーガズム欠如のまま何年間でもやっていくことができるというのが現代の支配的な考え方にさえなっているが、しかし私はこれに同意しない。」（傍点編者）

この当時はまだフロイト派内部で、女性性をどう捉えるか結論が出ていなかった。そもそもの知識が足りていないのは、当時の社会には女性の性感についての共通認識がなかったからでもあるだろう。この点について、トムソンはサリヴァンの助けとはならなかったようだ。彼女は当時、イタリアでフェレンツィ[17]の精神分析を受けてきたばかりであった。「男性的職業」に対する「欲動」について、意識せずにはいられなかったことだろう。その頃の精神分析では学問的業績を求める女性は「ペニス羨望」に動かされているとされていたが、四一年にトムソンはこの考えを批判している。四三年の論文『女性の「ペニス羨望」』(注16)では、ペニス羨望は生物学的基盤を持つものではなく、女性に対する文化的圧迫の産物であると述べている。

二六年のサリヴァンの論文にある女性に関する記述は、本書第八章のどこよりも明快である。

以下のことをはっきり言っておきたい。男性の発生学研究から得られた知見の多くを、私たち医師はこれまで女性全体に無理に当てはめてきた。ここまでに示したように、女性の青春期の発達にはそのようなアーチファクトが影響してしまう。膣官能は退行であると教え込まれるのだ! 男性の発達に関して私が行ったように、女性の発達についてもその過程に何が起きるかを綿密に研究すれば、おそらくは満足のいく出発地点に到達できるだろう。女性心理は男性のカリカチュアではないし、種馬が退行して牝馬になるのでもない。(注17)

『私記』の正式な出版を年余にわたって主張してきた身としては、この本がいまやっと飛び立っていくことを、少し冷静になって、酔いが醒めたような気持ちで眺めている。二十年以上にわたって何度となく読み返した文章であるけれども、今でもページをめくるたびに新鮮である。私は魅了されているのかもしれない。学者として、あるいは一人の人間として。瞳を閉じれば、ニューヨーク州の外れ、寒村スマーナの小さな校舎が浮かぶ。そこでサリヴァンは十歳までの日々を過ごした。村外れの農場の子は、町からやってくる少し洗練された子たちを横目に見ながら、学校を卒業した。そしてシカゴの喧騒に暮らすようになり、聖エリザベスで孤独な人たちを見出し、生涯にわたって思慕することになるホワイトと出会う。夜遅く、数限りない新旧の古典を、頁の擦り切れるまで読み耽った。ホワイトヘッド(18)、パブロフ(19)、フロイト、マリノフスキーといった大家を知る。シェパード・プラットに移り、自分の建てた病棟にメンケン[20]やシンクレア・ルイス[21]の謳った価値を再発見し、そして自らの幼少期につきまとう孤独や偽善が反響するのを聴いた。

この著作は、いつまでも完成しないノート・ブックである。一人の偉大な思想家がアメリカに残したものだ。この国の歴史を学ぶ人たちにも喜んでもらえることだろう。しかしこれを歴史とする前に、やらなければならないことがある。社会体制の失敗、刑務所という悲惨、そして精神病院。今を生きる若い人たちもきっと驚くのではないか。四十年前、いまと同じ道を、アメリカという舞台を、希望と絶望を共に抱えて歩いた人間がいたことに。

H・S・P

マサチューセッツ州ケンブリッジ

一九七一年九月十八日

（注16） Clara Thomson, "The Role of Women in This Culture（『文化における女性の役割』）" Psychiatry（1941）4:1-8 及び "Penis Envy' in Women,（『女性の「ペニス羨望」』）" Psychiatry（1943）6:123-125

（注17） "Erogenous Maturation" Psychoanalytic Review（1926）13:1-15; pp.11-12

[訳注]

（1） 八二枚の図版を含む七〇〇頁を超える大著、現在ではリプリント版のみ入手可能。クレペリンによる記述精神病理学を基礎として、症例報告と病跡学を通して大幅にフロイト学説を取り込んだ内容となっている。この本で定義された「急性同性愛恐慌 acute homosexual panic」とは、男性のみの親密な局面（たとえば二人で買い物に行くなど）において生じる恐慌状態であり、英米における文化結合症候群の一種である。これはＤＳＭの初版（一九五二）にも「ケンプ氏病 Kempf's Disease」として記載された。二十世紀初頭の強烈な同性愛忌避を背景にした病像であるが、同性愛に対して空想的恐怖感を抱く個人は現在も広く存在する。

参考のために、各章タイトルを邦訳したものを以下に示す。

「一章　人格の生理学的基盤」「二章　家族の心理学」「三章　男性性、善、幸福に対する普遍的苦闘」「四章　人格にかかる器質的および機能的劣等性の影響」「五章　自律感情機能歪曲による神経症および精神病の機制分類」「六章　不安神経症あるいは抑制の機制」「七章　抑圧あるいは精神神経症：その機制および抑圧された自律的渇望を通じた精神病との関連」「八章　躁鬱精神病、人格の解離の有無を問わない良性代償あるいは退行。感情危機における願望充足の消去あるいは模倣」「九章　悪性抑圧代償神経症。パラノイアの精神病理」「十章　急性同性愛恐慌の精神病理。急性悪性解離神経症」「十一章　防衛的憎悪、逸軌的パラノイア代償および悪性荒廃による人格の慢性悪性解離の精神病理」「十二章　十字架礫《クルシフィケーション》および抑圧された渇望へのカタトニア的適応による人格の慢性悪性解離の精神病理」「十二章　破瓜的適応による慢性悪性人格解離の精神病理—官能的興味の排泄の優越」「十四章　行動の異常変種に関する条件付けされた自律感情決定についての考察」「十五章　精神治療の原則」

（2）Harold Dwight Lasswell（一九〇二－一九七八）アメリカの政治学者。心理学の方法論をプロパガンダ研究や政治家の個人史研究の分野に導入し、またこれと並行して、統計に基づいた政策決定論の基礎を作った。シカゴ学派の中心的人物であり、五五年にはアメリカ政治学会会長となっている。サリヴァンとラスウェルの関係は友好的ながらも複雑であったようで、ここにサピーアを加えた三人で学際的な大プロジェクトの計画もあったようだが、はっきりしない理由で頓挫している。なおPsychopathology and Politics は政治家の生育歴と意思決定理論を扱った著作であるが、聖エリザベス病院の患者記録から多くの題材が取られている。

（3）一八九六年にメリーランド州ボルチモアに設立された精神科病院。

（4）Lloyd Frankenberg（一九〇七－七五）アメリカの詩人。第二次世界大戦中に良心的徴兵拒否を行い、サリヴァンがケース・セミナーを担当していたチェストナット・ロッジ病院での奉仕活動を命じられている。

（5）Edward Sapir（一八八四－一九三九）アメリカの人類学者、言語学者。一九〇四年よりアメリカ大陸の先住民族の諸言語を研究し、二七年よりシカゴ大学教授。著書に『言語—ことばの研究序説』（安藤貞雄訳）、論文集に『言語・文化・パーソナリティ』（平林幹朗訳）。彼の言語学および文化人類学研究の成果は後年、「サピーア＝ウォーフの仮説」として知られるようになる。要約すれば「人間は思考の産物として言語を自由に操るのではなく、むしろ各言語の形式に沿って思考している。」という主張である。この言語観はサリヴァンの対人関係論に大きな影響を及ぼしている。

「『世界で生起するもの』を先導《ガイド》するのは言語である。社会科学の研究者は言語にそれほどの興味を示さないものだが、しかしこの言語こそ、社会に生じる問題やプロセスを強烈に条件付けしているのだ。ヒトはただ客観世界に生きているのではないし、また相互的活動だけに生きているのでもない。むしろ表現の媒介物となっている特定言語の手中に踊らされている。」(『科学としての言語学の地位』訳注者による訳)

(6) Oskar Pfister(一八七三―一九五六)スイスの精神分析家。スイス精神分析協会を設立した。

(7) Lawrence Kelso Frank(一八九〇―一九六八)アメリカの教育学者。小児発達研究の創成期に主導的役割を果たした。第二次大戦後、ユネスコ設立にサリヴァンとともに深く関与する。

(8)「早発性痴呆」は若年発症・進行性・予後不良の精神障害の全体を指して使われた言葉。一八九九年にクレペリン『精神医学概論』第六版に現れ、現代に続くスキゾフレニア概念の原型となった。

(9) William Alanson White(一八七〇―一九三七)アメリカの精神科医。聖エリザベス病院長を務めた後、一九二四年よりアメリカ精神医学会会長。北米における精神分析運動の特徴として、精神医学内の一分野として発展したこと、および治療対象に入院患者などの重症例まで含めることがあるが、これはマイヤーと共に最初期の導入を進めたホワイトの影響によるところが大きい。

(10) おそらくDonald Harnish Fleming(一九二四―二〇〇八)のこと。アメリカの科学史家。四〇年以上に渡ってハーバード大学教授を務めた。著書に『アメリカ医学の史的発展』(星野毅子郎訳)など。

(11) Bronislaw Kasper Malinowski(一八八四―一九四二)ポーランド生まれの文化人類学者。二十世紀初頭に行った一連のメラネシア研究によって今日の人類学の基礎を確立した。主著は『西太平洋の遠洋航海者』(増田義郎訳)、『未開社会における性と抑圧』(阿部年晴・真崎義博訳)など。本書との関連では、母系制社会であるトロブリアンド諸島でのフィールドワークを通じて、父子の葛藤は家父長制社会に由来するものであり、フロイトの主張するような人類一般に普遍化される現象ではないことを示した。

(12) Jean Piaget(一八九六―一九八〇)スイスの心理学者。思考様式の発達過程を定式化し、以降の発達心理学の基礎を築いた。ピアジェによれば、人間の思考は「感覚運動期(表象をもたず、感覚と運動が直接に結びつく)」、「前操作期(表象をもつが、他者との関係は自己中心的)」、「具体操作期(表象をもち、それを他者との関係において活用する)」、「形式操作期(表象を介して、存在しない概念までも扱えるようになる)」の順に発達する。

(13) Percy Williams Bridgman(一八八二―一九六一)アメリカの理論物理学者。一九四六年に高圧環境下の分子運動に関する業績でノーベル賞物理学賞を受ける。科学哲学者としても活動し、核兵器廃絶を求めたラッセル＝アインシュタイン宣言に署名した十一人中の一人。

悪性腫瘍による衰弱の末に拳銃自殺するが、以下の遺言は欧米での安楽死に関する議論でよく引用される。

「このようなことを本人にさせてしまう社会が尊厳あるものとは思いません。しかし明日には、私はこれを自ら行うことさえできなくなるのです。」

(14) Adolf Meyer（一八六六－一九五〇）、スイス生まれの精神医学者、「アメリカ精神医学の父」とされる。スイスで医師となった後に渡英。ジャクソンから神経学、ハクスリーから進化論を学ぶ。一八九二年に渡米、九五年にシカゴ大学に移ってからは児童の精神発達を研究テーマとするようになる。一九一〇年にジョンズ・ホプキンス大学の初代精神科教授として招聘され、引退まで三十年間在職した。マイヤーの思想は、「医学の目標は特別であって、それ自体を不要にすることこそ目標である」という言葉に集約されるように、教育や福祉、司法制度の改革を含めた「精神衛生運動」の形をとった。

(15)「早発性痴呆」に代わる用語としてマイヤーの提出した言葉。予防や治療が不可能であるという響きのあった古い言葉への批判である。

(16) Clara Mabel Thompsom（一八九三－一九五八）アメリカの精神科医。一九二〇年よりマイヤーのもとで三年間のレジデント期間を過ごし、一九二三年にサリヴァンと出会う。フェレンツィの教育分析を受けるために三一年よりブダペストに移住（フェレンツィ『臨床日記』に症例Dmとして表れる）。帰国後は精神医学の社会的な実践を目指して教育活動に注力するようになり、女性性の発達心理学、および初期のフェミニズム運動に大きな影響を及ぼした。邦訳された著書に『精神分析の発達』（懸田克躬訳）があり、また論文集『人間関係の精神分析』（大羽蓁、沢田丞司訳）が入手可能である。

(17) Sándor Ferenczi（一八七三－一九三三）ハンガリーの精神科医。ウィーン大学医学部を卒業した後、医師として勤務しながら売春婦や路上生活者の擁護活動を行う。一九〇八年以降、精神分析運動の中心的人物となる。優れた臨床手腕を持ち、また治療対象を軽症例や神経症者に限ることをしなかった点で画期的な臨床家であった。第一次大戦に従軍し、以降は戦争神経症の治療にも取り組んだ。この頃に書かれた『タラッサ』（小島俊明訳）は以下のように始まる。

「一九一四年の秋、私は第一次世界大戦のために精神分析学の研究から遠ざかって小さな駐屯地に行くはめになった。その地では、ハンガリア軽騎兵連隊の医師団長という役職上、私はそれまで慣れ親しんでいた研究活動が思うさまできなかった。暇をみつけては、フロイトの『性欲の理論に関する三つの試論』をハンガリー語に訳すことにした―」

二六年にワシントンで講演（『精神分析の今日の問題』および『性器論』）を行った際にはサリヴァンが指定討論者として参

加している。おそらくこのときの出来事を契機としてクララ・トムソンを介在した二人の交流が始まるが、同講演の討議記録は失われている。著書に『臨床日記』(森茂起訳)、論文集に『精神分析への最後の貢献』(森茂起、大塚紳一郎、長野真奈訳)がある。

(18) Alfred North Whitehead(一八六一―一九四七)イギリスの数学者。一九一〇年から刊行の始まったラッセルとの共著『プリンキピア・マテマティカ』はそれ以降の数学に決定的な影響を与えた。著書に『過程と実在』(平林康之訳)など。

(19) Иван Петрович Павлов(Ivan Petrovich Pavlov)(一八四九―一九三六)ソビエト連邦の生理学者。各種の消化腺の働きに関する業績で一九〇四年にノーベル生理学・医学賞を受賞。条件反射に関する先駆的な研究を行った。晩年には条件反射学を通して神経科学と精神医学を接続する試みを行い、後のソビエト精神医学の基礎となった。著書に『大脳半球の働きについて』(川村浩訳)など。

(20) Henry Louis Mencken(一八八〇―一九五六)アメリカの文筆家。ジャーナリズムを「迷信や理不尽な信仰を打倒するという、あたりまえの人間でもできる最も高貴にして崇高な仕事」として、主に書評や時事評論を通して当時の中産階級文化や宗教制度の偽善性を批判した。また、ドライサーやフィッツジェラルドを世に紹介するなど、黎明期のアメリカ文学の擁護者でもあった。著書に『宗教をさばく』(加藤朝鳥訳)など。

(21) Harry Sinclair Lewis(一八八五―一九五一)アメリカの小説家。中西部の小市民的生活を写実することで、旧弊的な習俗と産業化の進行に挟まれたアメリカを風刺した。一九二一年に『本町通り』(斎藤忠利訳)がピューリッツァー賞の小説部門を受賞したと発表されるが、選考委員会により翌日に撤回される。一九二六年に『アロウスミスの生涯』(鵜飼長寿訳)で再度ピューリッツァー賞を送られるが、ルイスは「All prizes, like all titles, are dangerous.(全ての賞は全ての称号と同じく危険であります。)」と述べて受け取りを拒否した。一九三〇年にノーベル文学賞を受賞する。

精神病理学私記

目次

●――イントロダクション――ヘレン・スウィック・ペリー……i
第一章　生物体とその環境は合わさって一つのものである……1
第二章　人格の成長……25
第三章　生きることの困難……43
第四章　困難の年代記――乳児期と幼児期……77
第五章　児童期――就学と社会化……111
第六章　前青春期――ギャングとチャム……137
第七章　男性青春期と同性愛……159

第八章 女性の青春期に関する断章……219
第九章 睡眠、夢、スキゾフレニア……239
第十章 人格および情況のタイプ論……283
第十一章 いかに探索面接を進めるか……305
第十二章 人類の福祉に向けて……333
訳者あとがき……353
サリヴァン小史……357
索引……372

第一章

生物体とその環境は合わさって一つのものである

こころの研究。今やすっかり、覚束ない言葉になってしまった。自然科学者の多くは時代遅れの唯物論を着込み、かたや民衆は擦り切れた唯心論を身にまとうだけである。一方はこころなんて脳の誤作動だと強弁し、もう一方では美しい奇跡の産物だと勘違いしている。もしも読者諸君がこのうちのどちらかにでも属しているようなら、この本を読んで得るところは少ないだろう。精神病理学は脳生理学ではない。神経膠の生化学とも違う。心癒す降霊術でもなく、性風俗の解説書でもなく、高尚な哲学をしているわけでもない。

精神病理学は市井の人びとに目を向けるのだ。この社会のうちに、人びとが衝突し、うまく生きていけないでいる事態を扱っている。そのためにこの学問は、人間の良さ強さよりも、悪さ弱さを扱う精神生物学[1]となる。

私たちは一人ひとり皆が人間であって、それ以外の何物でもない。だから精神病理学が取り扱う対象は、皆が共通に体験し、しかも社会生活のなかで不幸にも覆い隠されてしまうような、一人ひとりにとって転機となる事柄である。それはたとえば猩紅熱のような、医学的な意味での病気 disease ではない。繰り返す失敗や不幸の原因、そして私たちの自尊心を深く傷つけるものにこそ取り組むのだ。

現代において自尊感情を一切持てずにいる人間がそう多くいるわけではない。むしろ自意識が病的に肥大してしまっていることの方が多い。自己肯定感を保つのに汲々として、他人の成功や安寧に始終干渉してばかりの人間がなんといっても社会の大きな一角を占めてしまっている。自尊感情が人生の結果ではなく目的となってしまったならば、それこそ精神病理学が対象とする不安定な状態であるといえるし、ついには〝神経症者 the neurotic〟(注1)や〝心神喪失者 the insane〟と同じ範疇に置かれることにもなる。

ヒトという生き物は、自分自身とその仲間たち、さらにはその周囲の世界をも理解し操作する能力を天に授かった。最初の十万年の間、様々な集団生活の形態を試してみたに違いない。最初期の文明はきっと狭い範囲に限られていて、相互の交流も少なく、儚く消滅していったのも不思議ではない。現代の文明でさえ、その言語体系や政治機構が表層的な作り物であるために軋んでいる。西洋世界がいまや天然資源に恵まれ、政治や言語を少なくとも堅牢なものとして、さらには多様な科学技術を発展させているにもかかわらず、対人関係に係る諸学問がいまだ原始的な水準に留まっているのはなぜだろうか。技術や資本の蓄積は確かに進んだ。しかし哀しいかなこの文化(注2)は、人びとを結び合わせるには欠陥品である。

対人関係についての文化がこのような状況にあるのは、私たちが誤った道を歩んできたからだろうか。私たちがコミュニケーションに用いているのは、言語 language という独特の道具である。これは神の贈り物ではなさそうだ。言語は多くの情報を嘘も真も同じように伝えてしまう。この活動は特定の音声が特定のモノを代表するというシンボル symbol のはたらきに基づいているけれども、しかし内的活動・思考・感情・欲動の表象を含む操作はいつも多義的で、あまりに曖昧である。どれだけ言葉を尽くしても人間のそれぞれに固有な単在性は決して架橋されない。心の内々にあることを互いにやり取りできる日は、今はまだ果てしなく遠い。さらに言えば、一部の口達者な輩が私腹を肥やそうとして人類全体の足を引っ張るだろう、これからも。そういう連中は過去の過ちを繰り返さないための数々の労苦に反対さえするのだから。

太古の昔、まだ私たちの歴史が始まる前、それまで仲間同士であった同胞が、ちょっとしたことを契機にして、越境的な権力、神官的な影響力を持つことがあった。その時代には、これら一つひとつの出来事に対応して多種多彩な儀式が執り行われ、これを規範化していた。そして今日でもなお、そのような因習的な神権政治から私たちは逃れられていない。何世代にもわたって人類の発展を浸食した、この古代語法の霧に捕われたままの人物たちがいる。人知の及ばないものをどうして人間は崇め奉るのか、これから語ることにしよう。神の言葉とされた文言、それを前にして、熱狂的な啓示を受けとる人もいれば、一方で何も感じず、ただ盲目的に従うだけの者もいる。この二つが重なり合う様相は、究極的には精神病理学のほとんどを包含するし、そして最後には有史以来の哲学上の議論、悪の本性にも肉迫することだろう。

以下の定義を仮に採用したい。悪徳とは人間の営みに不当に立ち入るものすべてである、と。誰かの人生に立ち入るときには、それが当事者にとって正当なものであるかどうか、医学や福祉にかかわる限り考え続けなくてはならない。精神病理学を学ぶものはさらに、組織力学や文化や習俗による人間の内側からの介入をも考慮しなければならない。

（注1）「神経症 neurosis」は一般にヒステリー hysteria や不安症 anxiety state といった軽症の失調に対して使われているが、定義が不十分である。また「心神喪失 insanity」はもともと法律用語であるが、誤って重篤な失調を指すものとして用いられている。パラノイア状態 paranoid state、パレルガシア parergasia、異常感情症 thymergatic illness などは正しくは大精神病 major psychosis と呼ばれるべきである。なお、神経症と精神病のどちらにも属さない病的人格は、数的・社会的重要性の両面から、いわゆる精神障害よりもずっと重視されるべきものであろう。

（注2）文化 culture とは、部分的・全面的を問わず、人間の精神が何らかの形で関わったもの全体を指す。物質的文化とは種々の発明品、建造物、財貨などを指し、一方で本質的文化とは言語、因律、慣習や風習、法律、宗教、あるいはなんらかの目的を持った団体などを指す。風習 folkways とは様式的な「やり方」であり、因律 mores とはこれに感情的価値が付け加わったものである。W. G. Sumner, Folkways（『フォークウェイズ』）; Boston: Ginn and Co., 1907 を参照のこと。[2] 本文ではこれ以降、本質的文化について「適応的」なものと「規範的」なものを区別する。

いだろう。もしも社会と個人が共に自律するための共通認識を得られたなら、そして古代よりの鉄条網を乗り越えられたなら、西洋文明は数世代のうちにさらなる高みに達するはずだ。そのときがやってくれば、宗教的熱情に濫費されていたものが社会福祉への現実的関心へと変わるだろう。少なくとも知性と幸運に恵まれた人々にとっては、そのような献身こそ自分たちにふさわしいものとして映るに違いない。

さて、精神病理学はこのために不思議な重要性を担っている。農耕文化の発展と消退に例えられるかもしれない。人類がまだ若かったころ、神々はすぐ近くに在った。私たちが農耕の人となったとき、神々は天と大地の向こうに隠れた。そして人類は今や、技術の人となった。神々はまた近くに顕れ、人々の狭間に御所を構えている。いまでも彼方に神の姿を探し求める不幸な人たちもいる。しかし現代の都市文明のなか、地平線の先にはまた別の町があるだけだ。そこに楽園はない。もはや地平線は、大地と天が溶け合う境界ではない。全体をみれば、これは望ましい進歩のようだ。私たちが互いを理解するようになったとき、「生命の全きこと」を具現化するに至ったとき、歴史はついに花開くことになるだろう。私たちは新しい眼を持たなくてはならない。虚構、迷信、偏見、そして妄想の数々が、硬い殻のように被さっている。この殻を一枚一枚と引き剥がしていく、その最中も私たちは自らの身を守らなければならない。その先にこそ、真の理解を待つもの、私たちの人格 personality が隠れている。

他者の人格は、本質的に到達不可能である。どれほど長く結びあった相手であっても、行動をすべて予測することは叶わない。どれほど自己開示の努力をしても、すべてを伝えることはできない。分析やコミュニケーションからすり抜ける残り物がいつもたっぷりとある。心を尽くすことで伝えられるように思うことも多いが、それとて作り物である。これまでの努力は本物でも、いまのところどれも結果は不十分だし、さらに言えば不正確である。自分自身を理解することであっても難しい。他者のことであればなおさらだ。

一方で行動のレベルでみてみると、人間同士は互いに驚くほどよく似ているものだ。新奇な行動をとることはほとんどない。誰かにとっての知識と信念の全体像は、出入りするコミュニティに広まっているものと似通ったものになっていく。あるいは、自分の行動を「説明」させると、ほとんど自動応答と言っていいくらいに画一的なものが返ってくる。その説明を黙って受け入れてくれる人たちが友軍であり、別の色眼鏡をかけているのが敵軍となる。二種類の説明が真っ向から対立していても、それぞれにとっては同じくらい納得できる代物である。どちらも客観的な検証、あるいは時の試練に堪えない。たとえば自分の評判がかかっているような場面になると、よくよく考えて行動を決定しているような気にはなるが、しかしそれでも三か月前の振る舞い、あるいは一年後の言動とは辻褄が合わないことがよくある。そして後になってそれを恥ずかしく思ったりする。大半の場合、自分自身の行動について誤った理由付けをしているものである。自己評価の試みさえ大多数は無益で、ただ飾り立てられているだけであるし、そんなことで真実に近づけると考えるのは一部の無邪気な連中だけである。

理性 reason という言葉は、人間の行動や思考について議論するとき、通り千篇繰り返されてきた。この言葉には二通りの意味がある。例えば、ファラデー Michael Faraday(3) の理性があるよく知られた現象に適用されて、結果として磁場と電流の関係が定式化された。このような抽象化の機能を心理学者は一般知能 general intelligence と呼んでいて、これが理性の辞書的な定義でもある。この意味での人間の理性は、他の動物のそれを凌ぐ。これを受け入れるのは難しくない。しかし実のところ「理性」という言葉は普段もっと別の使われ方をしているのだ。その用法に従うと、理性的なステートメントとはしばしば、暗黙の裡に受け入れられている原理や見解とそれらしく結びついているというだけの意味である。「理性的な考え方」というのは、自分の行動を正当化したりあるいは誰かを説得したりするのに使えそうな暗黙の了解を探し出す行為ということになってしまう。ほとんど誰もが行っていることであるが、このプロセスを経るとどんな場面のどんな行動にでも独りよがりな説明を付けられるようになる。それを心理学者や精神科医が「合理化 rationalizing」と呼んでいるに過ぎない。合理化は自身の行動を説明するときの主要な構成素材となる。自分や近しい他人を理解するにあたって、諸々の行動に自分好みの解釈を付けていくこの快感は大きな障壁となっている。友軍は好ましい合意に基づいて説明され、敵軍であれば好ましくない偏見をもって説明される。不合理で無節操で先入見に満ち満ちているのが人間というものである。そういった人間集団の生来の特徴が、一人ひとりの人間をひょいと摘み上げ、プロパガンダの目前にぽとりと落とす。口達者な連中にとっては、人々を感情操作するのは簡単である。偏見は互いに強め合い、その影響力をさらに増していく。敵対者を見つけ出して攻撃することで辛うじて、半ば崩壊しつつある現代の社会の絆は保たれている。

先入見 prejudice とは個人に根付くものであり、これに対して因律とは、集団内に潜行し、社会集団に根付いたものをいう。ほとんどが不合理なものであり、ひどい脈絡のなさを示す。しかし集団内ではほぼ完全に共有されていて、覆ることがなく、その影響は論理を超えたところにある。「普通に」考えればわかることだ、と。疑問を口にすると「みんな《グッド・ピープル》」から疑いの目を向けられる。不信心者じゃないか、スパイじゃないか、狂ってるんじゃないか、と。そのうちにみんなはイライラと腹を立てて、怒鳴りだす。あんな奴に答えてやる必要なんかない、俺たちが正しいことは「みんな知ってる」ことだし、そんなことを疑問に思うなんて、本当に腹立たしい奴だ、悪魔憑きか、よほどの嫌な野郎か、あるいは病気だろう、と。

しかしながら、このような先入見や因律にはそれぞれに歴史がある。出発点があり、途中いくつかの分岐点があり、現在の形になるまでに辿ってきた道程がある。どれも最初には必要があって生まれるようだ。こころの動きは必ず理由あって生じるものであり、無目的に生じることはない。ほとんど一般公式といっていい。しかし偏見や習俗が行動定式として、つまり演説や文学作品として一度でも結晶化すると、それらは当初の目的から独立して存続するようになる。もはやそれが有益どころか、人生の障壁となってさえいようとも。その結晶は静止物ではなく、常にわずかながら変化を続ける。変化はとてもゆっくりであるために、それを背負う人たちは気付かない。当初の必要性からかけ離れたものになっていても、決して認識されない。

因律の存在やその変化は、人びとの活動の中に見て取ることができる。変化がそれと気づかれないくらいひっそりと進むなら、その表出上の変化も緩徐に、そして広く行き渡る。一方で変化が急激であるなら、人びとがそれを受け入れる程度に個人差が出てくる。変化に親和的であった者のうちでも表出の様子はやや不揃いになるし、無視しようとする勢力も出てくる。後者の数が多くなってくると、「抵抗勢力」が勢いを得て、「日和見主義者」に対する暴力的な反発が吹き上がる。変化の進展は一時的に麻痺するか、時には巻き戻されたりもする。社会の進歩から離れた辺境の地にある人たちが変化に対して身構えるのも当然である。村八分にされてはたまらない、と。しかしどうしたって因律は変わっていく。二百年前に常識であったことでも、いま同じことをすれば一生を精神病院で過ごす羽目になるかもしれない。いまは懲役刑相当の行為であっても、二百年後には市民的道徳の所作となっているかもしれない。

結晶化した先入見や因律は、ある一定の期間においてはなんらかの役割を果たす。不完全ながらも、人びとの体験を定式化して表現することができる。一方で、私たちが社会的な存在である限り、行動・思考・価値基準を大きな一塊として持たずに生きていくことはできない。狭い世界に生きていればステロタイプな人生ほど自由を謳歌できるものである。しかし歴史が物語るように、このパラドクスが成り立つ範囲には限界がある。次から次へと生じる新たな局面を前にすると、対人経験について妥当な定式を得ずに対応していくことはできない。このため、先入見や因律が全て解体可能だと安請け合いするような思想は（それがもし実現可能ならその登場自体が大きな進歩であるが）実際にはあらゆる情況と対立し、反発する。このために、新しい価値観や生き方に固執するあまり仲間を見つけられないでいることは、精神の失調に伴う無力感を一層募らせることになる。

因律の持つこのほとんど魔術的な力こそ問題になる。一人ひとりの人間が自己肯定感を得ることは、考えなしに受け入れられている偏見を突き崩すことである。同じように社会は、扇情的な俗習の絶対不可侵性を粉々にしなくてはならない。そうでなければ、今ここにある問題をはっきりと見据えることはできない―新たな地平を切り開くことは無くなってしまうだろう。これまでは妄信を敬い、偏見を崇め、因習を祀ってきた。しかしこれらは私たちを人間的価値の高みに引き上げてくれるものではない。むしろ古い蛮盲の時代にしばりつける鎖である。古くからの慣行は、きっと続いてきただけの理由があるのだろう。同時に―特にその変化があまりにも遅いのであれば―それは悪徳の温床である。原始的な部族民は、稲妻をみて怒れる神を想像し、畏れる。現代の私たちであっても、大昔の遺跡をみると、ただそれだけで何か神々しい立派なものと受け取ってしまうものである。

万物は変遷を続けている。このことこそ真実であり、あらゆる出来事の中核であるから、よく握りしめていなければならない。保守的な態度、Disraeli(4)が言うところの、祖父たちの過ちを現代に慢性化させる姿勢、あるいは全くの奔放な態度、新しいもの以外全く考慮しない姿勢、いずれも過去の遺物である。古いものよりも新しいものの方が悪いことさえあるかもしれない。時の流れから切り離された価値など一つもない。絶えず移ろいゆくという性質は、現実界の事物に必ずついて回る。そしてこれは、この世界で最もアクティヴなところ、生命の領野において特に際立っている。すべて人間的なるものも変化していく。新しいもの古いものに対する不寛容は病的なものであり、広い寛容こそ、人びとをあるがままに受け止めることができる。ヒトは元来、見ず知らずのものに対しては反発心を抱くものだ。（指一本動かすなと強要されて心を病んでいるとでもなれば話は別だが。）この作用がこれまで社会全体を破滅的な発明物から遠ざけてきた。個々の人間の性質のうちに社会の本質は表れている。そしてこの知見が積み重なっていくことは、人間というものを安易な言葉のうちに捉えることに警鐘を鳴らし、あるいは信仰や習俗といったものに私たちの感慨を浪費することを戒めてくれるだろう。

アメリカ文化には巨大な文化遅滞(注3)が生じている。物質的な利得が積み重なっていく一方で、それに対応する文化の本質部分が進んでいない。つまり私たち自身の手で、適応的文化を推し進めるものを作り上げなければならない。個人や集団の生命に通底するものを知る必要がある。第一には新生児が家族や学校という文化の中でいかに適応していくかの理解が必要であるし、第二には大人になったひとがいかに現代社会の複雑な個人生活、対人生活に合わせた存在となっていくかの理解が求められる。いまは薄暗闇の中にその輪郭をぼんやりと表すだけであるけれども、じっくりと理性の目を凝らせば、きっと摑み取ることができるに違いない。これは形而上学の問答ではない。生命の後ろ姿を追うだけでは、もはや得られるものは何もないのだ。むしろ未踏の地に自ら足を運び、この両手で藪をかき分けることになるのだろう。いつの日かこれが達成されたときには、あらゆる社会問題はなくなり、対人関係 interpersonal relations こそが人類にとって「もっとも自然な」成功となるだろう。人々の自尊心は欠けたところなく、そして言葉で表すこともないくらい当たり前に、これこそ人間の特性であるとみなされる日が来るだろう。いま私たちは舵を切るべきなのだ、対人関係の学を目指して。

人生は一次集団(6)の中に始まる。赤ん坊が産み落とされるのは、多数のモノと二人の人間からなる世界である。新生児の身体は二兆から三兆個の細胞の集まりであり、そこにおよそ百二十億個の神経細胞が活動している。最初の十八か月間で、児は周囲のモノと関係を結び、同時に交流の手段を発展させていく。生まれてすぐに、まず母親の感情に反応するようになる。表情や身振りからなる記号 sign の一群を乳児は把握する。(注4)(どうやって記号を把握していくかについては、議論の前提事実をまだ述べていないのでここでは取り扱わない。)親と子が感情の綾をやりとりするこの原始的な相互交換あるいは相互交流を指して、私は感情移入 empathy という言葉を使いたい。(注5)感情移入は人生を通じて極めて重要なファクターである。たとえ技術の発展に伴って「鏡《かがく》をもて見る如く見るところ朧《おぼろ》」となってしまっても、真に大切な人のことはやはり言葉なくとも「わかる」ものである。これを証明するよう言われると、それら

(注3)「文化遅滞 cultural lag」の概念は William F. Ogburn, Social Change(『社会変化論』); New York: Viking Press,1922 において提示されている。(5)

(注4)「把握する to prehend」とは「言語表現が可能になる」ことを意味していて、すなわち意識的理解 conscious apprehension の前段階である。別の言い方をすれば、何らかのイベントから生じた知覚 sentience は、自分自身にとって利用可能であるものの、まだ会話や手紙や描画によって伝達することができない。把握にとって「知識」は必須ではない。

(注5)ここでは感情移入という言葉に対して物質的な媒介や特定の終末臓器を指定していない。視覚や聴覚では、各臓器の機能が明確であり、知覚されるものも「正確に計測」することが容易である。しかし感情移入はそのようなものでないために、これまで十分な研究の対象とされてこなかった。

しい「解説」の手腕を発揮してこの「同一化」現象を扱うことになりがちである。しかし、おそらくはもっと純粋素朴に受け入れるべきものなのだろう。

この世界の一員になるとすぐに、子供たちは話し言葉を一次コミュニケーションの道具として身に着ける。この頃までには無意識の深奥に無数の坑道が掘られているので、一次集団の中で因律や慣習を学ぶ長い道のりが口語によって加速される。

そのうちに読書を覚えると、一次集団という制約は緩み、視界が開ける。目の前にいる人間を超えて、より広い範囲から知識を吸収できるようになる。こうして児は二次集団の仲間入りをする。最後に書字を覚えれば、集団生活に必要な道具はすべて獲得したことになる。あとは個別の知識と技術を身に着けさえすればいい。

しかしながら、幼児は感情移入を通して得た経験に絶対の優位性を与えてしまうものである。このために、読書を通じた新鮮な体験の取り込みに一定の困難が生じる。もしもこの過剰な優位性がなかったならば、家族集団に起因する欠陥や欠乏は、後の学校教育の中ですぐに剝がれ落ちるのではないか。感情は知性よりも早く確立されている。乳児期や幼児期に機能を成熟させていく神経細胞は系統発生的にも新しく、感情を担う大脳旧皮質はそれまでに学習を済ませてしまっている。そんな中でも多様な日常体験から新奇なものを拾い上げられるようであれば、それはもはや天才と言っていい、それくらいに稀な才能である。人格の発展は感情展開が定型化されていくプロセスである。これは個性の芽を摘んでしまうことでもある。生まれたばかりの赤ん坊がそれぞれ持っている可能性は計り知れないほど豊かであるのに、しかし大人になって実を結ぶものはごく少ない。(注6)

母の子宮の中で、胎児は交流的存在 communal existence である。解剖学者の手にかかったところで、胎児と母体を選り分けることはできない。母から胎児へ、胎児から母へのやりとりが常に行われている。さらに言えば、胎児だけではなく、命あるものすべてが、このように周囲環境と絶えず交流を続けている。生物体は、一度でもその環境から分離されると息を止めてしまう。培地の外では生きていけない。統合の度合いに関わらず、生物体と周囲環境は分かち難く存在しているのだ。生命現象を科学的に分類するための三つの主要カテゴリーのうち、交流的存在としての性質は第一のものである。

受精卵は適当な場所におさまると細胞分裂を始める。個々の細胞の生長、分化、互いの配列の調整―それら全ての過程が、奇跡のように整然と進んでいく。こうして、もとは二つの生殖細胞であったものが、最後には一つの構成体organization に至る。どれほど複雑な動物個体も最初には単純な有機物であるということが、生命現象を理解するための第二の視点である。

生物体の幾つかの部分は、周囲環境との交流的な在り方を助けるように特別に作られている。この最適化が達成された領域を、相互作用帯 zone of interaction と呼ぼう。一例を挙げるならば、ヒトの肺胞細胞は酸素と二酸化炭素を交換する相互作用帯である。こういった相互作用帯で行われる機能活動 functional activity こそ『生物／環境』体を完成させるものだと私は考えている。この機能活動について述べたことで、生命現象の三つのカテゴリーについて、ひとまずの素描を終えたことにしておこう。

個々の過程とそれらの相互作用、これこそが世界を築きあげている。先に述べた三つの分類を把握しておくことが、それぞれのプロセスを理解するために必須である。生命の交流的存在という在り方、構成化という過程、そして最後に機能活動。交流的存在の概念は、生命が周囲環境から生化学的に独立していることはなく、常に相互作用のもとにあることを示している。他者、あるいはその偶像、さらにその影、次には社会組織、伝統、因律、あるいは文化

（注６）　ここでの記述は、「自己表現 self-expression」を求める教育行政のドクトリンを正当化するものでは決してない。人間文化の非合理で馬鹿げたものほど早期に埋め込まれてしまうのに、幼児期や児童期になってさらに奇矯な自己表現を促すなどというのは、社会改良どころか、錆びた錠前を下ろすだけである。

を作り上げている社会経済的要因の数々……これでもごくわずかを挙げたに過ぎない。構成化の概念は、生命が単に世界の生化学的な一部であるのではなく、他者や他文化を含む拡張世界の一部をもまた構成していることを示している。そして機能活動は、他者の発展過程や文化を生物体が自らの中に取り込むことを表している。相互作用帯というものは細胞膜のように単純な構造ではない。細胞膜も見事には違いないけれども、結局のところ物質の流出入を調整する整流子に過ぎない。相互作用帯はさらに精巧緻密である。特殊感覚の受容体、日常の発声器官、あるいは「外界」の把握と知的認識を可能にする融合的・解析的な働きまでも相互作用帯に含まれるのだから。

その身に起きることと、その周囲に起きていることが絡みあいながら集束したものこそひとである。交流的存在として機能活動によって生化学的・社会的・文化的世界の構成体となるのだ。ひとがその環世界のうちに生きていることを反映する全ての事柄を、私たちは「精神」と呼ぶ。心の働きはトータルな活動 total activities にこそ基づいていて、ローカルな反応 local action の集まりではない。トータルな活動は情況の只中にひとが交流的存在として生きていることの証であって、その時々の事態への個別的な対応を指すものではない。どんな小さな反応でも終生の「効果」を及ぼすと考えてはいけない。物理学に立ち返ってみよう。小さな磁石であっても理論的には無限遠にまで磁場を広げている。けれども実際の影響はごく近傍に限られているではないか。N極とS極の近傍にいかに強い磁場があろうとも、である。これと同じように、ひとの身に起きる日々の出来事は、当人にとって心理的事象といえるほど強い効果を及ぼすこともあるし、あるいは一時的な影響に留まることもある。限られた範囲にのみ影響を及ぼすものは、あくまでローカルな反応として区別することが大切である。

暖炉に向かっていて、焼けた塵が目に飛び込んできたら、眼球結膜の幾らかは損傷を受けるだろう。いくつかの神経終末も同時に傷つく。このことは、例えば結膜の研究者にとっては、当の細胞が死んでしまうわけだから当然、トータルな事態だろう。一方で、失われた細胞が人体の全細胞のうちに占める割合で考えれば、ローカルな反応ともいえる。あるいはさらに別の視点に立てば、当人は痛みのために作業を中断して鎮痛のためのあれやこれやの施策をとるわけであるから、この焼砂眼入 cinder-in-the-eye event はやはりトータルな事態ということになる。

あらためて言うまでもないが、どこまでがローカルな出来事でどこからがトータルな事態かは、無理に定義でもしない限り、線を引くことはできない。しかし精神病理についての思考を明晰なものとするために、この問題の二つの側面について述べておく。一つには、さきに触れたように、そのイベントに対してどの視点から考えるかということである。細胞学者にとってみれば、研究対象が消失してしまうのだから、結膜細胞の死は考えうるもっとも重大な事態だろう。あるいは生理学者にとってみれば、関係する神経終末がどう反応するか、その周りで涙液や隣接した細胞がどう働くか、それらが協働していかに死滅した組織が除かれ、傷が修復されるかに興味があるだろう。そのような視座を取れば、塵が目に入ったときの痛みや、その瞬間に何をしていたか以外にも、他にいくらでも研究課題はある。しかし心理学者や精神病理学者にとって眼球とは、それが周囲の物事とその成り行きを捉えるための特別な器官であるという一点においてのみ興味の対象である。塵が目に入ったことで彼が何を考えどう動くか、それが全体の情況にどう影響するか、それこそが問題となる。ヒト個体よりも広い範囲を扱う学問に奉じるのであれば、なにかの影響を受けた個人がその下流に巻き起こす社会内現象の一閃までを捉えられることが望ましい。車庫行きの貨車と通過する特急列車とを振り分ける分岐器操作係にこの焼砂眼入が起きたのだったら、痛みに気を取られて仕事が少しだけ遅れてしまうかもしれない。眼球表面の小さな損傷によって彼の身に起こったことは、傍から見ればローカルな出来事だろう。しかしこの結果として周囲の人びとに、そしてもちろん彼自身に降りかかるのは、完全にトータルな結末だと言わざるを得ない。些末な出来事であっても、何らかの集団の実質的な中心人物にそれが起きると、俄かにトータルな様相を帯びることがある。

判断の分かれるような境界領域があるため二分法にそぐわない部分もあるが、それでもローカルな反応とトータルな活動をどうにか区別する方法はある。意識のうちに焦点的な注意を「向けられた」出来事については言うまでもないだろう。焦点的とまでいかなくとも、注意というものがそもそも生物体のトータルな活動を反映するものであるから、個体が注意を向けた時点でその出来事は十分にトータルな事態といえる。当人が注意を向けていない出来事は、その一点のみから言えばローカルなものであるが、しかし当人の注意を惹くこともなく、当人の自覚する行動や思考に影響していないというような場合でも、さらに二種類に分けて考える必要がある。第一の場合は、本人は一切自覚していないのに、第三者から見たらはっきりと行動の有様が変わってしまっているという場合である。このような場合は、把握が意識外 extraconscious あるいは下意識的 subconscious に行われたトータルな事態といえる。これについては論じることが山ほどあるから、一度置いておこう。第二に、ただ観察者が指摘しているだけで、当人に自覚されることもなく客観的な行動も影響を受けていない場合であるが、これは対象の人格にとって存在しないも同じである。ただ観察者の人格が投影されているだけであって、当の人格の置かれた情況とは無関係である。

さて確かに、人びとの情況をもれなく重ね合わせていけば、話は無限に広がって、ついには宇宙全体の話になってしまう。しかし身の回りの物事に関わるところに話を限っておこう。経験的にいって皆に共通し、さらに人生のかなり長い期間にわたって変わらない因子の数々である。宇宙全体の話をしても仕方がない。情況というものは、その人物「自身」の構成、関与する環境因子、そしてこの二つの分け難くそして移ろいがちな関係性として定義できるように思う。

情況のなかにあるトータルな活動として心理活動をここまで説明してきた。ここに「行動のポテンシャリティ potentiality of action」概念が加わることで話がすこし難しくなる。ポテンシャル・エネルギーの概念[7]が物理学に現れたのは最近のことであるが、しかしそれ以前からずっと長く人間界で有効に活用されてきた。物理学でのポテンシャリティにあたるものが、精神医学では人間の記憶である。積み重ねられてきた膨大な記憶、これは明らかに私たちの環世界の一角を占めている。記憶されることで「生き残った」過去は、確かに大半のトータルな活動に影響を及ぼすことになるが、しかし記憶がいかに形成されるかについて私たちはほとんど何も知らない。ポテンシャル・エネルギーの実体を知らないながら活用してきた先人たちと同じように、精神病理学者である私たちもその現象の自然科学的な実体ではなく、むしろそれが与える結末について考えるべきであろう。そうでもしなければ、思考というものが内的過程、あるいは潜在作用 implicit process である以上、その本質の理解は望めない。思索というものがトータルな活動であることは、だれでもよく理解している。大脳機能の挙動だとか、内分泌腺の作動だとかでなくて、彼自身の行動である、と。思考するときに頭の中で何が起きているかをはっきりと伝えてくれるものがあるわけではないけれども、それでも思考というものが存在することを疑う者はいない。(注7)(このような潜在的でトータルな活動は意識 consciousness に現れることがない、ということを後の章で明らかにしてみよう。)顕在性のトータルな活動さえ意識されないことがあるように、下意識的あるいは無意識的 unconscious な「思考」もまた実在している。情況とは、ひとに実際上作用する因子の全体から出来上がるものであり、またこのように目撃されない過程が重要となったりもする。情況の分析とは、観察者によって第三者的に検査されるようなものではない。

ひとが身を捧げて行う活動は概してトータルな事態となる。次に考えなければならないのは、個体を構成するそれぞれの部分―それぞれが交流的存在として機能活動に携わっているもの―がいかにトータルな活動に組み込まれていくかという点である。ここにおいて私たちは統合 integration という概念に至る。単細胞生物から高等生物に至るまで、その系統樹に沿って、組織の形態と機能活動との連係のために、多くの力動が分化してきた。(注8) 哺乳類に関してい

(注7) ワトソンの「行動主義」(8) は「客観性」というものについて非常に限定的な見解を広めてしまった。しかし「大事件の舞台裏」にはしばしば特有の「思考の流れ」がやはり存在するものである。

(注8) 「機制 mechanism」という用語には賛成できない。全く無根拠に、まるで内燃機関が存在しているかのような印象を与えるためである。一方で「力動 dynamism」は、多彩な活力のまとまりというイメージを孕み、より繊細な定式化に適しているだろう。未知の構造に関して既知の機能を連想させてしまうことも避けられる。この用語法については下記の論文から多大な影響を受けた。The Structure and Meaning of Psychoanalysis as Related to Personality and Behavior, by William Healy, Augsta F. Bronner, and Anna Mae Bowers; New York: Knop, 1930 (9)

えば三つがはっきりと区別される。もっとも初期に現れたのは、体液循環を背景にしたオータコイド[10]のはたらきであろう。細胞原形質の反応性と伝達性を利用した内分泌腺の作用である。後の多細胞生物の先駆けとなる、初期の少数の細胞からなる『生物／情況』複合体において、情報速度が遅く目の粗い変化を伝えるオータコイドという適応的手段が発達したと思われる。

統合のための第二の機能は旧皮質[11]および自律神経の機能である。この効果はより特異的なものであり、単独で、あるいはオータコイドと協働して、交流的存在としてのより素早い変化への対応を可能にした。この第二の機能を備えた生物体にとっては、情況のうちに組み入れられる因子の数が飛躍的に増えることになる。

統合という過程は、生物体と環境の入り組んだ関係の内側で起きているのであるが、同時に、その二つを決定的に「まとめ上げ」てもいる。(注9) オータコイドはある程度の複雑性への対応を可能にする。旧皮質および自律神経系はより高度な複雑性に対応する。しかし対応できるといっても、生物体が周囲の環境と統合するやり方に一つとして同じものはない。各々で統合の仕方が違うとしたら、それは単に環境が違うから、あるいは個体差があるから違うのではなく、あくまでも、『生物／環境』体として違いがあるからである。異なる環境因と異なる生物因とが機能的に結び合わされるのだから、ある情況における統合が、ほかの情況における統合と違うのなら、それは生物か環境のどちらか一方にその責任があるのではなく、それはその情況の全体像が異なったものであるということである。

オータコイドの作用はこれまで見過ごされてきた。そして今では生物の秘術か何かのように考えられている。感情の起伏があるときにはオータコイド作用は明らかだが、それ以外の場面では神経系の作用が重なるために曖昧になる。オータコイド分泌の誘因とその結果を明らかにできるのは、単純な生物を実験対象とした場合のみであろう。一方で自律神経系の作用は、それが登場した瞬間から、生物の空間的な境界面をはるかに超えた諸因子への反応を可能にした。神経系には外界の刺激と生命体を仲介する各種の受容器が備えられている。（魚類がまっすぐ泳ぐことを可能にしている側線[13]がその祖型かもしれない。）生命が進化するにつれて、対応すべき刺激の空間的分布が広がった。

この影響を受けてオータコイドから自律神経系に重要性が移っていったのだろう。
生物が生きていくためには、身体の内部だけではなく、その「外」で起きることについても絶えず対応しなければならない。ここまでに述べた二つのはたらきがそれを可能にした。そしてこの「遠隔操作《リモート・コントロール》」を基礎として第三のシステムが登場する。これが進化の行く末に絶大な影響を及ぼし、ついにはヒトを生みだすことになる。
この第三の作用、つまり大脳新皮質のはたらきは、今この瞬間の入り組んだ様相を統合するだけではなく、それを個体の過去と結びつけることにある。極めて迅速に、特異的な模式図《ダイアグラム》が生成される。生物体の周囲で生起するイベントの一つひとつに対して、過去の対応する経験を呼び起こし、それぞれアクセス可能なものに変換する作用が大脳新皮質にはある。この過去の体験がトータルな活動と結びつくことで、目下の状況に対応することが可能になる。(注10)
色とりどりの糸が織り重なっていく過程こそが生命である。「非有機的」出来事や、動物たち、そして今を生き、かつて生きた人びとが結び合わさって人生を形作る。このような多彩な生のプロセスが寄り集まった情況のうちに私

(注9) 精神医学者が「感情表出における大脳基底核の活動とは」などと考え出すと、すぐに方向を誤るものだ。統合という機能を、生物体が置かれた環境と切り離して考えてはならない。生理学者がC. S. Sherrington(12)に倣って中枢神経系を個別的に研究するのは正しいけれども、人間の精神そのものについて考えるのなら生物体を部品に分解してはいけない。

(注10) 全体情況を志向することは、昨今の心理学からそれほど離れたものでもない。例を挙げればStruktur Psychologyとはかなり近い視座をもっている。(14) 以下の文献は特に参考になる。
Kurt Kofka, The Growth of Mind: An Introduction to Child Psychology; New York: Harcourt Brace, 1924(15)
Wolfgang Kohler, The Mentality of Apes; New York: Harcourt Brace,1925; Gestalt Psychology; New York: H. Liveright, 1929(16)
F. Krueger, Uber Entwicklungspsychologie; Leipzig: Engelmann, 1914
E. Spranger, Types of Men; Halle: Max Niemeyer Verlag, 1928(17)
L. William Stern, Psychology of Early Childhood up to Sixth Year of Age; New York: Henry Holt, 1924(18)

たちは生きている。そして、例えるならば磁石が電機子を物言わず動かすように、その情況自体がひとの行路に無言の要請をもつことがある。情況に要請されての不可避の変化を、生物学では生物学的適応と呼ぶし、心理学では適応行動と呼ぶ。

適応のための行動はあくまでも動態《アクティビティ》である。一時点での情況に対応した特異的なものであって、永続する静態《コンディション》ではない。適応という言葉は、「不適応児」や「家庭適応良好」といった場合の曖昧な用法とは区別したい。大勢を集めてその中で平均的であるという意味での言葉とは分ける必要がある。これ以降の文章において、適応 adjustment・不全適応 maladjustment・非適応状態 nonadjustive situation という三つの言葉は、決して、特定の個人あるいは集団の慣習的行動を統計処理することから導き出されるのではない。ある情況において誰かがその周囲を巻き込むような形で行動を起こし、それによって物事が前に進むのなら、それを適応のプロセスと呼ぶ。実質的な変化がないまま情況をいたずらに遷延させているだけならば、それは非適応のプロセスである。このように定義すると、ほとんどすべての行動形式が多少なりとも適応的となるために、どれがどれくらいの確率で適応的かと等級付けしても無益だろう。（反芻される後悔と漠然とした思案の二つだけは、あらゆる情況において非適応である。心理的な活動とは常に、薄暗闇の中で未来を目指すものであるが、この二つは原則に合わないように思う。）非適応的な行いは一般に、情況の変更につながるあらゆる作用を無化してしまう。「今のまま」を保存すること、生命の絶え間ない流動を固定してしまうことを目指している。これは根本において不可能であるし、大きく見れば人類全体にとって望ましくないものでもある。非適応的な在り方というのは、他の様式と比べてはっきりと実現不可能な目標を抱えている点において特徴的である。

適応行動とは、現状を固持するのではなく、むしろ常に変化を生みだすものである。ここでさらに適応と不全適応を区別してみよう。目標達成の絶対的な可否ではなく、それが容易であるか困難であるか、直接的であるか間接的か、単純であるか複雑であるか、という視点である。不全適応とは、過剰な複雑性を持つ場に生まれるものであり、かつそれ自身も過剰な複雑性を孕んでいる。ここでいう過剰な複雑性とは計量的な観点からではなく、あくまで本人の能力との比較において語られる。(これに関して今日の統計学は、専門分化が進みすぎているためか使い物にならないようだ。)右に挙げた理由から、たとえ長く感じられたとしても、不全適応とは基本的に一過性のあり方である。その一瞬において望ましい歩みが妨げられている。不全適応が生じているときには、第三者からは「緊張」「情緒不安定」「集中力の低下」が観察され、本人には「どうにも居心地が悪い」感じが生じている。逆に言えば、日々の振る舞いが自他にとって不協和でない限りは、何であれその振る舞いは適応的な性質である。

さて、経験や素質といった「内部的」な条件、あるいはそれ以外の「外部的」要件が重なって、同時に複数の課題がひとに突き付けられたとき、情況は非常な辛苦を伴ったものとなる。少し粗っぽいが分かりやすい例を一つ挙げよう。到底理解できないような難しい代数式を解くよう誰かに迫ったとする。ここには適応・不全適応・非適応のいずれもが姿を現しうる。式を解けないことで自分の名誉だとか立場が傷つくのでなければ、当人は大抵の場合、少しやってみた後でその問題を「放り投げて」、自分の好きなことを始めるだろう。その場合に苦しみは伴わない。しかしもしも、その問題が解けなかった場合に嗤われて、馬鹿にされるだろうという場に置かれていたなら、問題は式を解くことだけでなくなり、自分の立場と自尊心を守るという切迫した要請がこれに加わる。そして次第に、どうにも式が解けそうにないと分かってくると、自分がなにも失敗していないかのように振る舞う必要が出てくる。このような場合にこそ困難が生じる。失敗すれば自分にとって大切なものが失われてしまうという時には、失敗するよりは、そのやったこともないような課題を放棄することを選ぶだろう。情況は何も変化しない。まさに非適応といえる。あるいはストレスを内に抱えるのでなく、滅茶苦茶な行動を取ったり怒りを爆発させたりして、周りの人々を巻き込むことで苦しみを分からせようとすることのほうが多いかもしれない。いずれにせよ最後には、拒絶を続けた結果として、情況を解体 disintegrate してしまう。複雑な要求を無視したり、純粋に無気力な自己陶酔に浸ったり、「児戯的な」遊びに興じたりすることで周囲の要求が自分と関係していることを否認できる。注意を向けるほどでもない、ほんの取るに足らないことにしておくことができる。

熟練工が機械を修理するときのように、周囲の出来事を黙々と意識的に分別するだけで情況が統合されていくのだったら、人間が複雑すぎる状況に陥ることは稀であろう。しかし実際のところ、生まれてから先ずっと、個々人にとって一番重要なのは周囲の人々であるし、自己selfというものが理性だけでは把握しきれないのと同じように、周囲の人々も理性を働かせれば理解できるというようなものではない。幸いなことに、適応のための力は意識せずとも働いてくれる。これがあるために感情的になることもなく、この管理社会の色々な困難に取り組むことができるのだ。トータルな事態の大部分が「自動的に」ことを運んでいて、そしてその適応に向けた動きのほとんどは認識されないというのが、どうやらこの世界の通例であるらしい。しかし反対に、時と場合を間違えて、本来であれば自覚的に行動しなければいけないところで意識外のはたらきに身を任せてしまうと、結果として私たちは感情に振り回されてしまうことになる。情況の要求に対して不全適応となり、それが不快感となって表れる。何がこの引き金となるかは次章以降で述べるが、しかしここで以下のことを明らかにしておきたい。ほとんどの場合、ひとには情況に対処するだけの能力、適応不全や非適応を乗り越えるだけの力がある、と。そしてその能力が妨げられているとき、原因となっている意識されずにいるプロセスを見つけ出すことにこそ精神病理学者の価値があるのだ。この無意識的あるいは下意識的な力学を解明するためには、これらが由来するところ、すなわち人格の発達について明らかにしなければならない。

最後にこの章を要約してみよう。ここまでの議論を通して、以下のことが明らかになったと思う。つまり、人生を送る中で避けがたい不幸や鬱屈を抱えるに至った個人あるいはその周りの人たちを支えようと思うならば、ひとはひとの中に生きるということを実地に理解している必要がある。自覚の有無を問わず、どんな情況においても一人ひとりは独特のあり方を持っているものだ。どれほど難しくても、人間相互のあり方を過度に単純化してはいけない。けれど同時に、相互理解が可能であるという常識を放棄してもいけない。このためには、精神生物学的現象の原因を個体側に一律に求めることは避けるべきである。意味のある理解は、中心となる人物を含む交流の全体に求められるべきだ。これまで漫然と行われてきたごく狭い範囲の探索も、あるいはスキゾフレニア（注11）ごとく無限遠方に拡がる考察も共に不適切である。ある人間が他者にとってどれほど有用となれるかは、事態の表面構造に囚われていないか、そして人格の無限の多様性に我を見失っていないかという二点にかかっているようだ。だから精神病理学とは、人格が育つ過程について学ぶこと、それによって人間同士が関係を結ぶことの限界について知ることである。机に向かって苦吟することで到達できるものではない。理解することそれ自体が人格の発展に結び付くような知識の体系こそ、精神病理学と呼ばれるべきである。

（注11）ここではパレルガシア（スキゾフレニア）parergasia（schizophrenia）のことを指している。精神の失調のうちでも特に重篤なものであり、相対的宇宙の外延が大幅に拡張され、あらゆる出来事が極めて個人史的な意味を持つようになる。

[訳注]

（1）精神医療の基礎となる体系についてマイヤーの提唱した概念。生物学、心理学、および社会学の三要素の統合が含意されている。なお心理学のうちでは発達史研究が、社会学のうちでは非処罰的で治療的な司法制度に向けた改良運動が重視される。

（2）William Graham Sumner（一八四〇－一九一〇）アメリカの社会学者。社会制度や慣習が形成され伝播していく様子を人類学的に記述した。後年、政府主導の社会改革が無益かつ不可能であると考え、自由主義的な政策を強く主張した。著書に『フォークウェイズ』（青柳清孝、園田恭一、山本英治訳）など。

（3）Michael Faraday（一七九一－一八六七）イギリスの自然科学者。鍛冶職人の子として生まれ、高等教育の機会には恵まれなかったが、才能を見込まれて一八一三年より王立研究所の実験助手となる。その後、電磁誘導の法則や電気分解の法則などを明らかにし、さらにベンゼンの発見、塩素の液化に成功するなど、近代自然科学を代表する学者となった。晩年にはテムズ河の汚染問題や灯台建設などにも活動の場を広げた。著書に、少年少女への教育講演を編纂した『ロウソクの科学』（竹内敬人訳）、『力と物質』（稲沼瑞穂訳）などがある。

（4）Benjamin Disraeli（一八〇四－八一）イギリスの政治家。十九世紀の代表的な議会政治家で、保守党と大衆を結び付ける改革を推進した一方、ビクトリア朝時代のイギリス帝国主義を先導した。著書に『春鶯囀：政党余談』（関直彦訳）など。

（5）William Fielding Ogburn（一八八六－一九五九）アメリカの社会学者。一九二七年よりシカゴ大学教授、二九年にはアメリカ社会学会会長となる。科学技術に代表されるような物質文化の進展に比べて思想や習俗などの非物質文明の変化が遅れることを指摘し、この差分を「文化遅滞」と名付けた。

（6）一次集団とは対面接触を日常的に繰り返すような範囲の集団を指す。本書ではおおよそ、同じ屋根の下に暮らす家族のこと。一方で二次集団とは、特定の利害や目的のため結びついた、多少とも公的な性質をもった集団を指す。

（7）物体の置かれた位置によってその大きさが決まるようなエネルギー。たとえば重力のはたらく場であれば、高いところにある物体ほど大きなポテンシャルエネルギーを持つ。

（8）心理学における方法論の一つ。探索の対象を直接観察可能な行動とそれが生じる条件に限定し、「無意識」や「内省」などの観測不可能な概念を取り扱わない。一九一二年にシカゴ大学出身のワトソンが提唱した当初は猛烈な反発を受けたものの、後には実験心理学の基礎となった。

（9）William Healy（一八六九―一九六三）アメリカの精神医学者、犯罪学者。社会精神医学におけるケース・スタディの方法論を確立し、またこれを通して少年非行が幼少期の環境に起因するという「情動障害理論」を発展させた。一九〇九年に非行少年の看護施設をシカゴに開き、後の児童臨床に多大な影響を及ぼした。著書に『少年非行』（樋口幸吉訳）など。

（10）細胞が分泌する物質で、近接する細胞同士の情報伝達・機能調節に働くもの。本書では広く「内分泌系」の意味で用いられている。

（11）嗅球や扁桃体を含む大脳皮質の領域のこと。系統発生的に古いためこのように呼ばれる。人間では性欲や食欲などのいわゆる「本能的」活動に関係している。

（12）Charles Scott Sherrington（一八五七－一九五二）イギリスの神経生理学者。拮抗筋の一方が収縮すると対側は弛緩することを発見し、神経機能を通じて複数の筋活動が協働的に制御されていることを明らかにした。また、neuron（神経細胞、あるいは神経単位）や synapse（神経細胞間の情報伝達が行われる微小間隙）などの用語を造り、神経科学の基礎を築いた。一九三二年にノーベル生理学・医学賞を受賞。

（13）円口類、魚類および一部の両生類の頭部や体側部に並ぶ受容器。主に水圧や水流を感じている。高等生物の聴覚器・平衡器に通じる構造を持つ。

（14）精神現象を個々の心的要素の寄せ集めではなく、全体によって統一的な意味をもつものとして了解する心理学のこと。十九世紀後半、ディルタイによって提示された。なお広くは「ゲシュタルト心理学」を含む。ゲシュタルト心理学とは例えば「移調したメロディが元のメロディとごく似た印象を与えるのはなぜか」という問いに代表されるような、個々の刺激ではなくその相互関係が人間心理に与える影響を考察する学派を指す。動物を使った心理実験や初期の錯視研究などを通して、その後の認知神経科学の先駆けとなった。（本文では広義で使われている。）

（15）Kurt Koffka（一八八六‐一九四一）ドイツの心理学者。ナチスに追われてアメリカに亡命、ベルリンを中心として勃興していたゲシュタルト心理学を北米に移植する。著書に『ゲシュタルト心理学の原理』（鈴木正彌監訳）、『発達心理学入門』（平野直人、八田真穂訳）など。

（16）Wolfgang Köhler（一八八七‐一九六七）ドイツの心理学者。チンパンジーが試行錯誤によらない直観的学習を行うことを示した「類人猿の知恵実験」や、年齢や母語に関係なく音像と画像が結び付くこと（「ブーバ／キキ効果」）を明らかにするなど独創的な実験成果を発表した。代表的なゲシュタルト心理学者と考えられていたが、ナチス政権の大学に対する圧迫に反対してアメリカに亡命している。著書に『類人猿の知恵試験』（宮孝一訳）、『ゲシュタルト心理学入門』（田中良久、上村保子訳）など。

（17）Eduard Spranger（一八八二‐一九六三）ドイツの心理学者。人間の基本的な類型として、理論的、経済的、審美的、社会的、宗教的、権力的志向を挙げた。また、各類型に対応する文化の形式について、それ単独に取り上げるのではなく、相互に交流する様相を捉えることによってこそ検証されうると主張した。著書に『文化と性格の諸類型』（伊勢田耀子訳）、『たましいの魔術』（篠原正瑛訳）など。

なお、『青年の心理』（土井竹治訳）に現れる下記の一節は、本書第六章の議論に少なくない影響を与えているように思われる。

「青年相互または少女相互間の交友は、一般に恋愛の根本特色を帯びており、ことに生活の豊かなものほどその色彩が強い。身体的優秀に対する嘆美が媒介となって彼等は相互に相近づく。漸次心と心の一致となるが、しかし最初は完全な了解ではなくして調和的な共鳴である。真の了解は美的熱中以上のものである。青年の了解の主観性はなお強く自己の心的リズムに拘束されている。すなわち他人の本性の中から実は自分の要望する理想的性質を選び出しているのである。……いかなるこの種の関係も、すべて危機にいたるものである。彼らは内的に変化し、また現実に一層深く通暁する時代がくる。真の個性の生長によって、また現実の人間の認識によって、その人が決してつねに価値乏しき人とは限らないのだけれども、かかる交友は破壊されるのが常である。幸運な場合には、果てしなき論難、血をみるまでに真剣な戦いの重大な危機を経て、新しい基礎の上にその交友は救われ、将来に存続する。しかしながら、そうでない場合にも、内的にはぜんぜん相離れるということはない。自己の心の最善があまりに多くそれに附着している。その時代全体を破滅しなければならぬことになり、最も深い生活信条を破滅しなければならないことになるからである。そこで隠れたる憧憬はやはり残存している。表面は離れていても、その下には昔の熱情がなお静かにみなぎっている。」

(18) William Stern（一八七一－一九三八）ドイツの心理学者。「知能指数」や「一語文」の概念を提唱するなど、二十世紀初頭の児童心理学の発展に大きく寄与する。一九三三年にはナチスに追われ、アメリカに亡命している。著書に『人格学概論』（渡辺徹訳）など。

第二章

人格の成長

精神生物学に取り組むためには、対象となる人物だけでなく、その周りの諸要素についても考えなければならない。これを当たり前のこととして実践できるようになれば、人間の本質に至る第一歩を踏み出したと言えるだろう。しかしある種の精神病理的現象をあるがままに知るためには、まだこれだけでは不十分である。当人には認識されずにいる一方で、豊かな関係性を持つものを見出す必要がある。鍵はいつも隠されていて、一部分を突き止めたくらいでは全体像を明らかにしてくれない。

一般に、現在の情況をつくるのは過去の経験である。過去は人格の中に鎮座している。大切なものを漏らさず探し出すには、対象となるひとが生きてきた道程をよく調べなくてはならない。大事だと分かっていてもなお、この作業は不完全になりがちである。まず何より相手が協力的である必要があるし、現実的には望みえないくらい多くの時間と労力が必要となる。五百時間でも足りないところを、五時間程度の会話で満足しなければいけないこともある。

もしも人格の発生と成長を描いたスキームが手元にあれば重宝されることだろう。それさえあれば人間の本性が一望できるだろう、と。一般法則を見つけようとするその熱意を挫くことはしたくないが、それでもやはり繰り返される間違いについては警告しておきたい。二人の人間、二つの情況がいくら似ているからといって、過去の経験までがそっくり同じということはない。一般化したスキームを作り上げようとすると、用語法は果てしなく抽象的に拡散して、逆に適用可能な範囲は狭小化していく。現在のあらゆる情況の中にきらきらと散りばめられているのが過去であるから、何が本質であるのかと理解することは著しく困難である。他人のことを「理解した」と信じて疑わないのは、そもそもの対人関係が萎え干乾びている者だけである。人間的であろうとするならば、どんな初歩的な関係からも、そこから何か新しい一葉を得られるはずではないか。

この世界の一体何を知ろうとしているのか、まずそのことを幾らかでも思い描く必要がある。そのうえで大摑みな一般化に挑戦するのが理性の出発点となるだろう。絡み合い、混沌とした中から秩序や法則性を見出すには一歩ずつ解析を進めなければならない。一般法則が個別事象に適用できるかどうかも吟味しなければならない。定式化されたものと一人ひとりの人格の間にある断絶を乗り越えることに骨身を惜しんではいけない。そうして初めて、ひと同士が結びついた世界、対人関係の世界でなにかを達成することができるようになる。

ひとそれぞれが複雑な機微に彩られているように、ひとが互いに交わりあって織りなす情景もまた極めて多様である。逆説的ではあるけれども、そのことによって情況の把握がずっと簡単になる部分もある。目の前にしているひとの環世界には必ず、それを見つめる精神病理学者自身が含まれているからである。そうでなければ手に入らない包括的なスキームがあるものだし、そうであるからこそ初めての場面であっても出来事の関係性を素早く正確に同定できる。自分が相手の全体情況の一部であることによって得られるスキームは同時に、自分自身の具体的な体験に根ざした理論である。ここに辿り着くことができれば、一人で「思い出し」たり他人に「伝え」たりするための言語定式を得られるだろう。しかしこれはあくまで、情況の把握が首尾よく達成されたことを控え壁《バトレス》とする上部構造superstructure に過ぎない。対人関係一般に通じることだが、私たちが病者に対してどんな言葉をかけるのかということよりも、どんな行動をとるのかということの方がずっと大切で、しかも真実とずっと素直に結びついている。

物心ついた時からずっと二人三脚でやってきたような間柄であれば、簡潔な言葉であっても完璧に伝達することが可能だ。しかし残念ながら、そんな関係は滅多に得られるものではない。ほとんどの場合、他者に言いたいことを誤解なく伝えようとするときには長い前口上が必要である。体験してきたことを大体のところでも共有できていればいいのだが、それさえ難しいときには、学問的な精確性をとって長い船旅に出るか、あるいは印象派的な比喩を使った小旅行に出るか、どちらかを選ばなければならない。私はこれから、後者の道を選ぼうと思う。一見したところ疑わしいような、文字通り比喩的なスキームを一揃い示してみたい。それでも精神病理学の体系を理解する土台となる「心構え」が、最後にはきっと身につくだろう。一般に、教科書を読んで身につくのは、初めての情況に遭遇してもその概要を捉えられるようになること、つまり参照枠組み reference-framework を獲得することだけであって、それ以上のものではない。ラベルを張り付けるだけの定義法では、時の試練に抗うことはできないのだ。人格類型の完全な記述、時代を問わず通用する症候学の確立、障害と失調の間の明確な境界線の策定—いずれも、完成する日はやってこないだろう。出来事の典型的な経過を素描するまでがなんとか期待できるところだけれども、それさえ楽観視はできない。

単細胞生物、高等植物、[1] 多細胞動物という三つのクラス class が生物学には設定されている。原生植物と原生動物はこのうち最も単純な環境に細々と棲んでいるに過ぎないが、それでもなお興味深いトータルな活動を営んでいる。[注1] 原生生物と高等生物の関係から話を始めよう。どんな高等生物も初めには単細胞生物である。私の観察によれば、単細胞生物が集簇したときに示す行動のタイプは高等生物の生活環のなかにも繰り返し現れるようだ。高等生物にも低

（注1） H. S. Jennings, Behavior of the Lower Organisms; New York: Columbia University Press, 1906[2] を参照のこと。単細胞生物とその周囲環境の「単純な相互作用」が、より高等な生物が示す「行動」に相当することを示した労作である。

次生物にも同じようにみられるこの状態は、一般に「睡眠 sleep」と呼ばれているものと関係が深い。睡眠中には、ある種の植物的な（あるいは前植物的な）行動がみられる。つまり運動量低下や「反応性」低下が生じるだけでなく、低次生物にとっては最大行動となるような、合目的な緩徐運動がヒトにも出現する。「うとうとしているとき」、夢見状態、恐慌状態 panic state、夜驚症 night terror など様々な呼称があるが、このような境界状態においてヒトは他のクラスの生物とごく近い、パラレルな行動をとるのだ。（夢遊病および催眠現象が、この比較的単純な活動と、覚醒時の運動という高次の活動を橋渡ししている。）動物というものは一般に、空間的制約から相対的に非制限である点に特徴がある。たとえば砂漠地帯を抜け出して肥沃な土地へ移ることができる。植物が終生一か所に留まることに比べると、動物は極めて解放されている。言いかえれば、空間的制約を超えた適応のために様々な器官を遠隔受容器 distant receptors にまで発展させた状態こそ動物である。「意識 consciousness」や「自覚 awareness」と呼ばれるものがこれに合わさり、不思議な統合体の一部になっている。「自己意識 self-consciousness」と「自己 self」についても述べておこう。自己意識とは、生物体が周辺環境の一部としての自覚と関連を保ちながら、どこまでが自分であるかと辺縁明瞭な定式化を行っている状態である。この自己意識を舞台として、様々な因子の合成運動が生じる。因子の一つに自己があり、システムとして運動のそれぞれを基礎づけている。

自己意識の起源を考えるためにはシンボル概念が必要である。シンボルとは、一つのものを複数の知覚対象に対応させることに他ならない。歴史が進むにつれて人間同士の交流の機会が増加し、それによって人類は環世界についての新しい分別を獲得していった。そうしてシンボルという道具に備わっていた威力が発揮されるようになったのだろう。自己意識の起源もここにあるように思われる。経験の大きな一部分が「me」というシンボル化された語彙に表れるようになり、統合の度合いのより高いものが「myself」という語句に表象されるようになる。コミュニケーションの発達によって「環境的／個人的」ないし「外的／内的」であることの意味が変わる。そしてシンボルの権能によって、遂には見上げるほどの巨塊が、人間文明が花開く。様々なスキーマとそれが具象化したもの、生活の体系、

表 1

『生物／環境』体に着目した、生活の比喩的区分

クラス＼タイプ	顕在過程	潜在過程	（周囲環境）
原生生物	睡眠	原始的な「心理」作用	生化学コロイド的
植物	薄明期活動	ファンタジー	分子物理的
動物	意識的に条件づけされた行動	適応的思考	分子生物学的 社会的
ヒト	自己意識的行動	創造的思考	文化的

種々の抽象化や一般化。これを介して、今を生きる隣人たち、さらには「歴史に息づく」人たちさえも、不朽の芸術作品、制度や法律、伝統の中にその足跡を残すようになったのだ。

ここにひどく風変わりな、準生物学的スキーマを提示してみよう。ヒトが常に創造的思考を潜在的に行っているなどと主張したいわけではない。睡眠を含めて統計すれば、潜在的活動の大部分はむしろ原始的なものだ。私たちは起きている時間の大半をファンタジーの中で過ごしている。適応的思考は時々の小休符を挟むのみである。創造的／帰納的思考が実現するのは全く稀なことと言わざるを得ない。

人格の置かれた状況を考えるとき、ひとがどのようなタイプ、どのようなクラスの行動を取っているかを無視することはできない。特に睡眠の精査、すなわち睡眠タイプの行動にみられる『個人／環境』体を綿密に調べてみると得られるものが多い。たとえ覚醒時の活動であっても、ぼんやりと薄明りに照らされたような意識減損のなか生じたとしか考えられないものもある。これまで様々に論じられてきたスキゾフレニアによる行動変容は、この「薄明期現象 twilight phenomena」にみられる行動タイプが端的に表れた場合ではないだろうか。将来の睡眠研究や動物意識（あるいは動物心理学）研究こそ、特にスキゾフレニアを中心とした精神医学の課題に答えるものであるように思われる。

睡眠および睡眠時の情況は、比較的に少ない要素から成り立っている。シンプルな集簇様式をとる生物では大した組織化は必要ないし、これと同様に夢を見ているときの物事は覚醒時よりもずっと単純素朴である。スキゾフレニアも「環境的には」ずっ

と単純なものであると私は考えている。あまりに簡略化した認識かもしれないけれども、それでも精神遅滞や疲労困憊状態にある人間、あるいは「考え無精」について定式化する助けにもなってくれる。そのようなとき行動タイプは辛うじて意識的であるのみで、決して自己意識的にはならない。このことが見過ごされて間違った課題設定がなされていることが多い。真の問題は、複雑な情況に対応するための思考の道筋が行き止まりになっていること、そしてそのために行動の精緻化が完了しないことである。繰り返しになるが、全体情況を見極めようと思ったらまずは行動タイプを調べることが必要である。なによりも目の前の情況について知るための指標となる。自己意識的な個体にはぴったりの技法も、睡眠という行動タイプに適用されると不条理な結果しか生まないものである。

表2

『生物／環境』体の課題解決のプロセスに着目した区分

行動 顕在するもの	「心理作用」 潜在するもの
（1）反射的	（1）原始的
（2）衝動的 先天的（直感的） 後天的（習慣的）	（2）ファンタジー的 高級な直観
（3）意識的に選ばれたもの	（3）「管制されたもの」 (a)適応的 (b)創造的

「遺伝」というと、家系ごとの違いを生む作用が第一に浮かんでしまうが、しかしその本質は生物種ごとの組織学的な違いを規定することにある。こうして決定された構造の一つとして神経筋単位があって、嚥下反射や眼球を守る瞬目反射など多岐にわたる局所運動を行っている。体の各部位で起きる反射のほとんどがローカルな性質であるのは明らかであるが、しかし子宮外生命体となったごく早いうちに限ってはトータルな性質を帯びる場合もある。ただ、神経筋ネットワークの可変性が大きい生後早期に反射運動の多くが後天的学習によって上書きされてしまう。そのため元の状態を単体で取り出して見せることは困難である。

神経筋単位で起きるこの上書き操作は精神発達においても生じているのではないか。『原始潜在作用 primitive implicit process』仮説、すなわち乳児期早期以降には隠されてしまう「心的内容」が存在するという主張は、これまでの議論からもどうやら妥当であるようだ。幼児期以降にもある種の潜在作用（「着想ないし思考 revery and thought」(3)と「他者の経験を見聞きした時の〈自分にも似た経験があった〉という推論」）があるらしいけれども、いずれにせよ生直後にあった潜在作用が体感されることは乳児期以降ほとんどない。うたた寝の宗教体験と宇宙融即の夢 dream of cosmic participation を除けば、それらの心的内容が表面化するのは恐慌状態とスキゾフレニアによる錯乱の時だけである。原始潜在作用はもとより脆く不安定であり、さらに乳児期に「疑いなく現実である体験が繰り返されること」によって上塗りされている。そのためにかなり早いうちから身に覚えがなくなる《アンファミリア》ようだ。もしもこれが意識のはっきりしているときに蘇ると、超常体験のような、茫洋として、それでいて未曽有の非常事態として、それなのに遠く離れた場所で起きているような、そういう印象を与える。

生まれもった反射的動作とされている行為の多くも、実際は積み重なった経験に大きく修飾されていて、先天的というわけではない。各個体の必要とするところに合わせて成形されているものである。この成形の結果として、乳児期の潜在作用と結びついた四肢の筋運動のほとんどはそのうちに消えていく。しかし例えば顔面表情筋などの「不随意」筋の反射的活動は成長してからも観察可能である。発達早期に深刻な歪曲を被ったひとではこのことが特に目立つ。

ファンタジーや着想は、原始的なものから高等なものまで、あらゆる潜在作用に姿を現す。帯域のもっとも「低い」ところには生物体と外世界の断絶を反映したほとんど原始的なファンタジーがあって、ここには生まれてからの「現実体験 reality experience」はもちろん影響していない。一方で「高い」ところには非属人的確認を経て『生物／環境』(注2)体の特徴をわきまえた直観的かつ適応的なファンタジー、すなわち「管制されたもの externally controlled」がある。着想のなかにはこれら潜在作用の各層を認めることができて、しかも現実世界とはっきりと対応関係を結んでいる。Kekulé が見たベンゼン環の夢はその最たるものであろう。(7)

世の様々な情報は二種類に分けることができる。属人的に確認されるもの the personally valid と、より対人的な、合意的に確認されるもの the consensually valid である。潜在作用の第二の側面として、この合意的確認の働きについて考えてみよう。たとえ話として、ここに一枚の金貨があるとする。鋳造日時の刻印によって、その金貨が社会で通用するものだということが確認されている。つまり金貨の購買力が担保されているのは社会における合意的確認のためである。同時になにかちょっとしたことによってその金貨が保有者にとって特別な価値をもっているとしよう。この「ちょっとしたこと」というのは不思議なもので、金貨と保有者の青年を独特に結び付けている。「ちょっとしたこと」は金貨自体に付属するものではないから、他人に受け渡すことができない。この金貨が自分にとってどれほど大切か、演説をぶってみたところで、その金貨が聴衆にとって「大切なもの」になるわけではない。保有者だけに通じる価値、つまり自閉的な価値 autistic value は合意的確認の産物とは全く異なる。きわめて属人的なものであって、対人的なものではない。所有する人物と分かち難く結びついたような金貨は、その周りに複雑に絡み合った枝条を伸ばしている。その辺りにただ転がっている金貨では、金飾りの絵巻物にはなってくれない。

合意的（対人的）確認のためには、他者を含めた経験について、その関係性がどのようなものであったか意識的推論 conscious eduction（注3）をはたらかせる必要がある。これが潜在作用の第三の側面である。例えば実験室において、科学者がそれまでに培った方法論やインスピレーションに基づいてデータ収集をすすめているとしよう。蓄積したデータは目立って共通する特徴に基づいて分類され、そこから暫定的な関係性が演繹される。有能な人物であれば、それを新たな仮説として公衆に報告し、さらにその仮説を証明するための新たな実験系を組み立てる。そうしてどうやら仮説が正しいようだと示されれば、その科学者は合意的に妥当な知見を得られたと言っていいだろう。

見過ごされていることが多いから、合意的確認のための意識的推論（「理性のはたらき」）と「適応的な着想」の関係について考えてみたい。「理性」と「着想・直観」はそれぞれ全く別個のものと考えられがちである。人間は「理性」によって動いているけれども獣はそうではない、と。しかしながら、獣も人間も基本的には着想や直観によって行動しているものと考えた方がよさそうだ。課題の抽出、関係するデータの認識と整理、データ分類のための特性値の選択、それらが「互いにどう関係するのか」という一連の思索。これら全てが、主に着想ないし直観に従って行われている。理性的な推論はその後にやっと登場するものである。そうだとすると、前段の科学研究のアナロジーには大きな改訂作業がいる。―科学者が実験室にいる。おもいつきが数多、あちらこちらから列をなしてやってくる。それら着想のままに実験を進めているとそのうち先走ってしまって、「このままではどうにも世間に受け入れられそうにないぞ」という段階にいたる。（「着想」を「ひらめき」や「虫の知らせ」に置き換えても良い。）その途端、『まず初めに着想があった』ということが意識から追い出される。そこまで辿り着いてやっと、美しい言語定式が浮かび上がってくるのだ。この通り、管制された潜在作用は進化の最新の産物には違いないけれども、それ以前の機能を上書きするものではなく、単に正しい情報を合意的確認にもっていくための追加機能に過ぎない。人類の文化発展に寄与しているにしても、個人の生活全体に決定的影響を及ぼしているというほどのものではない。

私たちの「合理的な取り組み」がしばしば不完全になることについては、三つの原因がある。第一に、知覚が（眼や耳といった）感覚受容器の先天的な機能特性に大きく左右されている、ということ。[注4] 第二に、後に述べるように、過去の経験が「知識習得」のプロセスに絶えず干渉している、ということ。第三に、合理的思考は最適条件のもとで

（注2） 重記憶 reduplicative memory について述べておく。重記憶とは、初めてであるにもかかわらず過去に体験されたかのような「心理的表現」が即座に「産出」されるプロセスをいう。意識が明晰なものとなってからでないと、この現象は現れないように思われる。そうだとすれば、重記憶がどれほど精緻なものであるか、そしてどれほど少ない要件でこれを引き出せるかが意識の進化の程度を測る指標となるのではないだろうか。重記憶はファンタジーの内部で生起するものであるから、例えばRignano[4] は重記憶を精神の本質に近いものと考えた。また、Richard Semon, Mnemic Psychology; New York, Macmillan, 1923[5] と H. L. Hollingworth[6] についても言及しておくべきだろう。Hollingworth は「再統合」が「思考」を説明すると考えた。このような一般化が有効であるかどうかには疑問がある。むしろ心理的プロセスを合意的確認に至る可能性によって分類することの方が重要であろう。このような用語法によって、「管制された」作用と着想をそれぞれはっきりと区別することを目指したい。[8]

（注3） Charles Spearman, The Nature of 'Intelligence' and the Principle of Cognition; London: Macmillan, 1923

しか稼働せず、特に自他の関わる重大な局面ほどうまく走らない、ということ。後ろ二つの制約の起源については、人格成長の一般的経過を学ぶうちに明らかになっていくだろう。

ひとに生まれつき備わっているのは原始的なやり口に過ぎない。（単純素朴な生活場面であれば、これだけで対応するけれども。）そして人格の発展に伴って衝動行為とファンタジー思考がその上に散り敷かれていく。人生を送る上で遭遇する「これまでにない」複雑な情況は、身につけてきた方法論のうち最良のものを要求し、うまく対応できなければ不全適応や非適応を引き起こす。そのような局面にある患者を前にしたときに、こう考えなさいとかこう行動しなさいとか「教えてあげれば」問題が解決すると考えるような読者諸君でないことを望む。

経験を通して方法論が適応的になっていく過程は、それ自体を人格発展と呼んでいいほど重要なプロセスである。[注5]精神生物学の立場では、子宮内状態がこの発展の第一期であると捉える。特に出生前六週間には、胎児が環世界のうちにトータルな活動を行っているという十分な証拠があり、生後にその痕跡を認めることも勿論できる。子宮内で既に睡眠 - 覚醒リズムも形成されているし、特に最後の六週間では例の「薄明期現象」さえあるのだ。新生児や乳児に認められるような原始的作用やファンタジー思考は、子宮内で既に芽生えているものと考えてよい。

出生直前の胎児が何を感じ、何を思っているのか、これまで多くの言葉が費やされてきた。それを応用すれば「恐慌状態」についてもいくらか明らかにすることができるかもしれない。生まれたその瞬間から、ヒトは口からの栄養摂取、四肢を伸ばすなどの新しい姿勢、子宮内には一切なかった種類のストレスの出現など、環世界の激変に直面する。このような変化が、胎児側に一切の事前準備なく上手くいくとは考えにくい。出生に向けた準備が、何らかの経験として提供されているのではないか。（必ずしも賛成できる呼称ではないものの）「出生外傷 birth trauma」[11]と呼ばれるこの一連の経験は、後の人生全般にわたって発露する可能性を秘めている。つまり、子宮内情況から出生後情況へ切り替わる時に体験したものの余波は、あらゆる生物において、その後の一生を通して観察されうるものだと私は信じている。[注6]

呼吸を除けば、乳児期における第一の活動は睡眠であり、その次に栄養摂取が来る。（栄養摂取の主要な効用は空腹軽減ではなく緊張緩和である。）さらに「あそびplay」が日増しに重要度を上げていく。あそびは生物体の生来的な性質、「造られたさまの通りに体を動かす」という傾向を表す。言葉を換えれば、生物体は自分の神経・筋・腺装置の試運転《トライアル・ラン》を行うようになる。

（注4） S. Eddington, The Nature of Physical World（『物的世界の本質』）; New York: Macmillan, 1927[9] と P. W. Bridgman, The Logic of Modern Physics（『現代物理学の論理』）; New York: Macmillan, 1927 の二冊を精読することで大きな示唆を得られるかもしれない。後者は、現実界を科学的に記述するには「操作的な概念 operational concepts」以外は無益だとはっきり述べている。[10] 正確な計測から離れてしまうと、いつも冗長なだけで無意味な結論のうちに迷い込んでしまうものだ。

（注5） これ以降、人格発展の各段階についてのスキームを示していくが、現実界には一本の線でくっきりと他から区別される概念など存在しない。スキームはあくまで、これを学ぶ人たちが考えを整理する一助となるように意図されたものである。

（注6） 出生外傷についての理論的考察は、「経験とは何か」という極めて哲学的な議論を必要とするので、ここでは立ち入らないでおく。経験には少なくとも二種類の力学的コンポーネントが含まれる、とだけ強調しておこう。つまり一方に生物体ごとに積み重なった指向性があり、もう一方に現在のイベントの効果を表すベクトル和がある。そして、生体プロセスのどの部分かは分からないが、それらが結合して重記憶の土台となっている、と。時間が非可逆であるにも関わらず生物体にとって「想起」が可能であり続けるのは、指向が全体として可逆性をもつためである。「前概念 preconcept」[12] を私は、生物体が持つ指向ネットワーク tendency system の初期状態ではないかと考えている。これについては以下の論文において、やや曖昧な形ではあるが述べたことがある。“The Oral Complex” Psychoanalytic Review (1925) 12:31-38, および “The Importance of Study of Symbols in Psychiatry” Psyche (1926) 8 (1) 81-93。後者については、九〇頁の頭書き “The Individual Series” も参照のこと。“Schizophrenia: Its Conservative and Malignant Features（『分裂病―その保存的な面と悪性の面』）” Amer. J. Psychiatry (1924) 81:71-91 も同様である。出生の準備段階における体験が死／悪の前概念 Death-Evil preconcept を、つまり死や悪に終生つきまとう印象を作り上げるのかもしれない。なお、寄生的子宮内存在から出生準備に進むときの経験の精緻化（「世界秩序についての前概念 Preconcept of Cosmos」）や、消化管の口側・吻側、尿道、筋骨格系といった個別の前概念的経験については、ここでは述べないでおく。

試運転の必要性だけでは説明できないような、「心理的欲求」に基づくあそびもある。具体的に言えば、酸素摂取機構や栄養摂取機構は欠乏の有無に関わらず常に稼働しているために、その割り当てられたエネルギーを発散するために生じる種類のあそびがあるらしい。吸啜それ自体に対する欲求とでも言おうか、「二次的」な欲求が現れるのである。乳首を吸おうとする行動の一部はこれによって説明されるだろう。これも全体情況を構成する非常に重要なパーツの一つである。

発声装置の使用という点でも乳児は成長していく。中枢神経系の必要部分が完成すると、分化はあっという間に進行する。啼泣は徐々に片言で舌足らずな発声に取って代わられ、それも気が付くと発語に進化している。正確な発語は成長を著しく加速させる。つまり言葉の獲得を「乳児期 infancy」の終わり、「幼児期 childhood」の始まりと見るべきである。

幼児期になれば睡眠の重要性は少し下がって、それ以外の全活動に特有の修飾が施される。つまり意識が形を得ると同時に、理想ないし野望が付加される。ここに始めて、「文化」が環世界に立ち上がることになる。

乳児の頭の中で展開されていること、その「内容」について私たちはほとんど何も知らない。このことは頭に留めておいてほしい。新生児に働く力学を研究する方法を精神医学者はまだ持ち合わせていないし、乳児期後期や幼児期早期の着想については、その後の人生の様子からなんとか推察するしかないのが現状である。[注7] しかしそうは言っても、最初期の潜在作用をまったく不明としたままで人格の成長を論じることはできないだろう。ちょうど、六歳までのファンタジーに富んだ生活の記憶を刷新しなければ幼児期抑制や理想形成の素晴らしい効果が享受できないように。

超複雑な環世界中の超精緻な機構を備えた交流的存在、これがヒトである。さらに文化の化身としての特質を迎え入れることでひとになる。この壮大な変化が、乳児期には月の単位で、幼児期には年の単位で起きる。[注8] どこかの物書きが述べ立てるような「人種的無意識 racial unconscious」[16] の存在を担保するものは何もない。文化はあくまでも獲得されるものであって、そしてこのプロセスは乳児期と幼児期に大きく依存している。このことは科学的探究に値するテーマである。

ある時期以降、幼児は同年代の他者を「あそびともだち playmates」として決定的に必要とするようになる。ヒトにこのような性向があることは、あそびともだちが身近にいなかった場合にむしろはっきりと見てとることができる。同年代のあそびともだちが空想上に創り出されるのだ。この欲求の萌え出る以前には、幼児の空想構築はもっとずっと多彩であったはずである。しかし一度あそびともだちを求めるようになると、それ以降は（空想上であれ現実であれ）あそびともだちは必ず同じくらいの年頃である必要がある。そうして初めて、潜在作用に他者から見られることが加味されるようになる。自己認識は急速に発展する。つまり自分自身がやりたいこと、やれることだけでなく、「ほかの子たち」がやりたいこと、やれることを考えられるようになる。これが社会化 socialization の始まりで

（注7） これに関連して、ピアジェの著作にも言及しておくべきかもしれない。以下の文献が翻訳されており、入手可能である。Language and Thought of the Child (1926), Judgement and Reasoning in the Child（『判断と推理の発達心理学』）(1928)、The Child's Conception of the World（『児童の世界観』）(1929)。これらの研究が児童心理を過度に理性化しているとの批判もあるが、それでも観察技法の点では見るべきものがあり、精神病理学を学ぶのであれば目を通しておく必要がある。

（注8） 精神病理学を学ぶならば、白痴児の生活する施設をどこか訪ねてみて、そして子供たちの生活の様子を目に焼き付けておくべきだろう。軽い痴愚の子についても、興味関心がどのように限局されるかをよく観察しておくのがよい。そうしてから世に天才の誉れ高い人々の伝記を読み込むと、さらに新鮮な驚きを得ることができる。たとえば、Dmitry Merejkowski[13] によるユリアヌス皇帝、レオナルド・ダ・ヴィンチ、ピョートル一世に関する以下の三部作である。The Death of the Gods（『神々の死』）、The Forerunner: The Romance of Leonardo da Vinci（『神々の復活 レオナルド・ダ・ヴィンチ』）、Peter and Alexis: The Romance of Peter the Great（『ピイタアとアレキシス』）。養護の現場には精神病理学の研究と親和性の高いものもあるが、それと気づくのは難しい。一方で平均的な児童を扱う研究は始まったばかりである。ゲゼル Arnold Gesell[14] や D. S. トマス Dorothy Swaine Thomas[15] の手法がいくらか参考になるだろう。

ある。幼児期後半にみられるような家父長制的偏見による準社会的適応ではなく、真の社会化である。これが表れると、環世界はその性質を大きく変える。この自己中心的社会性 egocentric sociality の発達する年代、社会的人格を彫り上げていく過程を、私は「児童期 juvenile era」と呼ぶ。

子宮内状態から先に進むほど、発達のステージの境界は不明瞭になってくる。積み重なる経験が増えていくために、人目に付く個性が出てくるのは当然だろう。そのため児童期以降のスキーマは概論的なものである。児童期には物事の移り変わりが激しいので、その経験を時系列で思い出すのもなかなか難しい。しかしいずれにせよ、自分と同じような状態の他者を重視するようになるこのステージは極めて重要である。決して「潜伏期 latency period」[17] などと言って見過ごしていいものではない。児童期の特質は、その終わり頃になるとますますはっきりしてくる。対人関係に「濃厚に私的《インテンスリー・パーソナル》」な香りが加わるのだ。

遅かれ早かれ、児童期にはじゃれ合いの中で特定の一人に対する純真でかけがえのない絆が生まれる。愛、そう呼ぶこともできるかもしれない。それ以降の彼は、自分の経験すべてをその相手を含む環世界のうちに考えるようになる。愛が登場するのは生まれてから相当に時間が経過してからのことであるけれども、しかしやはり人生をすっかり方向づけてしまうものだ。結び合うことに対しての生理的欲求が生まれ、それまでと全くの別物の社会情況を求めるようになる。こうして児童期の自己中心的社会性は終わり、青春期 adolescence の兆しが現れる。特定の連れ合い《コンパニオン》に対する格別の興味が新しい時代の嚆矢となる。それ以降、大きな頓挫さえなければ、常に一人あるいは数人の大事なひとを環世界に抱くようになる。初めて真の人格が立ち上がり、友愛に基づく対人関係が無類の関心事になる。多数の人間とこのような絆を結べることは少ないけれども、しかしそれでも群れようとする児童期の一般的傾向と、青春期早期に加わってくる水入らずの対人関係を求める傾向とが合わさって、男児は何人か集まった小集団を形成するようになる。そのようなグループに対して「ギャング gang」という言葉を充ててみよう。[注9]

フランクな性欲、あるいは「性器的性欲 genital sexual impulse」が出現すると、それは真の青春期、青春期中期

midadolescence がやってきたことになる。これは「最善の可能文化」(18)の内部で際立って重要な変化である。いくつかの原始文化においてはわきまえた大人たちがこの変化を真剣に扱っている。それだけに私たちの「啓蒙された」文化で、青春期の変化がただ悲劇的で痛々しい変化とされていることが目を引いてしまう。この時期の性的需要を処理するための習慣行為については後で述べることにしておく。性的渇望に対する直接的適応であるこの習慣運動に順応することが青春期後期 late adolescence の始まりである。(注10)

人格発達の最後のステップとして成人期 adulthood がある。成人期においては、だれかもう一人が（もしかしたらさらにもう二人が）環世界に包み込まれている。特に性的な見地でもって完全に一体になる。そのために新たな葛藤が生まれるということも決してない。言葉を変えれば、大人になるというのは以下の二つを達成することである。まず少なくとも一人の他者を含むような環世界に到達したということ。そして次に、性欲が著しい力を持つような場面において、応戦したり後悔したりするのではない形で、それを解消し、収拾できるようになること。同胞たちを見渡

（注9）男女の人格発展が並行しているのは乳児期後半までである。昨今の女性の社会進出によって変わりつつあるとはいえ、男性青春期のための用語を単純に女性に当てはめるのはやはり誤解を招くものと思われる。男性と女性の類似点、分岐点については第八章で取り扱う。

（注10）性欲と友愛への欲求は確かに同時期に発生するのだけれども、この二つを「因果関係にある」とか「実質的に同一のものである」と決めつけてはならない。まだ良識ある文化人類学研究を待つべき段階であろう。文化情況が異なる土地では性的モチベーションの果たす役割も異なっているに違いない。私たちは私たちの知る若者からデータを集めたのであって、例えばメラネシア諸島でマリノフスキーが研究したような青年集団に対してであれば、私の言明には（全てではないにせよ）数多くの修正が必要になることだろう。しかしいずれにせよ満足のいくところまでデータを蓄積することができれば、文化人類学的研究から仮説形成および実験のための対照群を引き出してくることができるはずだ。（異文化における人格の失調状態や「精神疾患」について似非人類学的言説が跋扈しているのは、人格の発展が実際のところ何であるかが未知であることの当然の帰結という気がする。）

しても、これを達成できたものの割合は決して大きくない。第三章以降でそのことが一層はっきりするだろう。

ひとは生化学的・社会的・文化的な世界に浮かぶ交流的存在である。そして数多くの変化・作用・過程の結節点である。過去の体験によって現在の複雑性を統合している。すなわち学ぶのだ。学ぶことによって非理性的な寄生状態を脱して、この世界に自律的な適応を果たすようになっていく。達成の度合いには大きなばらつきがあるかもしれない。しかしそれも、ただ単純に親から受け継いだものに起因するのではなくて、むしろ原因の多くは後天的経験の偏向によるものだろう。人類の可能性のうちまだごく一部しか実現していないということについて異論はないと思う。人格の発展を妨げる文化要因を見極め、その改善に乗り出すのが社会工学の役割である。その中で精神医学の仕事は、一人ひとりに対して、彼独自の可能性を実現する機会の貧困をそれと見極め、そして可能な限り回復させることである。精神病理学を学ぶ者であれば、セックスはこの原因として唯一でも第一でもないことが分かるはずだ。ひとに降りかかる災厄が青春期と往々にして重なるのは、決して性生活にだけ起因するのではない。

[訳注]

（1）種子植物やシダ植物のような、構造が比較的に複雑なものを指す。コケ類や藻類などの植物との対比において使われていた用語。

（2）Herbert Spencer Jennings（一八六八－一九四七）アメリカの生物学者。原生動物の動態観察や遺伝研究の先駆者としてジョンズ・ホプキンズ大学で長く教えた。

（3）サリヴァンは後年、「着想」と「思考」の違いについて以下のように語っている。

「『着想』と『思考』は私には事実上の同意語であるけれども、ただし早期型の事象、つまりシンボル操作のうち合意による確認がはっきりしないものについては『着想』という言葉の方がいいように思う。一方で『思考』という言葉は、ある一人の無媒介的な目的に供するものではなくて、他人とのコミュニケーションに多少とも適合した過程について使用されることが多い。」（『精神医学の臨床研究』、訳注者による訳）

（4）言及されているのはイタリアの哲学者 Eugenio Rignano（一八七〇－一九三〇）と考えられる。科学哲学の立場から心理学と社会科学の統合を論じ、シカゴ学派にも影響を与えた。

（5）Richard Semon（一八五八－一九一八）ドイツの動物学者。記憶現象に生物学的実体があることを示し、外的刺激による再想起や誤想起についての先駆的な研究を行った。しかし生前には評価されることなく、失意のうちに自死している。

（6）Harry Levi Hollingworth（一八八〇－一九五六）アメリカの心理学者。心理学の学問的知見を初めて商業広告の分野に応用した。後年は戦争神経症の治療に献身し、アメリカ心理学会会長に選ばれる。

（7）Friedrich August Kekulé（一八二九－一八九六）ドイツの化学者。自らの尾を飲み込む蛇（ウロボロス）が夢に現れたことをきっかけにベンゼン環の化学構造を発見したと言われている。

（8）Charles Edward Spearman（一八六三－一九四五）イギリスの心理学者。教科テストを題材に因子分析法を開発し、知能の二因子説を主張した。二因子説とは「あらゆる知的能力が、各作業に固有な特殊因子と、すべての知的作業に共通し先天的な一般因子の二つによって構成される」とする説であるが、後年の解析によって一般因子の存在は否定された。

（9）Arthur Stanley Eddington（一八八二－一九四四）イギリスの天文学者。ケンブリッジ天文台の総長として天文物理や相対性理論の研究で業績を上げるが、晩年には物理定数を数秘術によって測ろうとするなど奇行が目立った。著書に『物理学の哲学』（大滝武訳）、『星と原子』（谷本誠訳）など。

（10）様々な数量を、それを計測する操作に基づいて定義すること。

「概念に対する新しき態度は、これと全く違ふ。長さの概念についてこれを説明しよう。物の長さとは何であるか。…物の長さを見出すには一定の物理学的操作をなさねばならぬ。故に、長さの概念は長さを測る操作が決まれば定まる。換言すれば、長さの概念は、長さを規定する一種の操作だけを意味し、それ以上を意味しない。一般に、或る概念とは一種の操作を意味するに過ぎない。概念とは、それに対応する一種の操作と同意語である。」（『現代物理学の論理』（今田恵・石橋栄訳）

これは二十世紀初頭の物理学の変革期に提唱された考え方であるが、後に精神科診断学の領域では元来の意味から外れて、概念を特徴づける属性の列挙による定義法を指すようになった。サリヴァンは元来の意味に基づいて操作的の言葉を使っている。（本来の意味で操作的な診断体系とは、特定の構造化面接法を決定することによって疾患を定義する方法である。）

（11）全ての神経症は出生の瞬間に極大となる分離不安に起源をもつ、という学説。

（12）「概念」と比べて対象との結びつきが不安定で、一般化の程度が弱いものを指す言葉。

（13）Dmitry Sergeyevich Merezhkovsky（一八六六－一九四一）ロシアの小説家。象徴主義の代表的作家の一人。ロシア革命の後にポーランドに亡命し、後年はファシズムを擁護した。

（14）Arnold Lucius Gesell（一八八〇－一九六一）アメリカの心理学者。新生児から青年期にいたるまでの成長過程を追跡し、年齢ごとの発達標準を研究した。ゲゼルの執筆した育児書は長くベストセラーであった。

（15）Dorothy Swaine Thomas（一八九九－一九七七）アメリカの社会学者。第四十二代アメリカ社会学会会長。後に夫となるW. I. Thomasとの共著"Child in America"においていわゆる「トマスの定理」を提出した。（If men define situations as real, they are real in their consequences.「状況が現実のものとして定義されるなら、それは結果において現実である。」）もっとも、この言葉の解釈は学統によって様々である。

（16）ユングの考えでは、個人の経験に基づく無意識の更に深くに、人種や民族の歴史に基づいて受け継がれる無意識がある。この領野を指して、人種的無意識あるいは集合的無意識という用語が使われる。

「無意識のいわば表面的な層は疑いなく個人的である。われわれはそれを個人的無意識と名づける。しかしその下にはさらに深い層があり、この層はもはや個人的に経験され獲得されたものではなく、生得的なものである。このより深い層がいわゆる集合的無意識である。私がこの『集合的』という言葉を選んだのは、この無意識が個人的なものではなく、普遍的な性質をもっている、すなわち個人的な心とは反対に、いつでもどこでもあらゆる個人において同じ――《言葉通りではないが》――内容と行動様式をもっているからである。集合的無意識とは、言いかえれば、あらゆる人間において自己同一的であり、それゆえ誰もが持っている心の普遍的な基礎であり、超個人的な性質をもったものである。」（『集合的無意識の諸元型について』林道義訳）

（17）小児期と青春期に挟まれた期間は性的成熟が進行しない、つまり「潜伏期」であるとフロイトは主張した。

（18）ライプニッツの「可能世界論」を念頭に置いた表現。可能世界論とは、論理的に無矛盾な世界（可能世界）を神は無数に創り出せるだろうという前提のもと、私たちがいま生きているこの世界が最善の可能世界である、という考え方。

「無数の可能的世界の各々は神によって完全に知られているが、そのうち一つの世界だけが存在へと至る」（『弁神論』佐々木能章訳）

サリヴァンの書いたものにはライプニッツの言葉が頻出する。自己意識と意識の区別、「統覚」についても参照のこと。

第三章
生きることの困難

第一章では生命とその周囲環境が共に変化を続けると確認し、そして第二章では人格の成長がどのような経過を取るかを見てきた。ここからは人間が経験する様々な全体情況について述べていこう。世の中には、成功ばかりを積み重ねていく豪傑もいれば、幼くして高い壁に道を塞がれてしまった脱落者もいる。皆が知っている通り、「成功」と「失敗」の間には無限のグラデーションがあって、それがうまく組み合わさったときに「成功した生き方」が出来上がる。この章で目指すことは、多種多彩な局面がそれぞれどのような像を結ぶかを理解し、適切な定義を与え、分類することである。

精神生物学の立場では、受胎のその瞬間から年老いて死ぬまでの間たえず『生物／環境』体の内部で適応を続けていくこと、これを成功した生命《サクセスフル・ライフ》と呼ぶ。健全な精神、と言い換えてもいい。人格の発展を大きく逸脱させることなく縷々生起する全体情況を収拾 resolution していくことである。さらに別の言い方をすれば、情況は発展的に解消して「場数」の経験だけが残った、ということこそ完全な適応である。一方で不全適応とは、情況を解消しながらも無駄に複雑な経路をとったために不毛な消耗をしてしまうことを言う。主観的には、不全適応はストレスを生み、何らかの不愉快さを「感じ」させるものである。

ここまで「人格」という言葉を、それが背負う意味について特別の注意を払うことなく使ってきた。あたかも人間内部に、そういう名前の「なにか」があるかのように。ここで改めて定義のようなことをしてみよう。人格とは個人を特徴づける生の過程の基調である、と。この特徴づけの機能は参画する情況を通してのみ観察されるものである。力動的であって、固定したものではない。人格はかなりの部分、「他者の反応 reactions of other individuals」が取り込まれて形成されている。(注1) この章では人格の形成に他者がどれほど大きな役割を果たしているのかを強調してみたい。この点で、既存の学説には反対することになる。

ひと同士の交わりは、現実であれ空想上のものであれ、時が経つにつれて環世界のうちで重大なものになっていく。人格は、これら対人関係すべての基礎となる。この中には、長い年月を経て変わっていくもの（背格好や顔付き、さらには人生設計、価値観など）もあれば、短い期間内に形成されるもの（ヴォキャブラリーやイントネーション、表情筋のちょっとした動かし方といった感情表現）もある。また、このような交流の相手は一次集団の成員や、(実在が当人にとって確かであれば) 二次集団の成員である。

ひとは一生をかけて、遺伝的基盤のもとに日々の経験を構成化していく。そしてその過程には、それぞれの性質をはっきり区別できるような年代区分がある。もともとに備わった性質と、その時点における発達のステージという二つの観点から人格の働きが明らかになることが多い。その一方で、数は少ないけれども、それらの身体機構や発達区分とは独立して観察される現象もある。ある種の適応性の変化、不全適応性の迷走、そして非適応性の沈滞は人々が共通に経験することでありながら、しかも一人ひとりの人格の働きをはっきりと示している。

私たちの人生は、無邪気で単純なところに始まり、そして混沌と錯綜した局地へと向かっていくものである。個人が利害をもつ範囲は広がり深まっていくものだ、と言い換えてもいい。このときに適応が進んでいくのであれば人間の可能性は無限にあるのだけれども、しかし不全適応や非適応が生じていると可能性は無限というわけにはいかず、相当の制約が生じる。適応のために何が必要かと考えるためには、この制約についてあらかじめスキーマ化しておくことも悪くないだろう。私たちにとって失敗は何も特別なことではない。適応の成否を問わずいつでも現れうるプロセスについて分類法の一式を提示してみようと思う。この分類のうちで同じパターンの失敗ばかり繰り返す人物がいるとしたら、それは生育途上に生じた撓曲 warp と結び付けて理解されるべきである。どうにも失敗してしまうようなときでも、なにか普通でない《アンコモン》適応の方法を用いればなんとかなることもある。いずれにせよ、読者諸君には次のことをよく覚えていてもらいたい。つまり個々の経験は放射の中心点に過ぎず、その後に生じる指向の変化こそ人格全体の流れ行く先を決定する、(注2)と。

人間活動を一覧表にしてしまうと、まるで機械的規則性があるかのようだ。個人史を無視していいかのような気分にもなる。しかしこれが説明上の便宜に過ぎないことは理解していただけるものと信じたい。

(注1) この表現の意味するところは第四章を熟読すればよりはっきりするだろう。いうまでもなく、人格とは他者の要素ではない。他人が自分に向ける反応から出来上がるものではないのだ。他者の「反応」から組み上がるという点では、「自我」が最も近いだろう。このことは後に示す。なお、自我と人格は同じ範疇にあるものでは全くない。

(注2) コロラド河が滔々と流れ行く途上、雄壮なるグランド・キャニオンが広がっている。しかしそれさえも、グリーン川とグランド川の合流に引き続く遠隔の作用である。合流の地点が僅かに違っていただけでも、一帯の眺望は変わっていたはずだ。あるいはまた、河を満たすのが水銀であったり、あるいは吹き下ろすのが白熱ガスの風であったりしたならば、渓谷は全くの別物になっていたことだろう。

表3　人間の力動 ―『生物／環境』体の収拾の程度に基づいた分類*

(I) 適応：一切の緊張を残さず、教訓などの成果物のみを生じる完全な収拾。
(II) 部分適応：緊張が多少とも緩和されるが、その構造が直接的には収拾されないこと。
　(A) 補償：より単純な行動や潜在作用が代用されて、指向の変化によって情況がやや解体されること。
　　(1) 白昼夢；建設的思考や行動の代用として
　　(2) スポーツ、観劇、読書など；労苦の代わりとして
　　(3) 共感を無闇に欲しがること
　　(4) 非社会的虚言、理想化する病的虚言など
　(B) 昇華：直接的な適応が許容されない時、社会や個人の理想により合致した行動や潜在作用が無意識に代用されること。
　　(1) 愛他的行動
　　(2) 宗教行為
　　(3) その他、社会的に価値ありとされる儀式的行動
　(C) 防衛反応：葛藤に阻まれた直接的な（しばしば社会的・個人的理想からやや外れた）適応を、より複雑な活動あるいは潜在作用で代用して緊張を低減すること。
　　(1) 情況の内的な面が優位な場合
　　　(a) 忘却
　　　　(i) 抑制
　　　　(ii) 抑圧
　　　(b) 合理化
　　　　(i) 美化
　　　　(ii) 遡及的改竄
　　　　(iii) 価値毀損
　　　(c) 批難の転嫁
　　　　(i) 非個人的なものへの転嫁―好運、悲運などに
　　　　(ii) 個人的なものへの転嫁―「風邪をひいたから」「断れない頼みだった」など
　　　　(iii) パラノイア―猜疑―批難―迫害
　　(2) 情況の外的な面が優位な場合
　　　(a) 拒絶症
　　　　(i) 消極的
　　　　(ii) 積極的
　　　(b) 身体機能一時停止
　　　　(i) 局所性
　　　　(ii) 全身性
　(D) 解離：経験システムと身体機能の一部分が人格から切り離され、それが陰に陽に働いて人格の残余部分と不協和を起こすこと。
　　(1)「心因性」チック、衒奇症、常同運動
　　(2) 自動症（自動書記と水晶球凝視を含む）
　　(3) 霊媒の挙動など
　　(4) 幻覚症
　　(5) 多重人格など
　(E) 退行：経験システム、情動、指向が『生物／環境』情況から取り除かれ、年代史的により早期の適応パターンが再登場すること
(III) 非適応プロセス：情況の緊張が減じる事もなく、全体像も改善されないこと
　(A) 恐慌：行動は反射と原始的衝動に支配されて、潜在作用も原始的になる。太古の恐怖が立ち上がるときに不均衡な退行が弾ける。
　(B) 不安：端的に発作として顕れるものから、曖昧模糊とした「からだの」不調まで幅がある。多少とも挿話的な性質がある。
　(C) 高揚：多くの「異常な昇華」や社会変革への傾倒など
　(D) 強迫的執心：病的懸念、呵責や悲観的狼狽
　(E) 病的悲嘆
　(F) 抑鬱

＊本表は“Research in Schizophrenia（『分裂病研究』）”Am. J. Psychiatry (1929) 86:553-567. を改訂したものである。

まず補償compensationの古典的な例からみてみよう。ある少年が朝早く起きる。生まれて初めて「小遣いを稼ごう」と思いつく。そこでアルバイトを探しにいく。しかし八方手を尽くしても仕事は見つからない。仕方なく映画館までやってきて、しばらくそこで過ごすことにする―さて、この一連の過程を解説してみよう。少年は、彼なりにまだ幼い社会参画の欲求をなんとか発展的に解消しようとする。この指向はとても強いので、何かをしなければ「気が済まない」。欲求と事態を統合することが要求されるから、何らかの行動がなければこのプロセスは収拾されない。他のことに注意が奪われるまで（あるいは誰が見てももう無理だという時間になるまで）、少年は「任務に忠実に」アルバイト探しを続ける。しかし労働までの道程は長い。いくら強いといっても、「働かねば」という指向はまだ成熟しきっていない。さてここで、アルバイト探しを「延期」して映画でもみれば、あたかも仕事が見つかって、小遣いと時間にも余裕があって万事順調、とでもいう気分に浸れるではないか。労働が新しい経験を少年に提供するように、映画鑑賞もまた少年に新鮮な感動を与えてくれるだろう。もちろん、労働の方が直接の社会参画ではあるが、映画もまた鮮明なファンタジーを見せてくれる。そんなところで、少年は「諦めて」映画館に入っていく―。補償のプロセスが純朴であるほど意識するのは難しい。少年はこれから先、「勤勉」の方向にエネルギーを発散しない限り、職探しの義務感に悩まされることになるだろう。一方でもしも気晴らしを「正当化」してくれるような定型句が見つかると、彼は「合理化」と呼ばれるもっと入り組んだこころの動きを見せるようになる。

合理化が補償に較べてずっと複雑であることは明らかだろう。業務上の厄介な問題を抱えたどこかの会社重役が、ゴルフを十八ホールやってこなければならないような気がしているとしよう。ゴルフに出かけたことでこの重役が批難されることは滅多にない。万が一、「あなたはゴルフに行くことで仕事上の難問から目を逸らしているのです」と突き付けられても、彼は呆れ顔で反論するか、泰然と笑い飛ばすだろう。「大きな事業をやり遂げるには何よりも健康が第一だし、いいアイディアを出すためには体を動かして頭を切り替えるのも大事なんだよ、分かるかね？」と。

スポーツはこのように都合のいい立場にあるために、補償作用の一種であると言うのも憚られるようになってしまった。体を動かすことがここまで持ち上げられているのは、単に健康増進に役立つからではなく、昇華を含めた様々な働きを可能にするからである。例えばイライラした気分の男性がボウリングに繰り出すかもしれない[1]。非社会性をむき出しにして当たり散らしたいところ、単純なスポーツで代用することができる。しかも球をピンに向かって投げることで、ただ代用するのではなく、社会的に良いこととされるような、より複雑に動機づけされた振る舞いをすることができる。嫌いな相手に石を投げつける代わりに、ピンに向かって玉を転がす。「八つ当たり」がここでは少なくとも二つの意味をもつのだ。―付け加えておけば、このボウリングの例によって、力動をカタログ化することの欠点が再認識される。つまりあらゆる行為が二つかそれ以上の指向の組み合わせであるにも関わらず、表にしてしまうとただ一つの問題に遡ることができるかのような印象を与えてしまうのだ[注3]。さて、ここからは種々の水準のファンタジーが行動の客観的分類にどう関係するか論じていこう。まずはこれに関連して、精神医学用語の誤用について少し言葉を足しておく。

スポーツもそうだが、補償と昇華の両方の作用を同時に果たす活動がときにみられる。どちらか一方に決めつけてはいけない。(少なくとも診察の場面では、物事を一般名で呼んでみても御利益はない。抽象的ラベルは少ないほどよく、事実に基づいた言明が多いほどよい。)抽象的な思考からどれだけ多くを引き出せるかは良質な定義を充てられたかどうかに依存している。「補償」の定義が広すぎて、睡眠以外のすべて含まれてしまっていることもあるようだ。自分が興味のない振舞いを全て「劣等感の補償」として片付ける、そんな情けない同業者もいる。こういう一般化こそまさに、「対人関係の不全適応的補償」に違いない。「それは劣等感の補償ですよ」という万能語法を採用することで、情況理解の義務をアクロバティックに回避しているのだ。スポーツと同様に、このような「即時解釈《スナップ・インタプリテション》」もまた補償と防衛という二重の役割を与えられている。はっきり言ってしまえば、誰かの行為をとって「劣等感のせいだ」と安易に言ってしまうのは自分自身の未成熟な衝動を正当化しているだけである。便利な言葉が動機をもっともらしく飾ってくれるけれども、自分自身の劣等感を隠そうとしているに過ぎない。この解釈らしきものは、多くの有用な昇華さえも貶めて、不浄な行為に仕立て上げてしまう。(注4)対人作用のうちもっとも罪深いものの一つである。

適応的な在り方にもっとも近づくのは、社会的承認と個人的昇華をそうと思わず同時に追求しているときである。この二つをどうすれば近接させられるだろうかと知恵を絞ることが、精神疾患に伴う社会課題を解決することである。ただ一点、この方法は強烈な性的欲動の関与するときには不十分である。例えばサディストの外科医は、外科手術によって自分の嗜好と医師としての職責を同時に満たすことができるし、あるいは自分が親であるという感触を望むならば、ベゴニアやチャウチャウ犬を育てることで満足できる。[3]しかし性の欲求不満だけはやり切れないのだ。せいぜい非適応的興奮の藪の中に迷い込むくらいだろう。男がいて、隣戸の人妻生娘を奪ってしまいたいと欲情しているとする。無意識の心理的過程を経て、男は神父になることで欲望を昇華したとしよう。たとえそんな男であっても、以下のことを言い添えてあげたほうが良い。なるべく早く結婚して、貪欲な妻と夜を過ごしなさい、と。もしその男が「過剰に長い禁欲」や何か他の表面的理由で、「男でも女でもない状態」に悩むようになったとしたら、男ばかりの会社の秘書役が天職だと気づくこともあるかもしれない。万が一そうなった場合でも、「ふとしたきっかけで」同僚と同衾する、ということはあくまで避けた方がいい。あるいはまた、性を謳歌することを執拗に攻撃する人士もいるが、これも彼らなりの昇華には違いない。しかしそういった言動には社会の利益となるところが一つもない。売買春を地下に潜らせて性病の蔓延に手を貸すだけである。

(注3) 最終共通経路 final common path[2]の支配という神経科学のドクトリンは行き過ぎた単純化である。

(注4) どんな場面にも当てはまるような抽象的で小難しい言葉ばかり振り回して、それで解釈だなんだと悦に浸るような人間は精神病理学に向いていない。昼行灯に囲まれて有頂天になっていても進歩はない。学問に誠実であればそんなことには当然ならないのだけれど、しかし立ち回りばかり上手な連中を見ているのはいずれにせようんざりする。声ばかり大きい例の知識人ぶった御大もそのうち落ち目になるだろうが、そうなったら太鼓持ちの一群は手のひらを返すのだろう。「外向型」が「正常」だなんて馬鹿なことを、と。

自分にとっての昇華的解決のために「性道徳の厳格化」を言い出すような人間をみれば、個人的昇華と社会的承認の二兎を追うことの難しさがよく分かる。昇華とは基本的に無意識のものであるから、それに由来した「純潔運動」は非理性的で非論理的である。「悪徳」を言い立てるだけで、現実を見ようとしない、体系立てて考えることもない、反対意見に耳を傾けることもない。そういったプロパガンダは唯一絶対の「原因」を欲しがるものであって、しかも人びとの理性ではなく偏見に訴えかける。目的に沿うように事実は歪められ、同意しなければじっとりと暗い目線を向けられる—我らの進軍に歯向かう輩か、と。持論に沿わない現実は二の次にされて、「美しい未来」こそが第一のものとされる。立ち止まって考えるのは腰抜けか、敵の手先か、足手まといというわけだ。社会情勢が厳しいときほど、この脆弱で独りよがりの声ばかり大きくなる。このプロセスは意識の領野から外れているので、彼らに全体情況の吟味は不可能である。そのうちに純潔運動と常識的な人生が乖離していくので、昇華がどうにも不可能なところに行き着き、結局は高揚 excitement か防衛反応に終わる。

ここまで不首尾な昇華についてみてきたが、そもそも昇華というのは簡単なことではない。個人的昇華による専有利益と社会的承認による自尊感情割増分を較べた時に、前者のほうが大きいようだと、昇華は全体として不安定なものになる（その逆であれば安定的である）。全体としてみれば、人格の社会化は昇華に充てるだけの余裕があったかどうかに依存する。

私たちの内部には、指向を直接に満足させるための数多くのファンタジーがあるらしい。社会化された人格であれば、社会規律に沿ったファンタジーだけが焦点的注意 focal attention を向けられている。注意の振り分けは、許容されないファンタジーを消し去るためというよりも、むしろ昇華による収拾を助けるためにある。たとえば社会化された人物は欺瞞や虚飾を好まないものだが、一方でそれを面と向かって指摘することが社会的なコードに違反することを知っている。正義を求める義憤と、波風立てまいとする心情が反発してしばしば抜き差しならない状態に陥る。この紳士はボウリング場にいって数ゲームやってみることで、つまりある種のファンタジーを利用することで情況を昇華するのだ。ボウリング場でのストライク《ぶんなぐり》によって気に食わない相手をやっつけることができる。もっと低次なところで、つまり意識のずっと外側で、勢い良く転がっていくボールや音を立てて倒れるピンに自身の男らしさや相手の凋落が投影されているかもしれない。ボウリングに付き合ってくれる友人が競争相手の代わりになることもある。すべて子供騙しには違いない。ピンを競争相手の代用品とするのも安い手品である。しかし一方で、誰もがそんな手品にかつて夢中だったのであるし、子供騙しこそ正統というような年代を経て大人になったではないか。(注5)

もし食事と睡眠が確保されたうえに、さらに性欲もよく解消されているなら、補償作用によって人格の全体を保護するのも難しいことではない。テニス選手権で優勝する、猛獣狩りに行ってくる、世界一周してみる、あるいは（少し格は落ちるが）映画製作に出資してみるとかの話のタネになるような方法で、周りから妬み嫉みを買いながらも、なんとか前進できるだろう。しかし性欲だけはこの方法ではどうにもならない。彼自身が懊悩を深めるばかりである。

（注5）　毎日のように暴力事件が新聞に載る。報道によって社会が歪められている部分もあるし、それによって大衆に潜む野蛮が燃え上がってしまうこともあるだろう。しかし同時に、微に入り細を穿つ記事を読み、自らの暴力的趣向を自然と放電している大衆の一員もいる。もしも暴力事件の三面記事がなくなったら、「まさかあのひとが」というような豹変が頻発することだろう。無意識のうちに自らを極悪人と幾重にも重ね合わせることで、彼らは穏やかな日常生活を送れている。「善良な」人々が喜々として犬闘や鶏闘に出かけるのには理由があるのだ。

　血みどろの推理小説ばかり書いている作家はきわめて幸福な昇華を果たしている。執筆による発散が不可能であったら、大変な数が推理小説家くずれによって殺されていることだろう。妻殺しの欲求を潜在的に抱えている個人が、自らあるいは医師から勧められて、「薬だと思って」小説を書いていることがある。欲求の昇華を意識的にやろうとしても、最後まで書き上がらないか、あるいはできたとしても薄っぺらい三文小説になるだけである。しかし、もしも作者が自発的に、つまり創作欲求に「衝き動かされて」書くならば、プロットも表現も一級の作品になるだろう。家族関係の縺れが殺人にまでエスカレートしていく様子が精妙に書き込まれて、そして暴力の描写においては猟奇性が巧妙に除かれる。推理小説には恐ろしい殺人犯と頭脳明晰な探偵の二者が必ず登場する。このことの「意味」(4)を改めて述べるまでもないだろう。作者の文筆力が少しでも落ちると、この両者は似てくる。お互いに、そしてもちろん作者自身と。

昇華によって、可能性の限界線が滲む。そうして、その先にも行けるようになる。しかし性的満足だけは昇華ではどうしようもない。ある種の人格は、昇華すべきものが過重になると崩壊さえしてしまう、そして高揚に至る(注6)。社会からの承認を求めることも含めて、指向ネットワークは収拾に向けた試行錯誤をする。それ自体は意識されなくても、のしかかる課題に結びついた空想が意識の片隅に浮かび上がる――。意識の内側にスクリーンが張り巡らされて、不安を直視することが回避される。そうして、本質ではないものに手当たり次第に突っかかっていくようになる。判断が欠如している点、そして結果に対する思慮が欠けている点から、高揚から派生する行為はそうでないものからはっきりと区別される。大精神病と括られる状態のうちには、この高揚が極期となったときの様相も含まれており、そういった場合には保護的な観察が必要となる。高揚は一般に不幸な終わり方をする。

このような病的高揚に酔いやすい者の一部は、遷延性の僅かな高揚、つまり軽躁病 hypomania の時期を経ることがある。性の快楽が充分に純粋に享受されているなら欲求は葛藤につながらないので(注7)軽躁病は進行しない。しかし快楽が不十分であると、性の欲求はサイコーシス性高揚の序曲となる。軽躁病者は、所構わず首を突っ込む厄介者として嫌われるようになるかもしれない。先の性道徳論者であれば、昇華的代用のうちに自らの強烈な指向を組み込んでしまって、軽躁状態を中継し、最後には「高圧的道徳運動」となってしまう。そういう人物は肥ったデマゴーグとなり、もっとも低俗な偏見の中をうろうろと這い回って、そして自分のいう高尚な理想をがなり立てる(注8)。

高揚が完全に躁病 mania となるまで拡大すると、尋常でない転導性と誇大的な活動を示すようになる。注意の対象が次から次へと移り変わり、さらには「観念奔逸 flight of ideas」や「行為心迫 pressure of activity」が現れる。目新しいものにひっきりなしに手を出して、感覚器官に入ればどんな些細なつまらないものでも摑み取ろうとする。発話は混乱し、語呂合わせ punning、シラブルの混乱 distortions of word-syllables、音連合 clang associations が出現する。結果として思考の脈絡が失われる。やることなすことが見当違いで、とんでもなく多弁になり、感情を露わにするようになる。気分は常に高く、涙を流すような場面でも相変わらず気分爽快であったりする。他人の視線を奪おうとして、それが叶わないなら、文字通りの喧嘩も辞さない。親密さを築くようなことはとても望めない。躁的な対人関係においては悪質な迷惑行為がよく出現する。躁状態の人間は戦時国家のようであり、コミュニケーションの道具を濫用し、一次集団内の事件を膨張させる。混乱がエスカレートして激怒に至る。行為や思考は、一見シンプルで直達なようにみえるが、実際にはぶつ切りである。全体の統一は失われ、すべてが偶発事の連続となり、物事は一向に進まなくなる。(注9) 睡眠さえも短縮されるか、遂には消滅してしまう。

(注6) 精神病理の秩序だった分類はそもそもが難題であるけれども、高揚のように対象がまさに崩壊しつつあるときであればなおさらだ。T. V. Moore, Dynamic Psychology; Philadelphia: Lippincott, 1924[5] での議論に賛成して、私はこれまで高揚を防衛の一種と考えてきたが、今では高揚は非適応の一種であると考えている。この章の終わりまで読めばその理由も明らかになるだろう。高揚はしばしば「ささくれた」昇華であるために、ここで取り上げている。

(注7) なお一部の軽躁病者においては、性衝動から不安が生じているような場面もある。精神分析における超自我 superego および罪責感 sense of guilt との関わりについても参照されたい。

(注8) 関連して、以下の著作における「扇動者 The Agitator」について参照のこと。人間関係の政治的側面について重要な記述がある。Harold D. Lasswell, Psychopathology and Politics; Chicago: Univ. of Chicago Press, 1930[6]

(注9) この非適応的な力動を心身相関の観点からとらえると、これまで解明されてこなかった表現型があることが分かる。上機嫌の持続は下記のように説明できる。すなわち、(1) 超自我の満足を伴う高揚感に発し、(2) 他者の目を気にしなくなること(切り詰まった統覚)[7] で維持され、(3) 感覚器官が本来の機能から解放されて生じる多幸感によって強化される。気が散っているけども過敏、という状態になる。このとき未曾有の視覚・聴覚体験が生じる。日常の統合機能が戯画化されたような、一種のカリカチュアが登場する。手先の細かい動きは消失し、粗大な骨格運動ばかりになってしまう。躁病者は、手先だけ使えば良い時にも腕全体をぶんぶん振り回す。おそらくこの時にはオータコイドの作用が支配的になっているのだろう。代謝は亢進し「どれだけ動いても疲れない」。いくつかの意味で高揚は「窃視的 scoptomizing」であり、糞便への興味にまで発展する。独房監禁でもされて周りに誰一人いなくなったら、生理条件の許す限り大便について声を出し続けることだろう。自己と内蔵機能の関係については以降の章を参照のこと。

行動の一部が高揚している個人をよく研究すれば防衛反応についての知識を深めることができる。(「純粋な」高揚はすぐに抑鬱に置き換わってしまうものであるから、そこから深い洞察を得ることは難しい。)あるいは、喜びの歌を熱唱しながらも表情は恐怖や不安に覆われている、というような不幸の歓喜の状態でもいい。そのような場合には心ある交流が可能である。「変わってしまった自分への恐怖」から、過活動や過敏性によって辛うじて救われていることが分かるだろう。この恐怖は、内心やライフ・プランと一致しない衝動による「葛藤」である。

葛藤 conflict とは何だろうか。これは非常に重要な概念であって、精緻に定義づけする必要がある。そうでないと、例の「代償」のように、万物に当てはまる言葉になってしまう。極端に広義に取れば、すべての活動は睡眠という嗜好に対する葛藤である。あるいはオペラ観劇に行くか拳闘を見物するか迷うのもまた葛藤である。言うまでもないことだが、このような定義はナンセンスである。私が葛藤というときには、以下の定義を採りたい。葛藤とは、過度に統合されているために二つ以上の異質な収拾策が共時的に生じてしまうような全体情況である。すこし分かりやすい言い方をすれば、両方とも達成しなくてはならない、しかし両方を手にするのは無理だ、どちらか一方のためにはもう片方を諦めなければならない、そういう二つの目標がある情況が葛藤である。右から左ですぐに解決できるようなものは葛藤とは呼ばない。単に優先順位を付けた結果として問題が「後回し」になることも、葛藤とは呼ばない。自分の子供でもない人を甲斐甲斐しく世話することで親になったような気分を楽しむのも、昇華であって葛藤ではない。「うまくいく」のであれば、何であれそれを葛藤と呼んではいけない。

葛藤の最中の「精神状態」を定式化するのは大変な仕事である。伝統的に仮定されてきた統一が意識から失われてしまっているのだ。そのために注意が続かないようになり、不安定で、一つのことに集中することが全くできなくなる。あるときには自尊感情を犠牲にしてでも因律に合わせなければならないし、次の瞬間にはそれを滅茶苦茶に破ってしまいたい衝動に駆られている。それでいながら、やってみたらどうなるだろうと空想に耽る。こんな状態がまさか望ましいとは言えないだろう。突然の挫折を経験する。いくつかの指向が衝突して、急激な緊張が生じる。生命の維持さえ危うくなるかもしれない、そんな状態を長く続けることはできない。こんな時には不全適応が、葛藤を解消してみせようとやってくるかもしれない。あるいは、どちらかの指向がちぎり取られて、意識とのつながりを失ってしまうかもしれない。（後者の場合には、以降の人格は不完全なものとなる）。最悪の場合には、退行や自殺といった重篤な非適応が生じる。

防衛反応 defense reaction がもっともありふれた葛藤の解消策である。（なお精神病理学を学ぶものが気をつけなければならないのは、あれもこれも「劣等感の代償」に見える時期があって、そのあとにまた「防衛反応」一辺倒の時期がやってくる、ということである。実際には同じような自尊感情の減退場面を見ているに過ぎないことが多い。抑圧 repression、あるいはリヴァーズ W. H. R. Rivers[8] によれば抑制 suppression が失調の病因として広く言及されるのはこのためである。インテリゲンチアはことごとくパラノイアのレッテルを貼られて、慣習からの僅かな逸脱も退行の証拠とされてしまうものだ。）

忘却 forgetting によって葛藤を回避することがしばしば重要になってくる。どんな招待状にも片端から色よい返事をしておいて、そのうちの一番どうでもいいものを「ついうっかり忘れる」というのは、誰の顔にも泥を塗らないで済む方法に違いない。これまで日常生活における抑圧を暗示するものとして様々な「失念」が報告されてきた[9]。もしかしたら、些末な出来事が意識から消えてしまうことについて防衛という言葉までわざわざ持ち出す必要はないのかもしれない。人間は忘れることにかけては大した才能を持っている。大聖人の有り難い御言葉であっても忘れられていく。私たちの記憶に唯一確かな足跡を残すのは契りを交わした相手の言葉だけである。

しかし一方では、当人がその記憶から逃れたいと願っているにも関わらず、忘れることができない、そういった出来事もある。この記憶がなくならないのは、それが現行の情況に関連しているからである。それが不愉快になるのは当人に「受け入れる」だけの余力がないためだ。嫌な記憶が頭にこびりついて離れないというようなときには抑制が働く。死活問題に関わるような不快体験の再想起を何としても避けたいとき、自尊感情の保持を受け持つ指向が動員される。これには陰性の変化と陽性の変化がある。つまり一方で感覚入力が絞られ、もう片方ではもとの情況に関する無意識の過敏性と回避傾向が新たに生じる。抑制下の個体は、あるものには鈍感でありながら、他の何かには敏感、という疾患特異的な様相をとる。抑制が人格の主要部分を巻き込んでいると、破綻の可能性を絶えず背後に感じながら戦々恐々としながら生きることになる。しかも抑制されたものが「偶然の事故」や「言い間違い」、「手先の狂い」のような奇形をとって滲み出るのだ。あたかも「欠けた」ものを喧伝することで情況を取り持とうとするかのように。

抑制をしている状態で、それでもなお嫌悪や恐怖の情を「呼び覚まされる」ことがあると、記憶は抑圧される。現実の物事からリアリティーが引き剝がされて、存在しなかったことに、あるいは「神話的な事象に」されてしまう。抑圧をしても再発することから、記憶そのものが消滅しているわけではないと分かる。特別な操作を除けば想起されにくくなる、という修飾を受けるに過ぎない。単に証拠を並べて「確かにこういうことが起きたんだ」と迫るだけでは、「そんなはずはありません」と取り合ってもらえないか、せいぜい、そうだったかなという気分にさせるだけで、それさえ次に会う時には「忘れられて」いるものだ。抑圧は本人にとっては便利かもしれない。しかし周りの人びとには受け入れてもらえないし、時には詐欺的に映る場合すらある。そんな風に都合よく物忘れしてくれる人間は信用できない、と。隠蔽された経験はしばしば異様な傷跡を指向ネットワークのなかに遺すために、周囲の反応も一層頑なになり、翻って本人の自己保障 self-assurance を歪めることになる。もしもあまりにも多くの、あるいは重要な指向が抑圧されるならば、いつか防衛は破綻し、「忘れた」はずのものが土石流のように押し寄せる。解離 dissociation が現れるのだ。――この複雑かつ破壊的な過程について論じる前に、抑制と抑圧により近い、かつ一般的な防衛反応についてまずはみていこうと思う。

抑圧によってある種の体験が神話のレベルに落ちこんでしまうことについては先に述べたとおりだ。ここからは同じことが辛うじて自覚的に行われること、すなわち理性によって合理化が実行されることについてみてみよう。私たち一人ひとりは、他者の反応 reaction から「自分は何者であるか」についての信念を形成していき、最終的にはそれが自己となっていく。(注10) この信念の内部に、善とはこういうものである、美徳とはこういうものであるといった観念が生じる。どのように考え、そして振る舞うべきか、礼節とはなんであるかということに関して「望ましい」態度の基礎ができる。それを「誇りに思う」こともあるだろう。これを守るためには誰であっても容易に感情的になる。冷たい言い方をすれば、「誇り」に沿って自分の行動を説明しようと涙ぐましい努力をしている。理由を訊くと、なんとなく妥当そうで、しかも自我を危うくしないような「説明」ばかりが出てくる。しかし少し考えただけでも、意識の範囲に見当たる言葉だけで行動の背景を逐一説明などできないことは明らかだろう。合理化と言っても、所詮は原則論を引用しているだけの擬似解説である。善きも悪しきも、悪意も無気力も、「我が為に」湧き上がる。なにか醜いことをしでかして合理化の出番だとなると、池の底の澱を捏ねくり回して小綺麗な贈り物を仕立て上げてしまうのだ。さて、このようなやり方は記憶の一つひとつに関して遡及的に働き、過去の出来事に関して張りぼての動機を作り上げるだけでなく、物事の時間的な順序さえ入れ替えてしまう。これが遡及的改竄 retrograde falsification である。あるいは直接の合理化が難しそうなときには、「まわりのやつ」を価値下げすることが起きる。これが価値毀損 detraction である。つまり直接的な合理化が成功しそうにないとき、他者を貶めることで間接的に合理化を達成しようとする。(これはパラノイアに近い。違いがあるとしたら、自覚の有無と毀損の程度である。)そのような価値毀損による間接的な合理化においては、「あいつらは程度の低い人間だから僕を悪く言うんだ」とか「目には目を」などと意味のないことをやってしまう。昇華においてもそうだったように、抑制が人格の主要な指向に対して働くと、それを抑え込む努力はいずれ破れて、高揚が激しくなる。

他者毀損を伴う合理化も、あるいはパラノイアも、自分の外部に欠陥を見出すことで葛藤を避けている。このとき

(注10) 自己の概念については次の章で相当に拡張される。

「理性による現状操作」と（それと対をなす）「同情を求めるアピール」が伴う。後者は体調不調や不運を嘆くことで「失われた大義」[10]を言い募る。どうしようもなかったのだ、と。これで当人の抱えている葛藤を解消することができるかどうかは、巻き込まれているものの大きさ次第である。社会的に許容されている程度の欲望が問題になるのであれば、どうしようもなかったと自己満足していれば済むことがほとんどだ。

もしもそれで間に合わないような強烈な指向があるならば、批難の転嫁 transference of blame が動員される。真っ先に槍玉にあがるのは「遺伝」であろう。この言葉は個人を超えたような、どこか運命的な響きを備えている。一度でもこの危険なパラノイアの言葉を口にしてしまうと、まず自分の両親から始まって、さらに祖父母から曾祖父母、最終的には人類全体にまで批難の対象が広がっていき、歪曲がひどくなっていく。「血筋が悪いんだ」と言っていれば、一時的にはうまくいくかもしれないが、それも周りが気にかけてくれる間だけである。批難の転嫁は対人関係中の著しい欲望を取り扱うために召喚されるが、しかし破格に不幸な結末を招くものである。

自己とは、周囲にいる重要な他者が、自分をどう思っているかを慎重に評価することで主に立ち現れる。私たちは自分の言動を周りがどう思っているか常にびくびくと怖れているから、特に性欲のような対人関係の中核を成す指向が葛藤に巻き込まれたときには、他人の言葉がさらに抜き差しならない重要性を持つようになるのだ。これは例え話に過ぎないけれども、昇華やマイナーな防衛反応を駆使して、なんとか今現在の人格に至ったというような男性がいるとしよう。そんな男性が、自尊感情が大きく傷つくような低劣な現場を他人に見られたらどうするか。男性は、批難の転嫁を大々的に行って逃げ出すほかない。

さて一方で、うまく社会化されているひとはどうするだろうか。ひとがよく社会化されるとは、つまり物事が全て他者との関わりに根ざしていることを知っていることである。周囲あるいは自分の、どちらか一方にのみ原因があることはないと理解している。周りの人間の好意的な面を向けられて育つと、どうやったら他人に「満足してもらえる」か、特有の気遣いを示すようになる。相手の望むことを見定められるから、自分のやり方に自信も付き、自然と適応的な人生になる。（プライベートな）愛の生活はともかく、少なくとも世間的には評価されて「上手くやっていく」に違いない。セールスマンになれば売上げを大きく伸ばして語り草になるだろうし、議員になれば、市民に迷惑をかけない稀有な政治家として感謝されることだろう。トラブルに遭うこともあるかもしれないが、毀損的合理化くらいのマイナーな防衛反応で対応することができる。

他者の反応への敏感さには厄介な性質もある。強烈な対人欲求（例えば性欲）に何かしら拮抗するものが絡みついてしまうと、人格が不適切に発達してしまうのだ。後の章でも述べるけれども、多くの若者が真の性的満足を知る前から様々な社会的テクニックばかり背負わされていて、そのために性行為を前提とするような友愛のうちに適応していくことが十分でない。これには二つの側面があり、一つは人格発達の一部が欠けているということ、もう一つは行動抑制の機能が病的に肥大していることである。大摑みに言ってみれば、子どもたちは大人たちの目ばかり気にするように教育されていて、そしてなおかつ性行為を見苦しくて汚れたもの、罪深いものと刷り込まれている。「立派な」大人たちはそういうことをよく思っていないよ、という風に。

病的なまでに貞淑に躾けられたひとが、露骨で強烈な性的興味を向けられるとどうなるか。性欲が第一というような人物、「色目を使うやつ」と相応の場面で出くわしたとき、そこには葛藤が現れて、鳥けだものがぞろぞろとやってくる。当人の精神の健康は相当の危機に曝されることになる。（なお、当人の性欲がそれほどでもなければ、もしかしたら情況を上手く取り持てるかもしれない。性欲「強度」の個体間分布に関しては、何らかの遺伝性があるように思われるし、多くの若者たちが、無自覚の空想と準人間的デヴァイスを組み合わせて性欲を発散している。元々の性欲が弱いか、あるいは何であれ性欲が溜まっていない場合には、性的動機に基づく急性の対人局面がそれほど深刻にならない場合もある。）

通常、後に続くのは重い防衛反応である。解離や退行などのさらに深刻な情況に陥ることもある。防衛が「パラノイア状態」の形式をとるか、拒絶反応 negativistic reaction や無効化反応 disablement reaction となるかは、当人がそれまで他者に対してどう「身構えて」きたかによる。私の推量によれば、防衛反応は全て、そしてパラノイア反応と拒絶症は特に、人びとがあたかも独立単位《セパレート・ユニット》であるかのように分断されているために起きている。別の言い方をすれば、自分の周りにいる大切な人たちと真の相互交流を経験していれば、情況を病的に解釈して非適応となることはほとんどないと思われる。

潜在的パラノイアにとっては、対人場面におけるどのような葛藤も周囲のよからぬ思いを仄めかしているように感じられる。「なにかおかしなことがおきている」という疑念につながる。つまりパラノイアに特徴的な考え方は投影projectionに始まるのだ。自尊感情と相容れない自分の指向があるときに、これを他者の態度のうちに見いだしてしまう。本来であれば、周囲の態度や表情から自分が確かに認められていると気付いて「自己充足感」を得るはずなのに、投影によってこれとは真逆のことが起きる。自分自身の「嫌いなところ」が相手の仕草や言葉遣いの中に「透けて見える」ようになるのだ。純潔でいよう、そんな輩とは付き合うまいとするが、連中はどこからともなく、自分に吸い寄せられるかのようにやってくる。—あるいは宿命か、策謀か。

ひとが誰かに興味を持つという時、そこに働いているのは性欲であることが一般的である。どんなに厳格で禁欲的な家庭に育っても、誘惑を無視したり撥ねつけたりしても、あるいはそもそも誰も声を掛けてこないくらい清純潔癖な立ち居振る舞いを身に着けていても、それでも性欲から逃れることはできない。欲望が彼を新しい情況に結びつけるだろう。もしも性欲がなかったならば知り合うはずもなかった人間たちの輪に入っていくことになる。そういうとき、自分に興味を示す誰かが現れて、さて彼と親しくなろうという時、もし右に述べたような投影が作用していると、藪の中に入り込んでしまうことになる。他者への疑念は性的情況の収拾を妨げるだけではない。性から離れたところにある、児童期以来の群居欲求にさえ邪魔が入ってしまう。

性に対する欲求は不満足のまま放置されていると、やがて行動の全てを覆い尽くすようになる。(空気や栄養や睡眠に対する欲求と同じように。)パラノイアのために性欲求に貧弱な適応しかできないでいると、対人関係は次第に荒れ果てていく。著しい緊迫感を帯び、周囲への敵意を隠すこともなくなり（「敵方」を裁判所に訴えるかもしれない）、「あんたはおかしくなった」と縁を切られてしまうことさえある。ここまで行かなくとも、敵意と欲求不満に挟まれて身動きが取れなくなることは珍しくない。葛藤が自覚されるようになり、そして新たな非適応が描き加えられることになる。トラブルの原因が自分にあるのだと気づくのはこんなときに違いない。つまり、耐え難い渇望が湧き上がり、そしてそのことを認められずにいる、同時に、投影されていた像は虚構にすぎない、そのことが僅かずつ、けれども明らかに浮かび上がってくる——。その時、それら忌むべきものが人格から解離され、まるで自分と関係なくそこに存在するかのように立ち現れる。解離されたものは、「頭に侵入してくる」悪魔的思考や、正体不明の声などに偽装して、自分を迫害するようになる。

　重篤なパラノイアばかり取り上げると誤解を生むかもしれない。もっと軽い状態、つまりパラノイア的態度 paranoid attitude とでも呼ぶべきものの方が、数もずっと多く、社会にとって重要である。対人関係の破綻までには至らないために見過ごされている。第一手さえ自分が指したのでなければ、後にどんな葛藤が生じようとも気にならないという人間は決して少なくない。行為の「責任」は「相手方」にあるのだから、有象無象の後遺症が生じようと知ったことではない、と。ほとんどの場合、実際に相手を攻撃するまでもなく、相手が悪いと「分かって」さえいればいい。（ごく一部に実際に相手を責め苛まないと気が済まない者もいる。）例え話に、性的局面に「その気もないのに引きずり込まれた」と吹聴している男を取り上げてみよう。だらしない女性ばかり渡り歩きながら「熱愛」を感じる精神病質の男である。男はいつも、女性の方から体を求めてくるように仕組み、そして性行為に及び、行為が終わるとすぐに相手を疎んじる。不機嫌を露わにして、「この淫売女め」などと罵り始める。しかしそれも短い間のことで、すぐに次の相手を見つける。女は一回やれば充分《ワンス・イズ・イナフ》だ。二回目に及んでしまうと、もう全てを相手のせいにはできないからである。責任転嫁に関しては千姿万態、モノグラフが一冊書けてしまう。性の快楽に我を失っても「そんなつもりじゃなかった」といい、酒で失態を犯しても「一緒に飲んだ奴が悪かった」と返し、数々の反社会行為、罵詈雑言、遂には殺人さえも「成り行きだった」と平気な顔をする。

全てを他人のせいにするのがパラノイアである。全部とまで行かないが部分的に他人の堕落や欠陥のせいにするのであれば、毀損型の合理化である。誰のせいにもしないが「説明」を取り付けるようなら、美化的な合理化elaborative rationalizationである。批難の転嫁とは突き詰めればそういうことだ。ここから先は罪の意識ではなく、自尊感情の欠乏によって駆り立てられた事態について述べよう。ある種の環境に育つと、つまり自分の権利を始終無視されたり、成果を横取りされたり、不当な要求に曝されたりしながら育つと、自立することの意味を矮小化して捉える人格が出来上がる。そのような境遇においては、他者の侵略から絶えず身を守らなくてはならないから、拒絶症negativismを差し挟むことで自分自身を保護するようになる。他者と協働することをほとんど自動的に拒否するようになる。自らの「意志」が通るまで、その場に留まって何もしないことを選ぶこともある。防衛としての拒絶といっても、そこにはいくつもの段階がある。実際的には「命令」であっても、ちょっとした依頼文さえ添えてあればそれだけで受け入れてもらえる場合もある。拒絶症の程度が少し上がれば、「ご見識を賜りたく存じます」というような卑屈な弁舌を挟むことで拒絶が突破される。これらが上手く行かなくても、「どちらにいたしますか」と選択機会の提供のように見せれば話が進む。拒絶の程度がさらに強いと選択肢の提示すら嫌われる。「去年と同じです」とか「先生が以前おっしゃっていたように」などと客観的な「データ」として示す必要が出てくるだろう。このような儀礼的パフォーマンスを経てなければ彼らは容易に「ばかにされた」と感じるのである。これは投影ではない。自分の考えに過ぎないものを、普遍的な価値を持つものと妄信しているだけである。そういった人物は、自分の行動が個人的な感情に起因しているのかもしれないと内省することは決してない。

拒絶症的な人物は、「上」の人間と付き合うことに特有の難しさがあり、そのため自分より「下」の人間と付き合いたがる。「下」であればなんでもいい――知能や経済状況、肩書、身長、あるいは全く空想的な性質であっても構わない。尊敬されたくて仕方がない自分に、当人がどの程度気づいているかには幅がある。自覚していながら開き直っている人もいるし、無自覚な場合もある。もし自らの非適応的な性向について自覚しており、かつ有能であるということであれば、拒絶症にも拘わらず大事業を成し遂げることもいる。しかし無自覚であると、やがて追い立てられて、積極的拒絶 actively negativistic に陥るだろう。周囲の人間が求めていることのいつも真逆のこと、逆張りをするようになる。こうなるとごく一部の幸運な例外を除いて、欲求不満の蓄積によって人格はひどく解体し、そして解離が引き続く。重篤なパラノイアに限りなく近付く。拒絶症と解離が生み出す構図はそれ自体が「迫害的」幻覚を引き起こすわけではないが、いつまでも修正されない誤解釈の形をとる。自分の指向が解離して、それが周囲の人々に張り付いているのをみるため、周囲を苛々させる特有の「誤解」を繰り返す。

さて、解離について詳しく述べる前に一旦、拒絶症の対極にある防衛反応、すなわち身体機能一時停止 incapacitation について述べておこう。肉体的不調によって、自分自身について内省することを回避する便利な「逃げ道」を作るのだ。青白い顔をする羽目にはなるが、対人関係はシンプルになる。周りからの共感を踏み台にすることで過半の指向に大体の調整がつく。性欲を自覚しても、肉体的な苦痛を言い立てる間は「はしたなさ」を隠すことができる。よくあるところでは、一時機能停止によって本人の肉体から性の悦びが消え去って、パートナーに奉仕するだけの殉教的運搬体となる。認めたくない性指向が満たされていくのを待つ間、意識は中断されているのだ。これに関連するもの、アルコール嗜癖や不貞寝は、「罪」に連座していることから目を背けるという点で、表面的ではあるが批難の転嫁に似ている。ここに挙げたような反応のうち、実際に何が出現するかを決めるのは、自分がそれまでパートナーにどのような態度をとってきたか、である。

隠蔽すべき行為の最中に実は解離が起きていて自己意識が「行方不明」のこともある。セックスと同じくらい肉体的に複雑な運動が、自己が機能していない間、自己が寝ていたり無意識であったりする間に生じる。そんな事あるわけがない、嘘をついているんだろうと否定したくなるが、綿密に見ていくとやはり嘘ではない。そして本人は何事も無かったかのように生活を続け、いつかまた同じことが起きる。意識はやはり失われており、報告はいつまでたっても伝聞調である。これが解離の中核的な特徴であり、多重人格 multiple personality にも近い。ある瞬間には自己意識的であり、次の瞬間には全くの別人となって、耐え難い行為に耽っている。あるいは、こんな風に「説明」できるかもしれない。欲求不満をきたした指向ネットワークか自己を解離してしまったために、まるで自己が存在しないかのように個体が振る舞う、と。行為は行為として行われるけれども、記憶の連続性の中にはない。後に類似のエピソードに巻き込まれるまで「アクセス可能」な歴史とならない。つまり彼は「我を失って」いて、しかる後に「正気に戻る」。行為が認めがたいものであるほど、記憶はすぐに消えていく。そのような過去は自己から離れて空めいている。

ここまで見てきたのが、自己を疎外された観察者としてしまうような異常な統合である。そしてこのうちに、夢遊病、トランス現象、一部のヒステリーがあり、さらに特有の神経筋活動を伴う自動書記、口寄せ、特殊感覚への投影を含む幻覚症、水晶球凝視、貝殻聴取 shell hearing などがあり、さらに感情表出に関係したチック tic や常同運動 stereotyped movement も含まれる。それまで分割不能と考えられていた生物体が複数の流れの間を揺れ動く焦点となり、一見したところ両立不能な局面を統合していく様には、驚嘆するほかない。

指向が解離されて、さらに五感のいずれかに投影されるようになると、そこから様々な幻覚が生じてくる。「誰かの声」の幻聴、あるいは幻触、幻嗅、幻視、幻味である。投影を受けた感覚機能は、まるで別人に仕えているかのように作動する。解離されたものがまるで実在するかのように働きかけてくる。あるいは感覚野におけるこのような解離が、そうと気づかれずに神話的・宗教的営為に向かっていくこともある。自動書記や水晶占い、預言などに現世的でない質感が現れるのはこのためだ。憑依現象も似た起源を持ち、しばしば極めて超越的な様相を帯びる。しかしながら、私がこれまでに経験したもっとも尋常ならざる現象さえ、合意的確認の弛緩と感情移入が組み合わさったものとして説明できる。解離というものはまさに、平時の人格が氷山の一角に過ぎないことを表している。例えば「普段」は友愛を希求するシステムは解離されているから、「正常な」人間が人付き合いに苦労するのも不思議ではない。あるいは逆に、解離されたシステムが慣例の支配を脱し、生理学的な座を得て、そして幻想的な憑依状態にまで到達したとき、実に巧く対人関係をやってのける。憑依現象の最中、霊媒となる人は「いつもの」状態よりもずっと研ぎ澄まされているものである。精神病理学者であればよく知っているように、夢の最中に、覚醒時よりもずっと適切に情況が摑まえられることもある。友愛のシステムを解離していない馬や犬が、あるいは子どもたちが対人関係の名手であることもこれに関係しているのではないか。次の章では対人的な困難の年代記《クロノロジー》についてみていくが、そうすれば解離による不適応についてより堅牢な理解に達することができるだろう。

ここまで、さまざまな不全適応の表れ方について述べてきた。最後に退行regressionという難問に取り掛かろう。ひとは成長するにつれて困難に適応するための手段を増やしていくけれども、しかしながら稀に、—たとえば何らかの中毒状態や、飢餓、あるいはまた疲労困憊しているようなとき—精緻化された適応が退き、年代記的にひとつ古いやりかたが顔を出す。小さな男の子を観察してみよう。朝、目が覚めるや否や飛び起きて、走り回って、集中力を目いっぱい使って、なにもかもに興味津々と言った様子ではしゃぎまわる。そうすると夕方頃にはぐったりと疲れて、ベッドに入る前には赤ちゃん返りした様子をみせて、そして眠りに落ちていく。ずっと前に卒業していたはずの指しゃぶりが、くたくたになってベッドに入ったときには再登場するかもしれない。これはほんの一例に過ぎなくて、人格そのものが退行する場合もある。全体情況が時の流れを巻き戻していくとき、直近の経験（少なくとも本人がそう思っているもの）は、まるでなかったことになる。言葉を換えれば、考え方や行動様式が年代記を遡って単純化するだけでなく、「長尺物」だったはずの生物体としての経験が跡形もなくなってしまうのだ。（注11）

（注11）以前の論考が参考になるかもしれない。“Regression: A Consideration of Reversive Mental Process,” State Hospital Quart.（1926）11:208-217, 387-394, 651-668。また、退行の治療についての興味深い一例がシルヴァーバーグによる“Tannhausser; A Psychoanalytic Study of the Wagnerian Opera”に記されている。

退行がひとたび起きると経験はもはやなかった事になり、経験の「意味」を解こうにもその拠り所が消されてしまっている。抑圧の出番はない。退行という事態は、私たちがスキゾフレニアにおいて遭遇するものと一致している。これを敷衍すれば、私たちが患者の世界に立ち入るときには情況がなるべくシンプルであるように事前に計画しておかなければならない、ということになる。

あるいはこんな風に考える向きもあるかもしれない。退行とは自己意識から経験が解離したことの結果に過ぎない、と。これは理論的にも正しくない。解離であれば切り離された指向（経験も含む）は情況に応じて自律的に蘇ってくるはずである。しかし退行に陥ったひとでは、このような再生は決して生じない。重度の解離において自己意識までも消えてしまうのは退行の正反対にある現象である。解離によって締め出された指向が小さいものなら、情況に応じてチックや常同運動が現れる。（特定の場面で突然下品な言葉が口をついて出てきたり、誰かを急に罵倒したりするのもチックの一種である。）性欲のような強い指向が解離されたのなら、ヒステリー性の遁走fugueや幻覚に悩まされることになるだろう。しかし退行が起きると、それも全て「きょうみない」ことになる。それまでの人格にとって一大事であったものが、つまらない厄介ごとの一つという程度になってしまう。

ここまで来てやっと、情況を収拾できないということについて考えられるようになった。ここで恐慌について考えてみたい。稀ではあっても特筆すべき重要性をもっているので、古くから知られた非適応の形態よりも先に語っておこう。恐慌とは、生物として、あるいは社会的存在として危機にさらされたときに限りごく短時間現れる現象である。はじめての恐慌は子宮の中、出生の瞬間に起きているのかもしれない。原始的作用以外ほとんど掻き消されてしまう。年に三百日も歩いてきたおなじみの歩道が、足を踏み出した瞬間突然に、轟音を立てて崩れ落ちるようなものである。それまで気にもとめないくらい当たり前だったものが、目の前で崩壊していく。まさに恐慌に襲われることになる。生恐ろしい、不吉な時間だ。ひとは生きていると必ず、歩道ほど物質的でないけれどももっと大切な何かが、目の前で瓦解する瞬間に立ち会うことになる。信じたくないかもしれないが、こういう時に長らく培ってきた人生経験は何の役にも立たない。自己というものは、自らの存立がかかったようなとき、哀しいほどに無力である。恐慌とはそういうものだ。

ほとんど誰でも、公衆の面前で、自分のいたって私的な欠点を、一番不愉快な、一番恥ずかしいやり方で責め立てられた経験があるに違いない。多くの場合、なんとかやり過ごす方法が見つかる。ずばりと上手い切り返しを思いついたのが数時間後であったとしても、それで少なくとも自尊心を保つことはできるだろう。しかし時によって、ひとは恐慌という極地に先祖返りしてしまう。ほとんど誰もが、身を保つこともできないくらい恥ずかしい事実を突然に暴露されて、その場から思い出すのも嫌なくらい命からがら逃げてきた、という記憶があるのではないか。後になって、そもそもその事態を招いたのが自分自身の解離された指向であると気付く。「大変なことに巻き込まれてしまった」という思いとともに解離されていた指向は再統合され、そして暴力的な葛藤が吹き上がる。このようなときには恐慌がやってくることが特に多い。一度でもこの無形の恐怖に圧倒されて、縛り付けられて、滅茶苦茶なところまで追い込まれることを経験してしまうと、人格は二度と元の状態に復帰することがない。傷跡を残しながらも恐慌の再来を防ぐような方向修正ができれば幸運な少数者である。しかし相当の数の若者がこの恐慌体験をきっかけとしてスキゾフレニアを展開させて、ついには急性サイコーシスにまで行きついてしまう。あるいは何もかもが、自分自身の存在すらも確固とした意味を失う。その場合にもやはり、そのうち同様の事件に出くわした時にサイコーシスに呑み込まれる。世捨て人となることで情況を単純化し、重篤な精神障害から辛うじて逃れていることも珍しくない[注12]。

恐慌は太古恐怖 primordial fear といえるかもしれない。これには二種類の成熟型があり、ともに精神病理学において重要である。ひとつは「不安症」、もうひとつが「フォビア」である。不安症においては「なにが怖いのか」が不明であり、フォビアにおいては「どうして怖いのか」が不明である。（後者は何かに対する恐怖が強迫的に代用されたものと考えられるが、そもそもの恐怖の対象が何であったかを突き止めることは難しい。）真の対象が未知であるという点を除くと、不安症とフォビアに共通するところはほとんどない。フォビアが何らかの「命題」を強迫的に掲げることで具体的な行動の代用を果たしているとだけ記しておこう。

様々な非適応の方式があるなかで、不安症は最も頻繁に観察される。典型的なものでは、なんら内科的な問題がないにも関わらず、今すぐにでも死んでしまうのではないかという恐怖に発作的に襲われる。この時に、頻脈・振戦・顔面蒼白・悪寒を伴う発汗・過呼吸・括約筋弛緩といった症候が見られることはよく知られている。さらに重要なものとして不安症等価体 anxiety equivalents がある。不安症と同じくらい、その原因を見極めることは難しい。前記の症状のいくつかがここでも現れ（毎回同じ症状であることが多い）、それに続いて痙攣発作が起きる。患者は自らの「病気」（たとえば「発作性頻脈」）の検査や診断を求めて繰り返し受診することが多い。軽症であれば、身体の違和感に始終悩まされながらも「特異体質 idiosyncrasy」であるからと自らを納得させていることも多い。このような軽症例の一つに「難しい」対人の場に置かれたときに手掌にひどく汗をかくことがある。さらに重症型と軽症型の中間にいわゆる「ヒステリー性転換 hysterical conversion」がある。例えば独特の咽頭部閉塞感（ヒステリー球 globus hystericus）や、一過性の発話障害（口内乾燥を伴うこともある）や、疼痛（特に胸や「あたまのなか」）である。この三つが互いにオーバーラップしていることに気付くだろうか。これは転換という一つの現象にいずれも由来するからである。このような患者を診る時には、症状の原因が、以下の三つのうちどれであるか明らかにしなくてはならない。すなわち「解離された内容が意図せず漏出した」のか、「感情表出を抑制するための緊張が干渉した」のか、あるいは「恐怖が完全あるいは不完全に表出された」のか、適切な定式化をしなくてはならない。いずれにせよ、不安はそこに居座るだけの権利があることを忘れてはいけない。防衛反応は葛藤を避けるために現れているのだから、本来的には治療するようなものではない。解離に伴ったチックや常同行為、常同症 mannerism、自動症 automatism、幻覚などの現象は、当人にとっては奇妙に非属人的である。つまり「神経のせい」、「血筋だから」、「霊的なもので」、「嫌がらせで」などというような解釈がなされている。この状態から救出してやることは非常な難事業で、その試み自体が新たな不安発作の引き金を引いてしまうこともある。

漏出・干渉・表出という三つの不思議な関係は、不安発作の本質についての手掛かりとなる。いずれも対人的な脈絡を欠いた脅威となる。身体的な不具合を経由して、自己にとって把握不能な危険が意識の領域に浮かび上がってくる。この独特な指向ネットワークの特性について、ここで少し扱ってみよう。

青春期においては、病的高揚が恐慌やスキゾフレニア状態に前駆することがある。そういう場合には高揚に伴って、傍目にも明らかに緊張が増大し、恐怖に追い立てられている。その一方で、最初にただ純粋に高揚が生じて、徐々に減弱し、そのうちに抑鬱に至る不思議な一群がある。これが躁鬱精神病 manic-depressive psychosis である。「周期的」な気分の揺れ "cyclic" swing of the mood が特徴となる。(11) 無用の興奮で有頂天になったかと思えば、次にはまた無用に「ブルー」になる。

抑鬱においては悲嘆に暮れてしまうような考えが、種類は少ないものの繰り返し頭に浮かび、そのことで意識が占められてしまう。(注13) 伝統的には、躁病性興奮を上下反転させたものが抑鬱であると考えられてきた。しかしそうではなく、躁と鬱の違いは思考の方向性にある。鬱において転導性は確かに消失するけれども、非生産的な執念を燃やす点

(注12) 恐慌が長く続くことはない。恐らくその状態に長く留まることは不可能だろう。生物体はその間、一切の経験を得ることがなく、情況の収拾に歩み出すこともない。

下等生物が示す無動反応と、ヒトの恐慌状態を関連させるような言説は罪深いものだと思う。「類似に基づく推測」は、議論の出発点としてのみ有効である。精神医学においては、そのようなやり方はまったく…言葉遊びに過ぎない。リヴァーズが Instinct and The Unconsciousness; Cambridge Univ. Press, 1920 で述べているところによると、無動反応と恐慌は「感情という点では対極にある」。恐慌はどの場面で生じようとも完全に破壊的である。

(注13) 古典的な例では、以下のような言葉を無限に繰り返す。「大変なことに…全部なくなってしまいました…神に見放されてしまいました…許されない罪です…大変なことになりました…」

においては躁と変わらない。運動量は減少し「精神内界」の動きも少なくなるが、抑制衝動 inhibitory impulse が絶えず湧き上がっている。気分がずっと一定で外界の影響を受けない点も躁的興奮と同じである。四肢の粗大な動きほど抑制される。運動量の低下に合わせて代謝は最小レベルに抑制され、排泄機能も落ちる。[注14] 抑鬱というのは躁鬱精神病の一相であることがほとんどだが、スキゾフレニアにおいても、その第一印象は「純粋な」鬱病のことがある。若い患者であると陰鬱な様子ばかりが眼について、思考歪曲や珍奇《クィア》な信念、スキゾフレニア性の妄想から精神科医の注意が逸らされてしまう場合もある。

稀な非適応の形として、「強迫的代用 obsessional substitution」もある。これはヒトが「考える」故の失調である。（人間以外の生物にはこれに対応する挙動はみられない。）強迫は極めて広い範囲に及ぶ。ある局面になると特定の着想がいつも浮かんでしまうという程度で済むこともあれば、論理的（偽論理的）常套句がこびり付いてしまって適応的思考が妨げられてしまうこともある。内面的には強迫は、戦慄、フォビア、いつまでも拭えない疑念、「良心の咎め」などの形をとる。これに対応して外面に現れるのは、虚妄でしかない礼儀作法や式典の数々、非生産的な慣習の種々雑多、会話にさしはさまれる余計な「あー」とか「うー」、いつまでも続く「手続き」「運用規則」「報告手順」の死屍累々――こういったものは最初には理由あって生まれるのだが、時間が経つにつれて不可逆的に無意味になっていく。[注15]

対人関係における様々な非適応について、ここまで駆け足で見てきた。最後にもうひとつ、悲嘆 grief の感情について言葉を加えたい。――友愛の関係にあった親しいひとが突然に喪われてしまったとき、それまで彼と結びついていた強い感情が、その場にごろりと取り残されることになる。行き場を失った感傷は、それを生命固有の務めとして、生物体を激しく揺さぶる。これが悲嘆である。日々の連続性の中で自分と関係を持った人物が、発展的解消ではない形でその場を離れてしまったときに生じる感情である。これが現れるとき、関係する指向は全て再構成される。喪われたひとは幻想の物語の中に築き直されていく。幻想の一部になることで、遠くのものになっていく。そうして縺れた糸が解きほぐされて、私たちは次の対人の場に向かうことができるのだ。親しい人を失ったのが自分自身でなくて他人であったとしても、その人に常ならぬ思慕を抱いていれば、共感をつたって悲嘆が生じうる。あるいはまた、新しい対人関係を築くことへの防衛としても悲嘆が遷延することがありうる。悲嘆がうまくいかなくて病的悲嘆となることもある。去ってしまったひとをファンタジーとして祀り上げ、想いを募らせて来る日も来る日も泣き暮らす。そして愛の対象の喪失が、いつまでも生々しく続く。

憎悪に満ちた破壊的な指向が発展して、抑鬱の形をとることがある。特定の相手に持続性抑鬱を見せつけることで、相手を終始悩ませる。憎しみの対象を逃さずいるためには、自傷行為さえも手段の一つである。相手に一生の傷を残すことが可能ならば、自殺さえ「駆使される」。このような例を念頭に置くと、ここまで見てきた非適応はどれも、情況を先送りしているだけではないと分かるだろう。強迫神経症者の周囲を観察すると、「目的性purposiveness」をはっきりと見て取ることができる。自分を看護する人間に対して、「病人」の名のもとでなければ考えられないような圧政を敷く。こんな症例を経験したことがある。腕のいい製図工なのだが、安い賃金しか支払われず、結果として雇い主が一人儲けていた。（この雇い主は製図工に雑用までさせていた。）ある日から製図工は、階

（注14） 高揚と対比させると、抑鬱は当人自身に向けられた窃視的活動といえるかもしれない。躁鬱精神病と近い老年期病involutional illnessにおいては、周囲の人びとに結びつけた弄便行為が目立つ。このいわゆる「人生晩期の抑鬱late-life depression」の一種として、激越性抑鬱agitated depressionがある。自分が不潔であることへの強い苛立ちが、自分や他者を汚そうとする行為の中に再象徴化されて表れることもある。

（注15） 一律に強迫を非適応と分類することが妥当であるかというのは、難しい問題に違いない。よく言われているように、強迫的執心が防衛反応として機能しうる。「考える事への衝迫」によって世の中を渡り歩けているひとも珍しくない。抑鬱に沈んでいても適応的なことはあるし、不安発作に悩みながら仕事を上手くやっている場合もある。私の分類法は全く神聖なものではない。仰々しく祭り上げてもらう必要もない。その時々の全体情況について、その一回性を心に留めながら頭を捻るしかないのだ。衝迫的思考については、第十章でより踏み込んだ議論をする。

段を降りようとするたび「転げ落ちてしまうんじゃないか」という強迫的恐怖に駆られるようになる。それを理由にして製図工は気に入らない仕事を放棄するようになった。その後さらに症状が悪化して、以降は妻をまるで道具のように使って、三度の食事まで二階の仕事場まで持ってこさせるに至った。まるで東洋の解放のようだった。(12)

どのような「心理活動」にも、意味や理由、用途や来歴があるということは、ここまで見てきた通りである。(注16) トータルな活動は全て、人格のどこかに置かれるべきところがある。無から生じるものではないし、いたずらに終わることもない。そうであるなら、非適応という言葉について、さらに突き詰めて考えなければならないだろう。「困難な事態の無闇な先延ばし」とはいっても、人格の発達に関与しているに違いない。(注17) 不全適応についても同じことが言える。たとえ過剰な複雑性を持ち込んだとしても、自尊感情を高める働きは、自己によって「よし good」とされる。私たちが解明を目指すのは、「このひとにとってどんな行動や思考が望ましいか」という問いである。このことは変わらない。ひとが互いに交わるとき、その中心には何があるのだろうか。

あらゆる非適応は対人関係を妨げる。言い換えるなら、反社会的でわるい指向を取り持つのが非適応である。大切なひと、そこにある絆、さらには自分自身さえ破壊してしまうのだが、最中には決して自覚されない。全てが終わった後に、結末を目撃するのみである。どうしてそれが始まり、終わったのかということを本人は説明できない。やりすぎた、怖かった、落ち込んでいた、不気味な予感があった―そのことは本人にも分かる。フォビアや儀式的行為が「頭から離れないんです」と診察を求めることもあるかもしれない。しかしどれほど努力しても、一体何がその問題の中心にあったたか、なんとなくそれらしいところまでしか辿りつかない。そしてこの自覚の欠如こそ非適応の特徴である。非適応の他にはどんな動きにおいてもこの独特な欠損は生じない。

内科医による「治療」や、成長による「克服」であっても、それが非適応の内部で行われたのなら、当人は自分の変化を適切に言語化できない。もし「治癒」が周りから（環境調節や解釈を通して）押し付けられたものなら、「良い効果」は患者に「実感」されない。要約すれば、非適応とは前社会的 presocial なのだ。重要な他者を鏡として

「自分とは何か selfhood」を知る以前の段階で起きている。この認識は、乳児期後期から幼児期早期にかけて、つまり自己意識や経験によって自他が区別される前に芽を出す。非適応とは、幼児期や児童期において低次のファンタジーや衝動行為を自己へと統合しきれず、そこから前に進めなかったことにある。もし統合に成功していれば、その後にどれほど深刻な抑制や解離を生じようともなんとか現実感を保つことができる。さらに言えば、高次のファンタジーや建設的思考を通して前に進むこともできるだろう。この意味について、次の章を通して明らかにしてみたい。

（注16） 精神病理学、精神科治療学、社会工学のいずれの領域においても、このことほど重要な真実は考えられない。そしてこの事を見出したことの栄誉はフロイトの天才に帰せられる。「無意識という精神分析のドクトリン」に対する反発、特に言葉尻だけを捉えた喧々諤々の議論は、当人たちに意識されることのない力動が確かに存在することの証明ではあるまいか。

（注17） 生活歴を聞き取るだけで情況が正しく理解できるなどと考えてはいけない。そのような拒絶症的態度の医療者によってこれまでどれほどの道が塞がれてきたものか。精神科医の立場であると躁鬱精神病は非適応ばかりに見えるけれども、実際には健全である期間が相当にあって、なんとか上手に生きている。一方でスキゾフレニアの患者は、本章で取り上げたような非適応にほとんど当てはまらないにも関わらず、有益な人生が立ち行かなくなっている。

（注18） 抑鬱者と強迫的な「神経症者」においては、不吉な誇大妄想 megalomania と罪への執着が特徴的である。「完全無欠なる思考」を志向するために、以下のように述べることがある。「何も喋れません、一つでも間違っているといけないから…」

（注19） 先に述べたように、抑鬱は憎悪にしばしば従属している。パラノイアにおいても、憎悪の情動が明らかである。以下の三者を比べることで、憎悪が社会的に精緻化されていく様子が分かるだろう。（1）憎悪を自覚しながら他人を攻撃してまわる人物、（2）パラノイアでありながらも友人と酒を飲むくらいなら可能な人物、（3）思うとおり行かないこと全てを責めながら抑鬱で引き篭もっている人物。

[訳注]

（1）本書の執筆された禁酒法時代のアメリカでは、酒場にボウリング設備のあることが多かった。ここではボウリングが（違法な）飲酒を強く連想させる。

（2）一つの筋肉を動かすためには、前頭葉で運動が計画されて、その信号が運動野のニューロンに送られて、さらに延髄で交叉してから脊髄を下行し、適当な脊髄高位でニューロンを乗り換え、脊髄前角細胞から伸びる神経突起を通じて筋肉に指令が伝わる必要がある。運動の種類に応じてこの過程で様々な修飾や変更があるが、最終的に「脊髄前角細胞から伸びる神経突起を通じて筋肉に指令が伝わる」ことだけはあらゆる運動に共通する経路である。神経科学におけるこの知見を、精神医学にも敷衍して「原因は様々あれど、最終的に精神症状につながる共通の経路があるのだろう」と断定してしまうことをこの原注では批判している。

（3）フロイトは精神分析を外科術に例えることが多かった。また、チャウチャウ犬を終生愛したと言われている。どうやらこの前後の文章は婉曲的なフロイト批判のようだ。生涯を通じて、フロイトに対するサリヴァンの評価はアンビヴァレントである。（ベゴニアが何を暗喩しているのかは分からない。）

（4）暴力やセックス・シーンの生々しい描写をした「ハードボイルド・ミステリ」が生まれたのは一九二〇年代のシカゴである。都会に住むタフで独身の探偵が主人公で、非感傷的で、報酬のためには銃を上げることにも躊躇しない、という設定が多い。登場人物の心理描写が省かれた「乾いた」文体が特徴的で、一方で出版規制を逃れる目的もあって隠語表現が極端に多い。二〇年代はサリヴァンがシカゴ大学との関係を深くした時期でもあり、ここでの記述は恐らくハードボイルド文学の勃興を念頭に置いている。

（5）Thomas Verner Moore（一八七七－一九六九）アメリカの精神科医。一九一三年にジョンズ・ホプキンス大学で医師免許を取得した後、カトリック系の大学で長く心理学と精神医学を教える。スピアマンとの交流を契機に、三三年に精神症状の定量的評価スケールを世界で初めて考案している。四七年に引退して以降はスペインで修道生活を送った。

（6）（ラスウェルについてはイントロダクションの注を参照のこと。）
この“The Agitator”のパートが実はサリヴァンを念頭に書かれている可能性が現代では指摘されている。

（7）ライプニッツによって提唱された概念。
「外的事象が如何にあるかと、それに対応する内省 la connaissance réflexive、すなわち『統覚』は区別されなくてはならない。なぜならば、統覚はすべての人間に与えられているわけではなく、また同一の人物にであっても常に与えられているとは限らないためである。」『理性に基づく自然と恩寵の原理』（訳注者による訳）

（8）William Halse Rivers Rivers（一八六四－一九二二）イギリスの人類学者。第一次大戦中にいわゆる「シェル・ショック」の研究に神経科医として携わる。後年は民族学に活動を拡げ、海峡調査隊に参加、南インドやメラネシアの民族における疾病観について報告した。臨床医学で現在一般的に用いられている家系図の書式は、遡ればリヴァースが人類学研究上の必要から考案したものである。著書に『原始文化伝播説』（長岡曠若訳）、『親族と社会組織』（小川正恭訳）など。

（9）例として、サリヴァンが参照していたケンプの教科書には「願望充足のための忘却」、「羞恥心や悲嘆を引き起こすものの忘却」、「渇望を回避するための忘却」などが挙げられている。

（10）一八六五年、南北戦争に破れた南部人の一部は、軍人の裏切りや北部軍の経済的優位に敗北の原因を転嫁した。この場合、神格化されていたリー将軍には一切の瑕疵がなく、また南部の文化にも誤りはなかったと主張される。この種の偽史言説は無数にあるが、集合的に「（南部の）失われた大義」と呼ばれている。

（11）ここでは「気分の変動」を繰り返すという意味であって、躁と鬱が必ずしも交互に出現するわけではない。それぞれの気分エピソードの間に平静な期間の続くこともあれば、寛解しないまま次の気分エピソードに突入することもある。長期経過を見ると、一般に鬱である期間のほうがずっと長い。

（12）西洋から見た、アジアの（古い習慣からの）「解放」を指しているのだろうか。中国における纏足の廃止が二〇世紀初頭である。

第四章

困難の年代記―乳児期と幼児期

第三章では人間に備わった様々な力動がそれぞれどのように働くかを記述した。今度は逆の視点から、すなわちどのような偏倚 deviation によって人格発達の各ステージが特徴づけされるかを考える必要がある。適応と不全適応の間に本質的な違いはなく、かなりの部分が程度問題あるいは結果論である、ということをここで思い出されたい。発達の各ステージについて見ていくことで、どのような経験をすれば力動を活用できるようになるか、あるいはそれに振り回されるようになるかが明らかになるだろう。精神衛生を保つことと非適応に立ち尽くすことの間にある断絶の正体も浮かび上がってくるように思う。

はじめに、遺伝について述べる。生まれつきの短指症であれば超絶技巧のピアニストにはなれないだろうし、図太すぎる指であれば仲間に混じってボウリングはできない。水頭症であれば生涯に渡って困難が伴うだろう。こうした遺伝素因の顕在化は生後数週間でほぼ完了し、その後、ごく稀なものも含めれば二五歳ころまで続く。乳児期後期から二次性徴の間に新たな遺伝的障害が現れることはほとんどなく、およそ六年から十八年という時間をかけてもっぱら既出のものが大きくなって表面化するのみである。これと考え合わせると、児童期の幕開けを告げる「社会化欲求」や、(二次性徴直前の)前青春期の開始にあたる「友愛への渇望」の出現もまた、遺伝的に決定づけられているのではないだろうか。この二つが性器機能の成熟の第一歩である可能性も否定できない。

出生の時点で性本能なるものを「みてとる」フロイト学説が妥当とは思わないが、しかしそれ以上に、何もかもが遺伝的に決定されているという「予定説的心理学」には賛成できない。例えばRosanoff(1)が主張するような、(いわゆる早発性痴呆dementia praecoxを含めた)全ての精神疾患からの回復は人格の再構成であってそこに付け加わるものは何もない、というような理論である。もともと欠損しているものを新しく発展させることはできないという点については、決定論的な考え方を喜んで受け入れよう。しかし経験を通じて成長していくことは原生生物においてさえ観察される。心が開かれていれば誰でも、人間が日々の経験を取り込みながら発展していくことを認められるはずだ。さらに言えば、遺伝的素質が表面化するまでの期間や過程についても、生活の体験は大きく影響を及ぼしているに違いない。偏りの強い環境であれば社会化傾向の出現は八歳まで、性器的性欲の出現は十七歳まで遅れるだろう。生来的な制限因子は当然あるものとしながらも、皆が共通に経験するような出来事がどのように人格発展に寄与するのかをこれからはみていく。

本章では乳児期と幼児期について取り上げる。乳幼児の心理世界はまだ分からないことばかりだ。しかし本書で目指すところには相応しい。最初の十五ヶ月に起きる変転についてきっと理解することができるだろう。(スキゾフレニアと取り組む中で私は、乳児の人格について一塊の仮説群を作り上げざるを得なかった。私自身は乳児を観察していないにもかかわらず、である。その仮説群は、あまり根を詰めて検討するものでもないかもしれないが、しかしまた夢想の産物でもないように思っている。(注1)これまでのところ観測事実と矛盾を来していないところを見ると、患者の将来を見通す上で何らかの価値を持つのかもしれない。)

新生児において自己意識の原型は既に芽生えている。しかし自己の境界boundaries of the selfが欠けているようだ。新生児の心理状態は、大人で言うところの夢や、神がかりの状態に近い。これは急性の失調状態においても経験されるものである。神秘論者はこのような在り方を、全的融即 universal participation と呼んでいる。(この種の心理状態を表すのに最良の語の組み合わせだと思われる。)

しかしこれに水を差すように、欲求というものが出現し、至極厄介な口出しをするようになる。顔をしわくちゃにして、大声で啼くようになる。ここで、「口腔機構」について触れてみよう。定義してみれば口腔機構とは、口唇・舌・口蓋・唾液腺・声門・咽頭などの運動体と神経機能が一体となったものをいう。いずれも出生時点で備わっているものだ。口腔機構が新生児にとっては外環境との第一の接触点となる。新生児は視覚や聴覚が未発達であるなか、口腔機構だけは出生直後から有効に機能する。乳首や哺乳瓶を近づければ子供は必ずそれを咥える。乳児期早期には、環世界に乳首が存在するということが尋常でなく重要である。乳首がなければ体内の化学的需要に応えることができない。

乳首を介して不快体験や欲求不満をやり過ごせたという成功体験のうちに、生きる術が身に着いていく。乳児にとっては、産声の瞬間、体温調節の苦労、産着に包んでもらった記憶までもすべてが霧の中である。(注2) しかし吸乳行動とそれによる空腹不快の消滅は、顔面神経と三叉神経が発達した後に起きるものであるから、くっきりと明解な体験である。空腹、唇の感覚、そして母乳流入――一連の流れを新生児は一塊に体験する。ここにはじめて、「個体」としての中核が生じる。(注3) 死/悪すなわち生化学的脆弱性と隣合わせのセネステシス coenesthesis であるだけに、体験はお

(注1) 人種的・集合的無意識 racial or universal unconscious に近いものである。つまり太古的シンボル[2]の遺伝性や、それに関連した、各地各時代の文献にみられるファンタジーについて扱うことになる。

(注2) 残念ながら、この点についてこれまで十分な考察がされてこなかった。皮膚末梢の不快感覚に根ざした指向がどのように発展するかは今後の研究課題である。これを露出症 exhibitionism と仰々しく結びつける言説には疑わしいものが多い。

そろしく鮮烈であるに違いない。この時点で世界が「飢乳唇満」合成体の様式をとる。つまりこの順番に、第一に（飢えに代表されるような）感覚と感情があり、第二に（乳首に代表されるような）不快から急激に転換した先の感触的愉楽があり、第三に（口唇に代表されるような）意のまま作動し報酬を獲得する装置があり、最後に（満腹感で代表されるような）欲求を解消する方向の状態遷移がある。

　生後かなり早い段階で、乳首と乳首付属物（乳房や哺乳瓶、つまり「乳首の背後にあるもの」）それぞれに鑑別用の標識が付けられる。乳首の去来を建材として「外の世界」を認識するための土台が築かれるのだ。外の世界に目を向けるようになった乳児にとって、「栄養が入ってきて満足した」ことと「吸啜したら満足した」ことは、分離するか結合するかのどちらかである。（注4）生まれて間もない時期に感情表出と吸啜行動が重なり合っているために、その後の人生においても言葉《バーバル》という魔術《マジック》に頼るようになっていくのだろう。（昨今の小児養育においては、定時授乳によって児をなるべく泣かせない方針が取られているが、ここで述べたことを考えると、途轍もないことが将来起きるのかもしれない。）

　乳児にとって乳首は管理不能《アンマネージャブル》に去来する。乳首の背後に、どうやら乳首と関係深い人物がいるようだと初めて察知すること、これを「母認識 mother-recognition」と呼んでみよう。母の存在は少しずつ現実味を増していく。そしてそのうちに、あそびを除けば、母が事実上全ての快楽の源泉となる。乳児にとっての欲求は一つ残らず、外環境、つまり母親の働きかけ無しには満たされない。そのような人物に対して「理性的な」観察をする余裕はないだろう。母は快楽と満足を与えてくれる全知全能の存在となる。この関係は神の概念に等しい。つまり人類にとって、母への初期情動 primitive mother sentiment が、神の概念、神秘的超越的介入の概念、祈禱の概念の「流れいづるところ」であることを疑う余地はない。

　この初期情動が、乳児期後期・幼児期の経験を通じて分化していく。第一に、我慢することが学ばれる。乳児の欲求は枝葉を伸ばしていくが、同時にあちらこちらを剪定されていく。若馬のような嬰児が月を手に入れたいと泣き叫んでも、母親が月を摘んできてくれることはない。経験を通じて二次的に、世界には叶わないことがあるのだと体得される。「望むべくもなさ」が一度自覚されると、生涯にわたって持続し、決して癒えることがない。（これと類似した体験は、生まれ出た瞬間、飽くなき欲求解消の舞台に放り出された瞬間にも経験されているはずだが、これは意識に上ることがない。）幼児期に入ると、母はもう全てを満たしてくれる存在ではない。時には苦痛さえ押し付けてくる。このときに初めて失望が生じる。抽象を理解するには早すぎるから、母が全知全能でなくなった瞬間が記憶されることはない。理想的な力を持ち、理想的な満足を与え、理想的な善の存在が崩れ去った瞬間を。いずれにせよ乳児期にいくらか擬人化された形で神の概念が浮かび上がり、幼児期に失望から人格がリダイレクトされることは間違いない。（注5）このときに生じるのが「こころ」の超自我という側面であるが、これについては後の章で述べることにする。

（注3）出生して数週間は自分自身と乳首を区別する意識はない。自分自身の一部でありながら身勝手に去来するもの、として乳首は受け止められているのだろう。いずれにせよ、一般に考えられているよりはずっと豊富な「心的内容」が新生児にあると言ってよさそうだ。

（注4）口腔を動かしたい欲求は栄養摂取とは独立であるという説がある。つまり短時間で栄養補給が終わってしまうからこそ指しゃぶりが起きるのだ、と考えられている。これについてはレヴィ David Levy[3]の著作を参照されたい。これと真逆のケース、つまり食欲が満たされるより前に指しゃぶり欲が尽きてしまった場合についても無視することはできない。これは明らかに栄養不良と関連している。しかし後者は小児科医によって適切に対処されているようだ。

（注5）ここまで読んできたのであれば、「マザー・コンプレックスの起源」について浅薄な仮説をぺらぺらと喋り立てることだけは勘弁してほしいものである。ここで使った「母」とは、あくまでも「母親業を担う人 the one who mothers」の意味であって、血縁上の母親である必要はない。（トロブリアンド諸島[4]であれば父親が「母」となることもある。もし島の住民が哺乳瓶を使うとしたら、であるけれども。）乳児の人格に影響するのは、母親業に携わる人物から感情移入されたものだけである。これと対応する現象は、哺乳類に限らず広く観察される。

乳児は大半の時間、眠っているものだ。これは単なる休憩や中枢抑制ではない。非常に多くの出来事が生起している最中である。[注6] さて『生物／環境』体がうまくいっていないことが初めて客観的にみてとれるのは、寝ていた赤ん坊が「泣いて起き出すとき」であろう。目が醒めているときにいくら泣いてじたばたしても、放って置かれるものだ。精一杯に表した不快感を受け止めてもらえるのは、大人たちがなにやら足りないものがあるらしいと思ったときくらいである。しかし一方で、睡眠が中断されるような啼泣においては、事態は正反対である。ほんの少し泣いただけでも、大人たちが寄ってくるのだ。

睡眠中断には二種類、つまり窒息と夜驚症がある。窒息がどれほど凄惨なものかは改めて述べるまでもないだろう。窒息まで至らなくても、酸素欠乏を避けるための神経筋活動に綻びが生じると不穏や興奮が生じるものだ。端的に言えば、アデノイド[5]があれば中途覚醒が起きやすい。しかし夜驚症も同じような酸素欠乏と考えるのは間違いで、むしろトータルな活動として、つまり脳細胞や肺細胞だけでなく生物と環境が全体として不調をきたしているための睡眠中断と捉える必要がある。不十分な酸素交換はそのきっかけに過ぎない。

乳児期の睡眠障害は生化学的に定義してもよさそうだ。しかし幼児期にもなると「心理的」要素がずっと強くなる。言葉を換えれば、生化学的欠乏を回避する術に長けてきて、それ以外の関心に時間を割くことが増える。二歳児の睡眠障害は、母子の重篤な不全適応にしばしば起因する。

ところで、骨格を中心とした神経・筋肉・腺の幾何配置の結果、てあそびは性器近接的となりやすい。この小さな付属物は、あそびに随分と都合良いものだと発見される。[注7] 赤ん坊が性器を弄っているのを見ると、親は阿鼻叫喚する。（恐らく両親とも同じような経験をしてきたためだろう。）一部の母親は（父親もだが）、偶然の解剖学的配置と乳児の遊びたい盛りの組み合わせを、まるで魑魅魍魎への扉を開くことのように思う。体の一部を触るだけのことが「原罪」のように、いや、原罪そのものであっておぞましいという母親もいる。異常性欲の前兆だと言う者さえいる、異常性欲とは何であるかも知らずに。まったく枚挙に暇がない。前の章で述べたように、感情移入によって母親の感情は赤ん坊に伝わるものである。母親が我が子を愛撫している最中に、子供のちょっとした手の置き方に反応して突然、恐怖で顔を引き攣らせたらどうなるだろうか。やはり感情移入の働きによって、その恐怖は赤ん坊に伝染してしまう。極端に性器を忌避している家庭に、いわゆる乳児自慰 infantile masturbation が現れると、まるで地殻変動でも起きたような大騒ぎになる。[6] そしてこれが赤ん坊にも移入されるのだ。乳児期は周囲の状況をぐんと取り込む時期であるために、「乳児自慰」は強烈な不快感の出現に「条件づけ」される。こうなると人格は破調してしまって、夜驚症も現れる。これら一連の過程を「初期性器フォビア primitive genital phobia」と名付けようと思う。[注8]

指しゃぶりについても同じような問題が起きている。乳児は充分な口腔活動を保つために、親指や爪先をしゃぶることがある。しかし多くの親が、指しゃぶりについて十分な知識を持っていないために、「出っ歯になってしまう」のではないか、「やめられなくなって後々に恥ずかしい思いをしてしまう」のではないかと心配する。あるいは、お口に憚るような考えが浮かんで、親指を口にふくむのが破廉恥であると感じる。これまで見てきたところ、親たちは「頭がまだ柔らかいうちに」といって様々な悪魔的所業に手を染めているようだ。美容だろうが倫理だろうが、理由はなんでもいい。指しゃぶりは対策がとられるべきである、とりあえず何かしなければならない、と。そうすると家

(注6) 第九章で睡眠と夢の関係について「新しい」理論を提示してみたい。

(注7) この論点に関するより詳細な議論は "Erotogenous Maturation," Psychoanalytic Review (1926) 13:1-15 において記した。関連する記述は当該文献の第四頁の第一パラグラフ以降である。

(注8) ここでの「フォビア」という語は、成人にみられるような「強迫的恐怖」と逐語的に同一視されるべきではない。そうではなく、「意識されないが、睡眠中にのみ原始的な恐怖として喚起されるような深刻な状態像《フォーメーション》」である。

より成熟した形に至る可能性も存在する。もしも乳児が親の意志に反して性器弄りを続けたなら、親たちは禍々しいデヴァイス（手指の動きを拘束するミトンや、その他の装置）さえ持ち出すことだろう。そこまですれば、その大して重要でもない動きを止めさせることもできるだろう。しかし乳児には根深い変化が生じる。無用の介入のために起き上がった、この増幅されたあそび指向は、後に独特の非適応につながっていく。

庭医（時には熟練した小児科医）にお伺いを立てることになる。多くの場合、指しゃぶりの愉悦を破壊すべく蘆薈汁、ヨードチンキ、キニーネの類が処方され、それを赤ん坊の親指に塗りたくる。(7) それでも指しゃぶりが収まらなかったら、手錠や、肘を曲げられなくする金属バネの入ったギプスが装着される。そんな所業の果てに乳児の精神は損なわれる。こうなると睡眠障害の出現も珍しいことではない。(注9)

乳児にとって大事なものを挙げると、第一に睡眠、第二に栄養、そしてその次にあそびである。幼児期になると、正確な発話、四肢の運動、括約筋の調整がこれに加わる。これら乳幼児期の活動に介入してくる様々な因子は大人になってからの失調に大きく関係するものであるから、精神科医はこれを無視してはいけない。一般的に言えば、もともとその活動に割かれる時間が短いほどそれが阻害されたときの影響も小さいものである。睡眠は生活の中でかなりの時間を占めているから、睡眠が阻害されてしまったときの影響は例外なく甚大である。（睡眠時間が過度に長くなることも重篤な失調の先触れとなりうる。）精神医学における睡眠研究の意義については第九章に譲るとして、ここでは以下のことだけ述べておきたい。つまり、睡眠に際して呼び出される統合過程の照準には個体ごとの根本的な違いがある、と。

睡眠が減損された場合を考えよう。乳児における睡眠失調は『生物／環境』体の重大な異常として周りの大人たちから受け止められるものだ。おそらくは「泣き方がどこかおかしい」というのが第一のサインとなる。幼児期早期に夜驚症を経験すると以降のどんな体験もその影響を免れない。あるいは乳児期に扁桃肥大のせいで呼吸が不十分であると、たとえ扁桃切除術を受けたとしてもやはり人格には大きな影響が残っている。恐慌についても同じことが言えよう。どんな経験であっても、その前後で「変わらずに」あり続けることはできない。そして事件の発生が早いほど、人格の発展に及ぼす影響は根深いものである。一つひとつの変化は些細なものかもしれない。尋常でない再構成を経た個人を除いて、偏倚は生涯そこに居座ったままである。

睡眠がなんとか保障されていても、哺乳の方に問題があるかもしれない。程度の差こそあれ、全ての乳児にとって哺乳は難しいものである。乳児の体験とその影響について、ここまでの議論に納得できない者も、（自分に対して敵対的な、吃りのある子供と心ならずも付き合わなければならなかった過去を持つ人物であれば）次の言葉には同意するだろうと思う。全てではないにせよ、発話障害は明らかに人格の破調と関係している、と。あるいはどんな形の哺乳不全もその後に何らかの重大な屈折を生じる、というのは観察が示すところである。発話障害は屈折の典型例ではあるが、数あるうちの一つに過ぎない。言葉を換えれば、発話障害よりも先に「自己」の変容があることになる。社会において発話は第一に重要なものであるが、第一に身に付くものではない。

ここで改めて次のことを確認したい。どの発達段階においても不全適応の出現は単に一時点の問題ではなく、関係する出来事が全て重なりあった結果である。「必要な行動がでてこない」ときも、「不必要な行動がでてしまう」ときも、この原則は変わらない。そうであるから、目の前の人物が「乳児期に夜驚症だった」とか、「幼児期の言語習得が遅かった」とか、「学校では吃りだった」とかの事実をただそれだけ取り出すのでは不十分である。いかにして一般的な人格のパターンから外れたのか、その最初の兆候から、途中の経過、そして辿り着いたところに至るまで、すべてを考え合わせなければならない。

発達早期の失調についてはまだここでは触れないでおいて、乳幼児期の重要性について話を進めよう。その中で幾つかの新しい概念を取り上げる。生まれた瞬間の赤ん坊はあらゆる発展の可能性を秘めているが、一歳頃までに周囲の環境に丸め込まれるようにして育っていく。言葉を換えれば、生まれた時点の状態こそ世界のどのような局面より

（注9）「悪い手癖」に見えたとしても、指しゃぶりは自然と収まるまでそのままにしておくのが良い。（言葉を喋るようになれば、過剰な口腔活動はそちらを捌け口とするようになる。）指しゃぶりが強硬に禁止されてよりスケールの大きい代替行為を生じるようだと、精神衛生は悪化し、救済が必要なほどになってしまう。万が一、指しゃぶりのような幼児期の行動が後になって再発してしまうと、人格の精緻化に向くはずのエネルギーを浪費する退行現象となってしまう。

も厳正中立の状態にある。（今後、たとえばゲゼル教授の乳幼児研究が実を結べば、新生児の成長が世界共通の果実となるような教育の方法が明らかになるかもしれない。しかしそれまでの間、私たち精神病理学者が一人ひとり、乳幼児期まで遡ってデータを掻き集めるしかない。現在に現れているものが、当人にとって最も固く変わり難かったものであることを、決して忘れずに思索を続けること。）

伝統的な心理学の概念のうち、役立ちそうなものが一つある。「情動 sentiment」である。「ある特定対象に方向付けされた感情的色彩をもつ体験」と定義することができよう。人格が発達していくなかで、様々な指向がベクトルとして取り込まれていく。そうすると情動とは、特定の人物に向かったベクトルが重なり合ったものとして捉えることもできる。この概念が有用である例として、古来より語られてきた「愛」の情動を取り上げてみよう。AがBを愛している。このときのAの情況は、性欲や自己主張の強い力に彩られている。ひれ伏したい、ものにしたい、慈しみたい、百花斉放に立ち昇るだろう。AがBを知りゆくうちに全てが一塊となって溶け合っていく。情動に彩られた体験はある一人のために高度に精緻化され、素晴らしく統一的に作動する。ここに情動という概念の有用性がある。

日々の体験が積み重なり、生活史となっていく。そしてこれが個々の情動に取り込まれる。このプロセスのうち、特にアクセス不可能な領域を指して無意識という言葉[注10]が充てられることが多いようだ。情動が引き起こされるような局面においては、関係する過去の体験と現在のデータがほとんど全て足音を立てずに迫ってくる。伝統的にコンプレックス complex と呼ばれているものだが、あるいは意識外の情動 extraconscious sentiment とする方がいいかもしれない。いずれにせよ注意しなければならないのは、コンプレックスと情動の境界は見かけ上のものに過ぎないことである。一般に主張されているようなコンプレックスは全て意識のうちに何らかの兆候を表しているものだし、また一方でどんな情動にもアクセス不可能な部分があるものだ。

ここで対自情動 sentiment of self という概念を導入してみたい。自分自身を向かう先のオブジェクトとする情動である。自覚の焦点にごく近いところにありながら、なお大部分が無意識に隠れているという矛盾した性質を備えている。恣意的な単純化ではあるけれども、他の情動と同じように全体情況を通じて後天的指向の収束《バンドル》（ベクトル和）として現れることはまでは確からしい。この理論的な概念について考えを深めることで、それが指し示すところ、すなわち自我についても理解できるように思う。数々の指向が特徴ごとにグループ化されるのはこの対自情動のはたらきであるから、人格の分類について考えるうえでも重要である。

対自情動の起源について話を進めるにあたり、まず少し回り道をして、口唇帯が周囲環境との関係を取り持つことを強調してみたい。現実世界との接触が増えるにつれて、口－乳首の共同作業を経た「ひとにとってのわたし」と「非ひとにとってのわたし」の分別がなされるようになる。そして口を動かしたり唇を舐めたりするようになると、それが初体験となって自体官能 autoerotism と呼ばれるものを生み出す。(注11) さらに発声機構（赤ん坊にとっては「くち」と同義だろう）によって、フェレンツィが言うところの「啼泣による万能 omnipotence by magic cries」(10) が発動する。つまり乳児は泣くことで母乳を「持ってこさせ」たり衣服を「取り換えさせ」たりする。一次集団の内部では

（注10）精神分析における「無意識」の概念についてここで取り上げることはしない。大半の心理的事象を説明するには当人の過去について綿密な検証が必要で、そしてそのような過去はほとんど想起不可能である、とだけ言っておこう。「意識される内容」だけで話がつくような出来事は一つとしてないと私は考えている。常に原因となるものがあるのだが、本人が「大したことじゃない」と済ませているか、意識することが全く不可能なのである。

（注11）自体官能、同性官能 homoerotism、異性官能 heteroerotism は単に満足な感触や知覚コンテンツを受け取るための様式《モード》の違いと考えられている。つまり自分の局部を対象とするのが自体官能、自分と似たような局部を対象とするのが同性官能、自分と別物非類似の局部を対象とするのが異性官能である、というように。このときに官能 erotism と性的満足 sexual satisfaction は絶対に分けて考えなければならない。官能は性的満足よりもずっと広い概念である。「満足」を求めることは出生直後から行われるけれども、これは必ずしも「性的満足」ではない。(8) すべての快楽はリビドーのやり取りであるというフロイト流の一般化に大した意味はない。『性理論三篇 Drei Abhandlungen』(9) における部分欲動 partial impulse の概念はいくらか助けになるが、必須というわけでもないだろう。

発声は他者を従わせる手段にほかならない。対人交流が二次集団まで広がったとしても、考え事や書き物を仲介して、口腔機能はやはり他人を支配する道具である。（なお手紙を書くのも誰かに話しかけるのと基本的には同類の行為であって、相手がその場にいない分ファンタジーを余分に展開して理性的な予測をしておく必要がある、というだけの違いである。）

道具としての口唇はこのように、意識が芽生えるのと同時に現れて、次第に格別のものとなっていく。対自情動の起源が口唇周りの体験にあるとすると、この情動がどのように成熟するかを知るためには子供たちの「自分を指して使う言葉」を研究するのが最善であると思われる。すなわち使用語彙や動員されるファンタジーについての検討である。児童期の男子を見ていると、「ほかの子が自分について述べた言葉」を取り出し、吸収し、内省された自己 reflected self とぴったり合うように身に纏うところを目にすることができる。これが口唇期的人格の根本にある。『生物／環境』体における口唇帯の独擅場といってもいい。適応のどれだけが口腔－頬部－咽頭－喉頭に寄りかかっていることか。口唇帯が滑らかでないと人格の歪曲はもはや不可避である。[注12] もしも十分な養育のお陰で、好きなだけ哺乳できて泣く必要すらなかったという赤ん坊であっても、歯が生え始めて離乳の時期がやってくれば口腔活動が一大事になることに変わりはない。[注13] ところが見渡してみると、口唇的であった人格が他の作用帯によって（全面的とはいかなくとも）相当に歪められてしまっていることもあるようだ。

一部の精神分析家、特にアーネスト・ジョーンズ Ernest Jones[13] などは、「肛門性愛 anal erotism」という言葉を使いたがる。[注14] ジョーンズの初期の論文では、消化管の対極、つまり口腔に「属する」ものまで肛門概念に外挿している。しかし幾らかの難点はありながらも、以下の私の主張を多少とも補強してくれるようだ。つまり幼児期の経験によっては、他者に対する態度が肛門括約筋に結び付いてしまうことがあるのだ。「括約筋と糞便の関係についての認識」は、通常であれば二歳半を過ぎてから獲得されるものだろう。しかしほとんどの親は、子供が自然とそうなる前から括約筋機能に執着していて、二歳までには排便を自律させなければと躍起になっている。本来、おまるなど使えば肛門括約筋の弛緩を条件づけるのはそれほど難しいことではない。括約筋の弛緩は、歩くことと同じように大した印象を残さないもののはずだ。そうであるにも関わらず、初期性器フォビアのところで述べたように、一部の親が狂瀾怒涛となっているせいで子供たちは肛門括約筋の成功体験に異常に囚われてしまう。そのせいで肛門と糞便について無用の関心が植え付けられている。

赤ん坊は糞便を嗅いだり口に入れたりすることがある。しかしこれも乳幼児期のあそびの多くと同じでしばらくすれば飽きる類の行為である。それなのに親が周章狼狽するものだから、かえって興味が湧いて、繰り返すようになってしまう。乳児自慰の時と同じ図式である。親たちによって引き起こされた二つの異常な好奇心、つまり括約筋と糞便への未熟な関心は、口唇帯の優位性を大きく捻じ曲げることになる。このことがジョーンズの「肛門性愛的な性格・類型 anal erotic "character type"」につながるようだ。

重要性はやや劣るが、排尿についての関心にも偏りが生じることがある。排尿機構が気になり始めて、成人してから口唇帯に助けられつつ覚醒するのを待たずに大人の性の方向に転がってしまう。初期性器フォビアと尿道への傾倒が同時に現れるのがなぜかは分からない。この二つが病的夜尿の原因かもしれないというのも興味深いアイディアで

（注12） 簡潔に書きすぎたために、読者にはいくらかの読書と自分の頭で考えることを要求してしまっているかもしれない。哺乳瓶などへの変更など、乳首離脱の経験が人格に及ぼす影響についてである。[11]

（注13） カール・アブラハム Karl Abraham[12] の早すぎる死によって、力動的精神病理学の一派、すなわち精神分析は巨匠の一人を失ってしまった。彼はまず吸啜期と咀嚼期を区別し、特に後者を「口腔サディズム期 oral sadistic stage」と名付けた。理由については後述するが、このような抽象化は十分に普遍性を持つものだと考えられる。口唇帯と原始的憤怒の結びつきは見境のない一般化の産物ではなく、十分に個別的な体験としても存在しうる。離乳が差し迫ったときの体験から後の攻撃的敵意の萌芽は生じることもあるに違いない。（当然、そうでない場合もある。）

（注14） Ernest Jones, Papers on Psychoanalysis (3rd ed.); New York: William Wood, 1923

あるけれども、なぜそうなのかという答えを私は出せないでいる。夜尿児には、口唇的でありながらも性器的性欲が相当に歪められている場合がある。まだ二、三例しか観察できていないが、どうやら初期性器フォビアは尿道偏倚より先に現れるようだ。いずれにせよ、「尿道性格」云々となるほどのものではない。

繰り返しになるが、ここまでやってきたのは「性格類型」を数え上げることではなく、あくまでも人格の発展について考えるためのスキーマの素描である。改めてここまでの議論を項目立ててしてみよう。乳児の対自情動を考える上では、口唇を通した相互作用が常に第一級の地位を占める。第二に肛門や排泄に病的な興味があり、そして時によって（泌尿・生殖器としての）前立腺・尿道に対する早すぎる関心も生まれる。世界と「触れ合う」うち、この三つは様々な擬態を取るようになる。

指向の数々は、その時々の状況によって歪むだけではない。乳児期早期に脱線したまま精緻化を止めてしまうこともある。こうなると自己意識のなかに浮かび上がることもなくなる。万が一のことがあって、脱線した指向が顔を覗かせても、当人は「ちょっとした不思議なこと」程度にしか思わないのが常である。[注15] しかし実際には乳児期の指向が転轍《シャント》して現在に登場しているのだ。おそらくは感情移入の働きによるものだろう。これをやってしまうと二つの重大な事態に至る。人格の「豊かさ」が薄まること、そして社会的存在として不適切な基底層 substratum が形成されてしまうことである。これらは抑圧や解離といった自己意識の内部で起きるプロセスとは異なる。自己に対して現実の価値を持つこともない。乳児期後期や幼児期早期に形成されたこのような基底層は、その後の非適応の度に地肌に表れるように思われる。

この意識されない基底層が恐慌と関係をもつことは明らかであろう。しかし「不安」との関係については言葉を足す必要がありそうだ。議論の土台とするために、人格の類型化の話に立ち戻ってみよう。（実体としてあるわけではなく、あくまでも理論的な仮定である。）Margaret Grey Blanton[14] などによって、乳児には三つの感情行動があることが言われている。すなわち、恐怖 fear の行動、憤怒 rage の行動、満足 satisfaction の行動である。（加えて Cannon

は身体の緊張や生理機能が恐怖と憤怒によって修飾されることを証明した[注16][15]）。おそらくは乳児期から幼児期早期の経験の違いによって、これら三要素の釣り合いに微妙な変化が生じて、最終的には人格の多様性を生むのではないだろうか。つまり、（1）三要素のどれもが十分に分化・成熟したもの、（2）憤怒を基底層に押し込めたもの、（3）憤怒と満足を基底層に押し込めたもの。この定式化を真に意味のあるものとするために、人格発展の一般法則にもう一度立ち返ることとする。

「先を見通すlong-circuiting」ようになることが、すなわち人格が経験を積むということである。つまり、もともとの行動特性に、（1）アクションに対して返ってくる快楽をできるだけ多く・かつ苦痛をできるだけ少なくするような行動の刈り込み（特異性）、（2）直近に得られるものは少なくても、将来の可能性を増やすような選び取り（未来志向性）、が付け加わる。この二つを念頭に置いて、第一章で述べた「統合」がどういうものであるか再検討してみよう。乳児に備わった行動特性が人格に統合されるというのは、一つひとつの特性ごとに経験が蓄積されていくことにほかならない。筋骨格系や神経系機能もこれに応じて精緻化されていく[注17]。

（注15）　このようなアクセス不可能な指向ネットワークに取り組むのは非常に困難であるが、同時に欠かすことのできないものである。（困難であるのは、最初期の自己や乳児期がどういった性質を持つかまだ研究されていないためである。）実現可能性の一切ないことまで精神病理学者が考える必要はないだろう。一回現れるだけで去っていくようなものについてもそうである（ただこの場合は神経の成熟に起因する現象であるから、異常事態においては再度出現する可能性がある）。しかしながらここで取り上げたような大半の指向ネットワークは、人格成長とはやや離れたところで徐々に精緻化されていく。「外向型」「内向型」に関する議論も参照のこと。

（注16）　Walter Bradford Cannon, Bodily Changes in Pain, Hunger, Fear and Rage; New York: Appleton, 1915

（注17）　モルモットのように、神経のミエリン化が出生時にほぼ完了している動物では学習能力に限界がある。一方でヒトは二七歳ころまで新皮質の可塑性が保たれている。人間が文明を築き上げることができたのはこれに負うところが大きい。文化的経験を取込み、指向を複雑に発展させ、原始的な新生児から「開化」していく。

大まかに言えば、私たちが「感情」として自覚するものは大脳旧皮質の働きであり、それを体温変化や発汗、振戦などに結び付けているのがオータコイドである。成長とともに大脳新皮質が抑制や分別を受け持つようになり、過去の出来事や将来の予測を可能にしていく。こう考えると、経験されたものを取捨選択し磨き上げる基盤は新皮質にあるのかもしれない。

乳児期に人格発達が、シンボル操作や自他認識の面で大きく進むことをここまで述べてきた。この間に並行して、旧皮質やオータコイドの作用もまた発達していくといってよさそうだ。暫定的に、原始的指向が追い出されるのは旧皮質の作用によるものであって新皮質作用によるものではない、としておこう。こう考えると、老年者で非適応の深層を突き止めることがどうにも難しいことも頷けるし、アルコールやコカイン中毒、脳損傷などに続発する癲癇性の激越に関していくらかの示唆も得られる。いわゆる「荒廃状態 deterioration」(注18)についても難解ながら意義深い考察が可能になる。そして最終的には恐慌や不安の本態にも近づいていく。

一人ひとりの経験にしたがって、乳児期の成長には細かなゆらぎが生じて、その一部は意識されない基底層へと送り込まれて、それぞれに違う方向性を持つようになる。遺伝の影響を正確に測りとることはできないが、対人接触の影響ほど大きくはないだろう。社会的要請に子供が沿うことができるよう導いてやるのは文化の担い手である両親の責務であるけれども、それが果たされないでいると、原始的反応に過ぎないものが成人してからも付きまとうようになる。たとえば「癇癪」を戒めないで甘やかしてしまったりすると、本来学ぶべき社会生活のテクニックが身につかなくなってしまう。あるいは逆に、欲求が表出されるより前に全て満たされてしまうと、ひと同士の相互交流を発達させる必要がなくなってしまう。いつも泣く前にミルクを与えているようだと言葉や運動の発育が遅れてしまう。ここまではそれほど想像することも難しくないだろう。しかし指向ネットワークの一部が自己意識から解離してしまうことに関して、親の影響がどの程度かと予測するのは難しい。乳児が示す憤怒の感情に「過敏な」親がいたとしよう。しかも、それが望まれない子だったとしてみよう。そういった場合には、乳児は怒りの一つひとつを即座に抑え付けられてしまう。ある時期からは憤怒が代替の指向ネットワークに置き換えられてしまう。そうして、大きくなってからも怒りの感情を率直に発散させることができなくなる。憤怒の一部は彫り削られ、また他の部分は不安となって表出される。自然な怒りが当然やってくるはずの情況において、異形の怒り、偽装された不安が登場することになる。こうして、先程述べたような、憤怒が奇妙に抜け落ちた子供が出来上がる。

このような「不安幼児 anxious child」と、「日常的な暴力や脅迫に晒されてきた幼児」は区別されなければならない。どちらも一見したところおずおずとした様子でいつも脅威感を抱えている。しかし不安幼児は「ひねくれた」印象を与えないものだし、不満を言い立てたり、見栄を張ったりすることがない。一方で不安幼児が感じているのは「内的」脅威であるので、ずっと続く優しさに包まれたとしても癒やされることがない。被虐待児が抱える不信感が環境によっては十分に解消されうるのとは対照的である。（不安幼児が怒りを全く示さないというわけではない。一般論として、原始的な憤怒の感情を完全に抑え込んで、ただ不安のみが表出されるというような方向へ人格が成長することが可能であるか、疑わしいと思う。(注19) 不安人格と解離の違いについてはこれから論じていくことになる。）

不安については置いておくとして、対自情動に絞って議論を進めよう。これまでに述べた通り、哺乳という行為を通じて、乳児は自分と外世界が断絶していることに気付く。口唇帯からは自己意識もまた生まれるのだった。この二

（注18）パブロフの「条件反射 conditioned reflex」学説に対してワトソンが追加したデータの多くは旧皮質の統合作用を表したものと考えられる。しかしパブロフの「条件づけ」を単純に感覚と運動の連動と捉えるのは避けるべきで、実際の旧皮質の「条件づけ」はもっと複雑怪奇である。条件反射で何もかも説明しようとすると、つい数年前まで行われていたような「観念」の「連合」で全てを説明しようとする誤りを繰り返すことになる。(16)

（注19）先に述べたように、乳児期や幼児期早期において、恐怖が道を譲ることは決してない。しかし憤怒や満足の感情はしばしば歪められてしまう。読者には以下のことを留意してもらいたい。不安や基底層について述べたここでの議論は、あくまでも乳児期と幼児期早期に限ったものである。このことについては後でもう一度述べる。

つは哺乳をすればすぐにお腹が一杯になるという体験に基づいている。一朝一夕にできるものではないとしても、少しずつ理解が進んでいく[注20]。この理解があくまでも意識の外で行なわれる点が重要である。対自情動が現れたとしてもなお、意識外の出来事である。真に自分だけの、つまり私的《パーソナル》な経験がいつ始まるか、それは予測も観測も不可能である。しかし一度体験してしまうと、乳児の意識は新しい世界となり、原始的意識は主役の座を降りることになる。

悲しいほど不慣れな手つきのこともあるが、両親、特に母親（母の役割を果たす人物）は乳児を胸に抱く。初めは感情移入の絆を介して、赤ん坊に知覚情報が入力される。そして段々と、赤ん坊は育ちゆく自分の感覚受容体を利用するようになる。時に苦痛が入力され、時に快楽が入力される。入力情報が鍋で煮詰められていくうちに、記憶というだまができていく。それが少しずつ私的なものになっていって、対自情動に組み込まれていく。さらに自己意識にも経験が流れ込んでいく。（感情的な不同意に基づく、あるいは何らかサディスティックな気分からの）衝動の堰き止め、（同じくらい単純あるいは複雑な）衝動の後押し、あるいは特定の作用帯に弾みを加える。平均的な子であれば、こうして三歳まで肉感的 somatic な自己像を創り上げる。（肉感的、というのは相互作用帯の付近に関係づけされているとの意味である。）肉感的な自己像は初めのうち単純素朴であるけれども、幼児期になればすぐに精錬されて、さらに身体の現実主義的概念体系《リアリスティック・イデオロギー》にまで発展していく。しかし乳幼児期にはやはりまだファンタジーの内部で作動するものであり、特に解離されたシステムに付き従っている。

ここまで幾つかの重要な事項を脇において話を進めてきた。早期の自己像がいかにして神経症の症候を「作り上げて」いくか、不安がどうして「身体的」に表出するのか、と言った事柄である。病的な母親は「ペニスをとにかく清潔にしておかないと、むずむずして、マスターベーションの原因になってしまう」と自分に言い聞かせて、来る日も来る日も一身に我が子のペニスを洗う。そうして、気づかないうちにまだ幼い生殖器をいたずらに興奮させて、ペニスを「肉感的自己」の代表選手にまで育て上げて、さらには対人交流の「担当部門」にまで押し上げる。あるいは我が子の肛門を拭き上げるのに執念を燃やす母親であったなら、「肛門性愛の表出」が以降の対人場面で表れるようになる。(注21)

そして幼児期後期になると、例のエディプス王の悲劇が上演されると言われている。あるいはまた慢性的な脅威感、去勢恐怖 castration fear なるものが出現するのだという。(17) しかしその実体は初期情動が徐々に実在の母親から離れていくこと、家庭内の権力関係が生々しく迫ってくることにある。家庭経済による不全適応は仕方がないにしても、近視眼な両親によって不幸にも増幅されてしまうものが出てくる。(注22) 母（あるいは近親者）があれやこれやと心配するせいで子離れが先延ばしにされてしまうほど、悪影響は大きくなる。(注23)

この頃になると、服従的性格と支配的行動が併存するようになる。つまり権威への服従があり、同時に、その圧力を発散しようとする動きが表れる。(注24) 両親が押し付けてくる文化的ストレスとその解消を一組にして発達していくよう

(注20)　全く対照的に、哺乳行動そのものは、アクセス可能な記憶とは全くならない。これと関連してレヴィの著作を参照されたい。常同症に特徴的な行動の多くが母の胸に抱かれた乳児の肢位に起源を持つものとされている。

(注21)　駆け足にはなったが、この辺りで乳児期および幼児期早期の人格形成の話は終わりにしよう。出生から幼児期中頃にかけて身長はぐんぐんと伸びていく。そこで一旦減速し、その後、青春期にもう一度だけ急加速する。人格の発達もこれに似た経過を取るようだ。乳児期後期から幼児期早期にかけての人格形成の重要性は近年ようやく理解されるようになったものである。

(注22)　この時期の特徴を理解するための文献が以下にまとめられている。Appendix C, Proceedings of the Second Colloquium on Personality Investigation; Baltimore: Johns Hopkins Press, 1930.

これ以上の詳細を述べると、現時点でかなり長くなってしまっている本章をさらに気の遠くなるほど拡張しなくてはならない。しかし本書の第一章から第七章にかけて提示した方向性をもってすれば、現在入手可能なデータから充分に研究を進めることが可能だろう。

(注23)　これに関連して、レヴィによる近刊予定の著作を参照のこと。

になる、と言ってもいい。総論的に言うならば、幼児は一般に、両親や兄姉達あるいは祖父母や親戚一同の、好ましくない性向の慰み物となっているものである。自分がされた嫌なことは、弟妹やペット、手近にあるモノを相手にして再現される。これを通して代理的な快不快が人格に取り込まれていく。どのような形であれ家族集団の一員に含まれる人物は皆、子供に多大な影響を及ぼすものである。(注25) 全容とまでは言えないが、幼児期の重大事を一つひとつ取り出してみよう。

一人っ子、―特に兄弟が死んで一人だけ生き残った子であるとか、なかなか子供が生まれなくて待ち望まれていた一人っ子は、必ずといってよいほど甘やかされ大事にされて、現実的な自己評価が発達しない。そうして、非常に厄介な性分をもって社会化の時期に歩み入ることになる。一人っ子として生きることは、たとえ次の子の生まれるまでの数年間だけであったとしても、きわめて現実的な意味で不幸である。人格が全面的に開花する可能性はかなり薄い。(同じハンディキャップは程度問題ながら第一子全般に及ぶ。) これを免れるのは、家族ぐるみの付き合いがいつもあって同年代の子供と盛んに交わる場合のみである。親の苦悩もこういう関係性の中であれば少しは和らぐだろう。(注26) それ以外の方法では悪徳は避けられない。このことはブリル A. A. Brill が論文 The Only or Favorite Child in Adult Life でも論じている。(18) 批判を恐れずに言えば、私自身は、一人っ子を育てるのは二人以上を育てるよりもずっと難しいことだと思うし、六歳まで同年代の子供達から切り離されていたような子供は円熟した大人に育たないとも考えている。(注27)

男児の生まれなかった夫婦の失望が、娘にぶちまけられることがある。その場合には、特に長女は年を重ねるほどに行き場のない敵愾心を募らせることになる。自分が父にとって「運命の不正義の象徴」であると感じ取るためである。次女は父の葛藤を巧妙に回避しつつも、長女の破綻からうまく利益を引き出すことがある。

一方で女児の生まれなかった家庭では、母親の「わたしの『跡取り』が欲しい」という念が息子たちの誰かに向けられる。生贄になった子は過剰な女性性を着せ掛けられることになる。この傾向は、この「人身御供」に対する父親の微かな敵意のためにむしろ助長されていく。

（注24）「ステロタイプ」とは、対自情動の形成に寄与する一要素である。言うならば、植えつけられた情動の、根を張ったものである。自己中心的な性質がある一方で、常に他者に対して向けられている。また、植えつけられた時と同じやり方で表出されるという特徴がある。もう少し大胆に、以下のように定義できるかもしれない。つまり、反復する感情的な行動パターンであって、かつ当人にとって関係の深い人物に関連するもの、と。どんなに小さなことであっても、ステロタイプのもとになった人物の面影がふと見出されたような時、記憶の鍋はかき回されて、ステロタイプの反応が染み出してくる。あらゆる情動の場面に、この刻印の跡が残る。前述した「悲嘆」についても参照のこと。

（注25）幸運なことに関係性の連鎖は無限遠方にまで広がるわけではないので、精神医学のために文化の始まりまで遡って考察する必要はない。幼児が他者に共感や反感を持つことがあるのは明らかであるが、人物を一人ひとり正確に見分けることまではできない。その結果、自分よりずっと年長の人物は、親に準じるかあるいは全く無関係か、どちらか一方に振り分けられる。年の離れた兄が女手一つの母親を助けているとしたら、（平均的な像とは違うにしても）やはり兄は「親」である。無関係なものとされた場合には、どこまでいっても、創造者たる母が打ち建てた神話物語の端役に過ぎない。周囲が兄を立派な人物として祭り上げようとも所詮は神話の一端である。兄との交流を参考に弟を理解した、というように役立つことはない。

（注26）「可能文化のうち最善のもの」の内部では、子供たちのうちで少なくとも誰か一人の未来は犠牲にされる。親たちはその子を踏み台にして、遅ればせながら、訓練を積んでいく。本書の第十二章ではそのような場合の手立てについて詳細に述べている。一人っ子に生まれるのが運命なら、いくら貧しくてもいいから正直な両親で、どんな親類にも家を明け渡さないところに生まれたい。

（注27）A. A. Brill, Psychoanalysis: Philadelphia: Saunders, 1922 より。アメリカ精神分析の代表的人物であるブリルは、少なくともこの著作の時点において、現在の私よりも楽観的な考え方をしていたようだ。一例を挙げれば、以下のような記述がある。「特別に甘やかされて育った一人っ子だけが異常な存在となるのであって、そうでなければ普通の子供となる。」私は、一人っ子の親に好き好んでなりたいとは思わない。人格成長に悪影響を及ぼす因子だけでなく、建設的因子についても全面的に理解するまで、どんな親であっても一人っ子を自然状態よりもよく育て上げることはできないだろう。しかしその一方で、半端者の一人っ子として生まれ育った人びとの中から、通俗的なギブ・アンド・テイクから離れて泰然自若とした人物も出てくる。彼らが人類の福祉に無視できない貢献を果たすだろうこともまた確かである。

三人兄弟であれば、長男と末子はほとんどいつも愛情こもった優しさを持つものである。一方で次男坊は他の二人と父に対して敵意を抱いている事が多い。長男は財産の相続役である。次男は、長男の無知や野望の犠牲者である。そして末子は兄二人の対立から漁夫の利を得る。

例えば次のような家族がいたとしよう。夫は暴君のように居座っていながら、大した成功の経験もない。良い年をしてまだ自分の母親にべったりで、しかもその母親がすぐ近くに住んでいる。夫の妻は優しいけれども少し気が弱い。妻は大家族の中で唯一の女児として育って、子供たちが成長するにつれて慢性の不安を抱えるようになっている。そんな夫婦に男の子が三人続けて、その後に女の子が一人生まれた。—長男はいつも父親と対立し、青春期に大きな歪曲を抱えてしまい、スキゾフレニアに近い一時期を経験する。次男ははっきりとパラノイアの態度を身につけるようになる。三男は政治屋になるが非社会的で無意識の同性愛者になる。一方で一人娘はほとんど健全と言って良いくらいに育つ。

さて、ほとんどの親子関係のうちに、事態を一層複雑にする問題がある。子供がちょっとでも変わったことをして、そこに少しでも祖父や曽祖父と似た所があると、よく考えもせずに親は「血筋のせいだ」と口にする。ほとんど奇妙と言っていいくらいに、「遺伝の影響」を持ち出すのである。成長に伴って必然的に表れる現象にまでも親がこのように一喜一憂すると、その俗説にそぐわない出来事がなかったことにされてしまう。遺伝神話の影響は根深く、子供がその後大きくなってから思いがけないところで吹き上がることになる。(なお、遺伝に関する決めつけは、幼児期早期に直接食い込むわけではない。そのような親であっても個人的な賞賛や叱責も同時に行うからである。)たとえば母親が、長男の暴れん坊ぶりを、「伯父さんから受け継いでしまったのよ」などと言うと、被害者である次男坊は、家の外にはなんて意地悪なやつがのさばっているんだろう、と考えるだろう。そういう連中は信用してはならないし、付き合いは避けるべきだし、隙あらばやり返したいとさえ思うようになる。まだ幼い次男坊は伯父の姿をまだ見たことがない。長男と伯父の顔がどれだけ似ているとか、母親が長男に抱いている怨恨がどれくらいのものかも分からない。しかしそれでも、伯父と長男を同一視してしまう。いざ伯父に初対面をはたしても、伯父のいい部分を見ることはもはやできない。こうなってしまうと、母が伯父に抱いていた反感は、子供に完全に伝染していることになる。伯父の性格、長男の性格、母のジンクス、父や他の人に対する入り組んだ感情—それらが丸ごと、好き嫌いの言い様、感情表現のパターン、些細なイントネーション、身体的特徴などとそれぞれ生き物のように手を取り合って次男坊に取り込まれる。そして遂には次男坊に「ああいうひと」全員を不愉快なものとして遠ざけるような傾向が植え付けられる。（その行動傾向が知らないうちに次男坊を救う場面も無いではないが。）

こうしてみると幼児期とは、一方で自分を貧弱で「おこられてばかりの」非力な生物としていて、同時に他者を快楽や苦痛の化身として捉えている奇妙な年代である。この性質の一部分だけが児童期に引き継がれる。もとそのような存在であった一党と愉快な共同作業をして、互いの似たようなステロタイプを手繰って成功体験を重ねる。そうして少しだけ大人に近づく。この変転《トランジション》についてこの後少しだけ語ってから、次に幼児期にみられる二つの主要な偏りについて考察しよう。

まず初めに、以下のことを念頭に置かれたい。つまり、子供たちが周りと関係を結んでいくとき、単一のお作法があるわけではない、と。トマスの観察によれば、社交性のまだ荒削りな段階においても既に以下の三種類の行動類型があるようだ。（1）常に同じ行動パターン、同じ言葉や同じオモチャで遊んでいて、人間に興味を示さない幼児、（2）九割方の時間をまわりの子供たちと過ごし、発話も同様に他者に関するものである幼児、（3）不均衡なくらいにそれらの活動から距離を置く子、モノにもヒトにも興味を持たず、むしろ内的な活動に心奪われている幼児。(注28)

これをもとに、幼児期の発展にみられる二つの方向性と、それが著しく偏ったときに現れる状態について述べよう。

ここまでの議論を思い出すと、乳児期早期には「現実把握」が第一に重要であり、乳児期後期・幼児期に入ると、「権威への服従」が枢要であった。そして児童期には社会化の第一歩を踏み出すことが最優先の課題になる。ひとは各発達段階を通じて次の段階に進む準備を整えなければならないので、幼児期における発達の深刻な失調とはつまり、この児童期の社会化を妨げる人格の在り方を指している。そして、そのような幼児期の障害には二種類が中心となる。(1)いわゆる精神病質人格 psychopathic personality と、(2)強迫性人格 obsessional personality である。(19)

まずは一般的な事柄から述べよう。赤ん坊は成長するにつれて、自分の欲求、つまり「いましたいこと」よりも大事なことがあるようだと把握していく。未来が徐々に現在に侵入するようになる。一つひとつの指向が、未来の出来事に焦点を結ぶようになる。飢えを満たしてくれるはずの乳首はもはや思うようにならない、よく分からない口出しをされることは増える、どうも短絡的なやり方はうまくない。不満足を遠ざけつつ悦びも失いたくないならもっと精妙な操作が必要だ。外世界の認識が(理性的とまでは言えなくても)実利的でリアリスティックになるほど精緻化を迫られる。しかも人格の成長が進むほどに世界情勢の変化に順応しやすくなっている。

乳児期と幼児期で取り巻きの顔ぶれが大きく変わることはない。このために発達上の不利益が生じうる。乳児がぐずる度に母親がすぐに近づいていくようだと、赤ん坊はお口さえ使えればなんだっていいのだと悟ってしまい、言語以外の他者操作のスキルが育たない。喃語や表情や肢位の適当な組合せが快楽を得たり苦痛を回避したりするのに好都合だと知る、つまりその魔術的力価を発見する。(我々が抜け目なさを学ぶのは、誰かを誘い込む時にそれを合意的なものとするにはどうすればいいかと頭をひねるときである。そういうときに使われる言葉は、単なるシンボルではなくて、いつまでも魅惑的な力を保っている。)幼児期になってもなお、周囲にいる人達が「ことば」をあんまりに重宝して具体的行動を軽んじていると、子供は未来志向性を発展させられなくなってしまう。(注29)

対自情動もまた、環世界の拡張に並行して育っていく。もしも親の権威性や文化が支配的となっていく過程で「ことば」にばかり重点が置かれて、それで対人関係のそれ以外の部分が覆い隠されてしまうようだと、自己の発展は大きく出遅れてしまう。「世の中ってこういうものか」という実利的な感覚が育たない。周囲の人々はただ「やりたいことをやる」ための駒に過ぎない、という絵空事に浸りきってしまう。

さて精神病質の幼児 psychopathic child をみてみよう。彼らの障害は対人場面に限局していて知能に障害はない。言葉を換えれば、非生物的原理原則を見出すのに困難はないし飼っている動物と仲良くじゃれ合うことも可能である。（いわゆる精神遅滞のある子供が大脳機能の障害のために経験から学ぶことに困難があるのとは対照的である。）しかし他人と折り合いを付けたり、トラブルに対処するといった段になると、精神病質の幼児はいつまでも乳児期後期ないし幼児期早期の段階に留まっている。つまり「物事の物理法則的な側面」を強調してしまうために、対人の場でひととしてリアルであることができない。(注30) まるで「ぼくの利益追求のためだけに他人はいるんだからそのためのレスポンスだけ返してくれればそれで充分」といった様子である。自分の態度が生むだろう苦い結末や、将来の選択肢

（注28）"Proceedings, Second Colloquium on Personality Investigation," Amer. J. Psychiatry（1930）86:892-895, p.895 を参照のこと。

精神病理学の定量的データに興味を持つ読者は、優れた社会統計学者の手になる「実験社会学の方法論」、特に以下の文献の序章に記されている事柄をよく検討すること。Some New Techniques for Studying Social Behavior, by Dorothy Swaine Thomas and Associates; Child Development Monograph No.1, Teachers College, Columbia Univ., 1929. 定量化の困難な行動科学において、「対照実験」がどういうものであるか、以下に示したような重要な指摘がなされている。「特定の個人に、特定の瞬間に、特定の顕在活動を生じさせるような非統制要因を探し出すことが必要である。それは同時に、時を違えてもやはり出現する反応は何か、そのうち個体差が現れる部分は何か、という課題でもある。」

（注29）美辞麗句に人びとが魅了されてしまうのは、いつもながらのことである。そうであるから、幼児期にこれと同じ障害が起きても不思議ではない。言語的テクニックに大衆は簡単に騙される。その原因の一端が教育の方式にあることは明らかであろう。スコラ主義の復活を求めるわけではないが、言語が不可侵の神聖物であるとそれでも信じる方々には以下の著作を参照していただきたい。[20] The Meaning of Meaning（『意味の意味』）, C. K. Ogden and I. A. Richards; New York: Harcourt Brace, 1923.

（注30）これと関連して、以下の著作における「現実感覚の成長」についての議論を参照のこと。Contributions to Psychoanalysis (translated by Ernest Jones), Sandor Ferenczi; Boston, Badger, 1916

が潰えてしまうことに考えを巡らすことがない。

精神病質の幼児であっても感覚器官の成熟は十人並みなので、皆と違うものが見えているとか聞こえているわけではない。しかし精神病質児の暫定生活様式 modus vivendi[21] において他者の果たす役割はあまりにも小さいので、せっかく知覚された内容も大した意味を持たない。対人的経験の精緻化は分裂してしまっていて、自己の外部では陽性陰性の感情が縺れ合って肥大化し、内部では自分にしか通じない言語偏重の様式として矮小化されている。こうなると対人の場でいつまでもファンタジーが主役に居座り、合意的確認を積み上げる方法が学ばれない。精神病質児が年齢を重ねると「とんだ嘘つき」として噂が広まっていく。しかし言動を仔細に調べると詐欺的な意図はほとんどない。もしも過去の体験や未来の情況が無視できるならば、精神病質者の言うことは場面にぴたりと収まる。どうやっても正当化できないような病的虚言であったとしても、彼が自らの経験をそれと確かに感じることができない事の重大さに比べれば、まったく些細なことである。

精神病質の自己は驚くべき単純さのまま置かれていて、その分だけ他者に向ける現実感も薄い。対人的な試みが失敗するたびに、悲しいとか頭にくるとかの一言で幕が引かれて、説明不能な不愉快はファンタジー上の成功に置き換えられる。後になって思い出す場合には遡及的改竄が加えられている。正確な想起を行うように圧力が加えられた場合には、一般には怒りが誘発される。「相手が自分を信用していないから」ではなく、「攻撃された」ことによる怒りである。俺のことが気に食わないのか、という気分になる。このような人格の偏倚が、発達するにあたってハンディキャップとなることは明らかである。児童期に入ってすぐ、精神病質児は自分がまわりと違っているようだと感じる。協働作業に失敗するたびに、異質であることがますます目立つようになる。自己定式化 self-formulation をすることができなくて、他人に対して犯した過ちの数々を修正できない。そうして不愉快な経験がただ延々と繰り返される。苦汁を舐め尽くした上に大事な相手との関係までも壊れてしまう。（口達者に生まれついた子ならば、純朴な人びとから幾らか掠め取ることもできるが、幸いと言うべきか、そういう子は多くない。）さてそのような子が誰かと友愛の関係を築こうとすると必ず問題が起きる。精神病質のひとが性的適応を果たすことは全く不可能である。間違いなく、失敗をいつまでも続けて、自分とパートナーの両方を苛み続けるだろう。上下関係に適応することも一般に不可能である（強制を伴う軍隊のような組織が唯一の例外となる）。人格の偏倚のうちで精神病質ほど社会全体に無為と困難を生み出すものはないだろうと私は考える。[注31]

精神病質の幼児は不自然に切り詰まった自己を抱えていて、意識外で働く指向ネットワークが失望の体験を生み出している。多年に渡って苦しむうちに、初対面の相手をことごとく不快にしてくれるような一挙一動を身に着けてしまう。そうして人間的な適応からますます遠ざかってしまう。

次に幼児期に生じるもう一つの偏倚、強迫性人格をみてみよう。これは父母間の利益相反に原因があり、そして子供の築く対人関係に終生の影響を及ぼす。強迫性人格の表面的な特徴は、過剰な「不確かさ」の感覚と几帳面さにある。身の回りのありとあらゆる物事を不審なもの、用心すべきものとして捉えている。臆病とは違う。例えば強迫児は、粘り強くひたむきである—疑うことのただ一点にかけて。まわりの子供たちが怖がったり怒ったりしている間、ただ一心に案じている。生まれつき知能が高いことが多く、経験から学び、そして身の処し方を身につけることもできる。しかし環世界のうち大事な相手に限ってそれがうまくできない。両親といるときの強迫児はとんでもなく苦痛な時間を過ごしている様子がありありとみてとれる。まだ小さいうちから、両親の手に余るような難問をいつも抱え

（注31） 概要を掴むためには以下の文献を参照のこと。E. Partridge, "Current Conceptions of Psychopathic Personality," Amer. J. Psychiatry (1930) 87:53-99.[22]
Judge Baker 財団のディレクターであるウィリアム・ヒーリー博士 William Healy と Augusta Bronner 博士[23]によってこの課題に関して大きな前進があった。本書における「精神病質人格」は、Healy-Bronner 式の「不安定-自我中心的人格 Unstable-Egocentric personality」、あるいは Partridge 式の「怠慢-非互換型 Delinquent-Incompatible type」に概ね対応している。いずれも、より合理的な社会精神医学的分類が見つかるまでの間に限定して使用されるべき用語である。

ている。「よく気がついて、デリケートである」ために道徳や倫理についていつも懊悩している。周りの人たちは最初、なんて思慮深い子なんだろうと感心するが、そのうちに、どうやらそういうわけではなさそうだと感じ取る。強迫児の「不安」は、唯一の正しいことを、隙なく、首尾一貫して、見て・聞いて・話さなければならない、というところに行き着く。大人たちは絶えずせっつかれているような、落ち着かない気分になる。そして両親は子供をそんな風にした代償を支払わざるを得なくなる。

愛のない結婚、夫婦間に偽善や奸悪のあることは、幼児を強迫的としてしまう第一の原因である。頭上を行き交う軽蔑や怨恨に対して幼児は行き場のない敵愾心を募らせる。両親との関係はそれ自体が大変な苦難である。この健気な殉教者は、親が口先で弄ぶばかりでそのものを決して示してくれなかった「愛」を探す旅に出かける。(注32) 道中ずっと、敵愾心は感情移入を通して完全に無意識に作用し続ける。母への初期情動は早いうちに解体されてしまうだろう。夫も妻も共に母親役《マザー・ロール》をやろうとするが長続きしない。むしろ夫婦間の悪意のぶつけ合いに際して、子供をその伝令役に仕立て上げてしまう。そういう時に限って「あなたのことを大事に思ってのことなのよ」と親が言うのは、子供がどこまで自分に忠実か分からないからである。片方の親に良い顔をすると、もう片方が必死で気を引こうとする。どちらにも良い顔をしないでいると、興味の欠片も見せてくれない。そのうちに子供は「どっちつかず」でいるのが良さそうだと気付く。大人たちに気をかけてもらえるのは逡巡している時だけなので、わざわざ自分で苦悩を拵えることまでするかもしれない。情況を素早く統合する能力は徐々に失われ、鮮やかだった喜怒哀楽は曇っていく。やることなすこと、あれもこれもみんな—全てが超自然的な次元にまで拡張されていく。そうして強迫児は、例の奇妙な思慮深さを通して道徳価値規範で身を固め込む。数時間おきに保証を求めるようになる。ほんの一片の誤解も生じないように、逐一「説明」しなくてはならないと感じる。傍目には取るに足らないことでもやはり「説明」されなければならないし、周りは納得している旨を再保証してやらなければならない。憔悴した子に育てた親は、その報いを受けることになる。

強迫児は衝迫を満たすことにだけ執着しているから、恐怖や怒りを感じることがない。思慮深さの誤用によって、乳児的なふわふわした自己から先に進むことができなくなっている。乳飲み子の状態で停まっているのだ。自分が別枠の存在であり、それ以外は奉仕する操り人形であるとまで考える。必ず誰かが保証を担ってくれると信じている。拒否されれば不安を倍加して他の誰かに向けるだけだ。そのうちに誰かが保証してくれるだろうが、そうなるとその人物はもう用済みである。新しい「問題」が起き上がるか、新しい保証の方策が見つかるまでこのプロセスが繰り返される。

子宮内に始まり、乳児期から幼児期にかけて、明晰な自己が構成されていく。この頃までに取り込まれたステロタイプは、文化が天上から降り注いだものであって、そうであるからいつまでも理性的、自発的な把握が及ばないのかもしれない。これより先の人生、このステロタイプが超自我として人格の重大な一側面を担うようになる。

（注32）「父」「母」「子供」といったような概念化には幾らかの危険が潜むことを改めて強調しておきたい。核家族がみな一人っ子問題を抱えていると言えば単純化が過ぎるだろう。強迫児は一人っ子である（あるいは一定期間それに準じる状態にあった）ことが多いが、しかし一人っ子が例外なく強迫児となるわけではない。

[訳注]

（1） Aaron Joshua Rosanoff（一八七八－一九四三）のことと思われる。ロシアに生まれ、十三歳でアメリカに移住した。医学部を卒業後に精神科医となり、一九二〇年代から三〇年代にかけて千組以上の双子を集めて、精神疾患の遺伝に関して当時として最大規模の研究を行った。二卵性双生児に比べて一卵性双生児での一致率が高いこと、および疾病ごとに遺伝率に差のあることなどを初めて詳細に報告した。

（2） ここではユングの提唱した「元型 archetype」のこと。前出の「集合的無意識」を構成する多数のモチーフの一つひとつをそのように呼ぶ。他に「根源的イメージ」とも。世界各地の神話や絵画などに共通の形式が現れるのは、この人類共通の「元型」があるためとユングは考えた。

（3）David Levy（一八九二－一九七七）アメリカの精神科医。サリヴァンと親交が深く、またロールシャッハ・テストをアメリカに紹介したりなどしている。後に、アメリカ精神分析協会の会長となる。

（4）ニューギニア島から北一六〇㎞のソロモン海にある島群。二十世紀前半の時点で首長制が存在し、母系を通じた地位継承が行われていた。無文字社会でありながら儀礼的贈物を介した活発な島間交易があることや、ヨーロッパのそれと大きく異なる性風俗のあることがマリノフスキーによって紹介され、西欧に大きな衝撃を与えた。太平洋戦争中に周辺海域で戦闘があり、戦後に連合軍が進駐、七〇年以降には商業化された。

（5）口腔から喉にいたる部分にあるリンパ組織（咽頭扁桃）が肥大した状態のこと。アデノイドは気道を狭くするため、呼吸が不十分になって睡眠が浅くなる。

（6）生後数か月頃から、子供は脚を交差させたり腰を毛布にこすりつける。これを乳児自慰（あるいは幼児自慰）と呼ぶことがある。

（7）アロエの葉汁を煎じたものは昔から下剤として使われていたが、舌に貼りつくような非常に不愉快な苦みがある。（アロエの名からして、アラビア語で苦味を意味する言葉が語源である。）ヨードチンキはヨウ素を含む消毒液で、刺激が強いために本来は粘膜への使用が禁止されている。キニーネはアカキナ樹皮から抽出される抗マラリア薬であって、これもとても苦い。

（8）フロイトの著作（一九〇五年）。あえて要約すれば、〈性欲を掻き立てる存在「性対象」と性欲の実践の手段「性目標」が区別されること〉、〈多彩な「幼児性欲」の形がありながらもそれが対象との合体を目指さない点で「多形倒錯」的であること〉、〈思春期になると各々の性感帯のあり方がペニス優位のもとに再編成されること〉などが主張された。

（9）成人になるとやがて性器を中心に再編成されるという、幼児期の口唇・肛門・（抽象的な意味での）男根に由来する欲動のこと。

（10）知られているフェレンツィの著作にはこの英語にあたる表現は見つからない。

（11）哺乳瓶の歴史は長いが、十九世紀末までは全体がガラス製であったりして吸入部の充分な消毒ができず、一般家庭には広まらなかった。取り外して煮沸消毒できるゴム製乳首が開発されたのは二〇世紀初頭である。ゴム製乳頭が普及し、授乳景色が変わりつつある年代に本書は執筆されたことになる。

（12）Karl Abraham（一八七七－一九二五）ドイツの精神分析家。一九〇七年に精神分析運動に加わり、ドイツで最初の精神分析家となった。

アブラハムの考えでは、いわゆる「口唇期」にさらに二つの下位段階があり、最初のうち乳児は哺乳すること自体に満足を覚えている（「口唇吸愛期」）が、そのうちに乳首を噛むことに執着するようになる（「口唇咬愛期」）。そして咬愛期では相手を傷つけること、人間を喰らうこと、つまりカニバリズムに悦びを覚えているという。

(13) Alfred Ernest Jones(一八七九－一九五八)イギリスの精神分析家。二十世紀初頭より精神分析運動に参加し、第二次大戦開戦の直前にはフロイトのイギリスへの亡命の手引きをした(フロイトはそのままロンドンで三九年に客死する)。著書に『フロイトの生涯』(竹友安彦、藤井治彦訳)など。

(14) Margaret Gray Blanton(一八八七－一九七三)アメリカの教育学者。乳児期から児童期にかけての吃音や発声障害に関して多くの著作を残した。

(15) Walter Bradford Cannon(一八七一－一九四五)アメリカの生理学者。動物に強い情動刺激を与えると一連の生理的変化(心拍数増加、血圧上昇、瞳孔散大などの「闘争か逃走 fight or flight」反応)が生じること、およびそれが交感神経系の興奮によるものであることを明らかにした。心身連関の機序を初めて実証的に示したことは、生理学にとどまらず、心理学全般にまで大きな衝撃を与えた。後に第一次大戦に従軍し、外傷に伴う大量失血と自律神経系の作用についての研究から生体の恒常性維持作用、すなわち「ホメオスタシス」概念を定式化した。著書に『人体の叡知』(栖原六郎、大沢三千三訳)など。

(16)「観念連合 association of ideas」の概念が最初に提出されたのは、ロック John Locke(一六三二－一七〇四)『人間知性論』である。同書を通じて、外在的なものとしてはじめに慣習 custom があり、子供の成長を通して習慣 habit として内面化し、それがさらに主体化・抽象化されたものが観念連合であるとされている。

「私たちの観念には、相互に自然の対応と結合のあるものがある。そうした観念をたどって、その独自な在り方に基づく結びつきと対応のままに観念をいっしょに保持することが、理知の務め、長所である。が、このほかに、偶然あるいは習慣にまったく起因する別の観念結合がある。すなわち、それ自身にはすこしも同類ではない観念が、ある人の心で固く結びついて、分離することが非常に難しいほどになる。観念はいつも連れ立ち、なにかのとき一つが知性へ入ってくると、その連合仲間がすぐいっしょに現れる。(中略)習慣によって作られるこうした観念連合がほとんどすべての人の心にあることは、自分自身や他人をよく考察する者のだれも疑わないだろうと、私は思う。そして、たぶん、人々に観察される共感と反感の大部分は、この観念連合に帰して正しいだろう。」(大槻春彦訳)

十九世紀に入り、オイゲン・ブロイラーによって「観念連合の弛緩」がスキゾフレニアに特異的な症候とされたが、この場合の観念連合とは概ね「平均的な連想」程度の意味である。

「早発性痴呆における観念の連合は、一方においては知的な結合が不規則であちこちで中断されるという仕方で障害される。他方においては、様々な思考とともに、それらと先行する思考との連結が部分的あるいは全体的に追跡不可能なものとなる。」『早発性痴呆』（人見一彦監訳）

（17）男児は周りの女児や母親の股間が平らなことに気づくと「悪いことをしたからおちんちんを切り取られたのだ、自分も悪いことをしたら（お父さんに）おちんちんを切り取られるのだ」と恐怖するものである、とフロイトは考えた。

（18）Abraham Arden Brill（一八四七－一九四八）アメリカの精神科医。オーストリアに生まれ、十五歳で単身アメリカに渡り、苦学してニューヨーク大学医学部を卒業する。三十四歳の留学中にフロイトと親交を結び、その著作を初めて英訳し北米圏に紹介した。第二次大戦後の力動精神医学の隆盛はナチスに迫害された東欧のユダヤ系分析家が一挙にアメリカ北西部に集まったことをその一因とするが、ブリルはニューヨーク精神分析協会の会長として亡命分析家の渡航とポストの確保に動いていたと言われている。

（19）精神病質という言葉は十九世紀前半から使われているけれども、学派によって意味するところは様々である。たとえばクレペリンやクレッチマーは「精神病と正常の中間状態」の意味で用いているし、ヤスパースは「異常性格の総称」として使っている。サリヴァンがあえて「いわゆる so-called」と断っているのはこのためであろう。カナー『児童精神医学』（黒丸正四郎、牧田清志訳）の出版が一九三五年、ハンス・アスペルガーによる「自閉的精神病質」の記述が四四年であるから、精神医学の歴史の中で、幼児期から持続する対人機能障害について定式化したのは本章の記述が初めてということになる。

（20）Charles Kay Ogden（一八八九－一九五七）イギリスの言語学者。学生時代より文芸雑誌や叢書編集に携わり、後には八百五十の単語と簡素化された文法からなるベーシック・イングリッシュの普及に努めた。著書に『ベーシックのABC』（高田力訳）など。

Ivor Armstrong Richards（一八九三－一九七九）イギリスの修辞学者。はじめ英詩批評の分野で作品を作者の伝記的事実から独立させることを主張し、後にはさらに進んで、あらゆる美は芸術作品に内包されるのではなく鑑賞者の経験であると唱えた。著書に『文芸批評の原理』（岩崎宗治訳）など。

この二人の共著した『意味の意味』（石橋幸太郎訳）は意味論 semantics の領域を拓き、二十世紀を通じて心理学および言語学に多大な影響を与えた。（原注の指示しているのはおそらく第二章「言葉の力」で、この問題に対する回答が第九章「意味の意味」と第十章「象徴場」である。）以下に第二章より引用する。

ついには言葉が完全に思考にとってかわる――メフィストフェレスがいうように、「なぜなら、概念が失敗するとき、言葉がちょうど都合よく現れるから」。リグナノはこの過程を甲殻類が殻を脱ぐのに譬えているが、いいえて妙である。「この言葉の殻がなかったなら、一切の知的内容は消失して、かつてそんな内容が存在していたことさえ分からなくなるだろう。しかし、殻はかつて実際に生命をもっていた概念が過去に存在していたことの証拠となるところから、殻があれば、いまなお生きた概念があるように錯覚を起こさせやすい。その結果、それは一切の知的内容をもたないにもかかわらず、知的内容に対応する感情を愛惜し、支持する貴重な中心点となる。この感情はきわめて強く、後生大事の外殻がもはや貴重な中身を失っていることに気づかないのである。」

しかし、この殻、すなわち言葉の外皮は、告別の拠点であるばかりでなく、爆弾のような力、つまり「感情の反響」をもっているため、たとえば「絶対者」というような言葉を取り扱う者は自分の努力がまったく徒労ではないという気になる。バークレはいう、「いったん言語に慣れてしまうと、始めは観念を介して生じた感情が、観念がなくても、音声を聞いたり、文字を見ただけでただちに浮かぶことがよくある」と。かくて、われわれは言葉の象徴的用法から喚情的用法に入る。そして詩歌の場合のように喚情的に用いられた言葉について、リボは巧みに次のようにいっている。「言葉はもはや記号としてではなく、音声として働く。それは感情的心理に仕える音声の楽譜である」。それゆえ、この極限にあっては、リグナノのいうように、「形而上学的推理は知的にはまったく理解されぬかもしれぬ。言いかえれば、それは実際〝声を伝えるのみで何物をも表さないこと〟になるかもしれないが、その代償として、それに独特のある喚情的意義を獲得する。すなわち情操や情緒を誘発する一種の音楽的言語に変形する」。それが効を奏するのはもっぱら素朴な人が感情的反響でこれに唱和するからである―そして、異邦の土地は速やかにポンポンと反響する。

（21）英語に移せば“mode of living”となる。対立を避けるための一時的な妥協、というニュアンスのある言葉で、たとえば国際関係領域であると「暫定協約」などとも訳される。なお第七章にも同じ言葉が出てくる。

（22）George Everett Partridge（一八七〇－一九五三）アメリカの心理学者。初期にはアルコールなどの嗜癖性物質の効用について研究する。一九二〇年代にはシェパード・プラット病院でサリヴァンと同僚であった。

（23）Augusta Fox Bronner（一八八一－一九六六）アメリカの教育学者。一九一三年よりヒーリーが開設した非行児童の擁護施設の副所長となる。施設現況を公開することを通して、非行の多くが社会構造、特に児童が各自の能力に見合った教育を受けられないことに起因することを示した。

第五章

児童期──就学と社会化

この章で児童期を扱うにあたって、ここまでみてきたところを確認したい。乳児期に宇宙融即の感触が現れ、そして「できないこともあるのだ」と自覚される。その後、幼児期の始まりに「me」という言語シンボルを使い始める。幼児期を更に進んで、年長者との支配・服従の枠組みに入ったとき、自己の存在が初めて客観的に重要となる。この間、エネルギーの大半はゆめうつつの活動に充てられていて適応的に働くことは稀である。そしてそのうちに他人と関わるようになっていく。対人関係の全体構造は大きく三つに分類される。それぞれ他者に対する三種類の評価につながり、どれか一つが自己の成長に取り込まれる。

一つ目。子供の欲求がすぐさま満たされる場合。子供が喜ぶのを見て大人も喜ぶ。子の自己意識は愉快に彩られる。乳児期のあり方と大差ないが、しかし自己参照 self-reference が明瞭である。

二つ目。子供の欲求に対して、大人が不承認や不快感を表す場合。子供は頓挫することになる。稚拙な怒りから憎しみや反抗心が派生する。後者において自己参照が大人に少し近づく。

三つ目。子供の欲求に何も応答がない場合。つまり大人たちがわざと無視するか、あるいは図らずもそうなってしまったとき。子供と大人を含んだ全体情況は収拾されずに行き詰まる。湧き上がるのは怒りや憎しみではなく、目を向けてもらいたい気持ちである。自分が他者の反応を渇望していると自覚する。このときの自己意識に、「ステータス」への関心が芽生える。ステータスさえあれば無視されることはなく、それどころか好意的に受け止めてもらえるものである。

ステータスを求めるようになることが、社会化 socialization の始まりである。それまで子供は、快楽主義《ヘドニズム》を行動原理にしていた。しかしここから先は、肯定されることが対人関係の収拾に必須となる。（この頃までに承認よりも不承認に多く晒されていると、一般社会から否定的にとられるステータスを追い求めることがある。「ワル」ければ面子が立つ、というわけである。）

私たちの社会で、権勢欲の占めるところは大きい。このことを理解するには「自己の外側拡張 exteriorization of the self」に触れなければならないだろう。例を挙げてみよう。心象が着る洋服に表れることは何も珍しいことではない。これと同じように、両親の身なり、マイ・カーやマイ・ホームといったものが自己と紐づけられることがある。結びついたモノに対する社会の評価は、好意的であれ否定的であれ自分と無関係という訳にはいかない。権勢欲にも影響する。モノや他人に過ぎないのだが、自己がそこに滲み出して付着するのだ。発した言葉までも「自分の一部」になるのは時間の問題である。間違ったことを言ってしまったと気づいても、撤回することを拒んでみたりするようになる。

児童期になれば親兄弟とだけ過ごしているわけにはいかない。教師やクラスメイトと時間をともにするようになり、情況はそれだけ複雑になる。このとき権勢欲は、自己の中核だけでなく外側拡張された部分にまで及ぶ。頭の良い子は、一方で良い点数を取りながらも「せんせいによくしてもらってる」とのやっかみを避けなければならない。「ごまをすってる」とか「ひいきされてる」と思われてもいけない。（こうなるとクラスメイトは、「それからの敵意をなんとかかいくぐらなければいけないところのモノ」でしかなくなる。）鈍い子が「うまくやっていく」のはなおさら困難であろう。

あっという間に完全に忘れてしまう、ということは児童にとって珍しくない。乳児期も中頃を過ぎれば、なにかを優先するために他の思考を抑制することが絶えず行われるようになる。ここで一つ例え話をしてみる。本を読んでいて、「teh」なる綴りに出くわしたとしよう。厄介な事態である。おそらくは「the」の間違いだろうけれども、作者の書き違いかもしれないし、校正者の見落としかもしれないし、活版技師の手違いかもしれない。しかし読者がそれぞれの可能性を意識することはなく、単に「the」と置き換えて読み進めるだけである。そのときの思考に脇枝が存在したことを証明するのは難しくない。読書中の眼球運動でも計測すれば当該箇所でリズミカルな運動が乱れていることだろう。あるいはまた、読者によっては「なんとなく気になって」段落を読み返すかもしれない。そんなとき「読書」は中断されて「校正」に一時耽ることになる。例えば貴方がいま、この文章を校正に出す前に読み返している校正者であるならどうだろうか。本筋と関係ない活動に注意が向けられる時には、興味あるいは習慣が関わっている。右の例であれば興味とは、本文が有意味でなければ困る、とか、誤植を見つけねばならない、ということになる。校正者としての興味で頭が組み版されると、著者の主張は脇に置かれて、それよりも「teh って…」というような思考が支配的になる。逆に、校正者が個人的な興味関心で文章を読んでいるようではいつまで経っても校正版は仕上がらない。この例え話からもわかるように、抑制は無視できない重要な働きだ。問題は、そのために必要なエネルギーが場面と人物の組合せ毎に異なることである。

そしてこのような適応的抑制が学校生活では必須である。歪みのある児童であればなおさら強烈な指向の抑制に取り組まなければならない。たとえ抑制が成功したとしても緊張が続いて身動きが取れなくなるかもしれない。さらに二つの合併症が生じる。一つ目はフラストレーションが吹き出して抑制を求めるものと衝突すること。これは乳幼児期よりの憎悪・破壊的指向を残したままの児童で起きる。二つ目は経験の連続体から排除されてきた指向ネットワークが再活性化することである。この場合には不安の徴候が出る。

学校生活そのものに起因する抑制の必要に加えて、同調圧力の増大が問題になってくる。教室の外、「プライベー

ト な」情況における対人的要求が増えてくるのだ。特に外界から遮断されてきた一人っ子は、周りの子供が目も眩むばかりの悪徳や不快な特性を帯びていると学んでいく。特に重要となるのが、サディスティックな攻撃者と、性的早熟者を見出すことである。サディズム sadism は児童期に全盛となるために、世では人類普遍のものとされている。（サディズムおよびその「対極」のマゾヒズムが遍在しているという意見について、私自身は疑問に思っているけれども。）いずれにせよサディズムとマゾヒズムがはっきりするのは児童期であることに間違いはない。猫科の連中のサディズムのように、そういった嗜癖が部分的には遺伝によって説明されるのか、あるいは完全に後天的であるのか、幼年者についてデータが蓄積されるにつれて明らかになってくるだろう。[注1]

児童期のサディズム・マゾヒズム・サドマゾヒズムと、その後の性欲のあり方には不思議な相関がみられる。大量の性欲が残虐行為や虐待を通して濫費されていることからも、これは見過ごすことのできない問題である。そう思うほど、不幸なほどデータの少ないこの児童期について立ち止まって考えてみても良いのではないかという気がしてくる。

校内暴力に対して身体機能一時停止を呈する児童がいる。その親も一時停止することがあって、さらに兄弟姉妹との組んず解れつの取っ組み合いを知らないで育ったような子がほとんどである。校内暴力に遭遇した時、彼は安易に一時停止に頼って、「おなかがいたい」とか「くらくらする」などと言って対人関係を中断する。保育施設でもヒステリーや類ヒステリー反応は観察される。（ここで大ヒステリーがどのように経過するかや、この疾患が女性に多い理由については述べない。）就学前からあったヒステリー性の不全適応を同級生たちがさらに屈折させてしまって、前青春期に至る頃には別様の病理、たとえば心気症 hypochondria の傾向を作り出すこともある。一定数の症例で、心気症念慮が不規則にパラノイア状態と入れ替わることがある。

しかし大部分にとって、このような一時停止は不愉快極まりないので、実行されることはない。それでは教室で（嘲笑も含む）サディスティックな迫害の対象となって、しかもそれを考えないで済ますこともできないとき何が起ころか。抑圧に頼らざるを得ない。そしてしばしば解離にまで発展する。対人情況が「なかよくやらなきゃ」と「はらがたつ」の両方に動機づけられているような時、前者のベクトル和が後者のそれを上回らない限り、怒りは抑制されない。（注2）幼児期まではフラストレーションの解消は単純であったから、最初には大抵の児童が怒りを爆発させるものである。しかし学校では和解や自制を強いられる。あるいはまた「癇癪」を起こした昔の記憶が自尊感情を傷つける。これらの狭間で抑圧が実行される。しかし抑圧された体験は経験に付け加えるものが何もないので、同じ情況になれば同じ怒りが上塗りされ、破綻が無為に繰り返される。しかも抑圧はあまりにも頻繁に起きるような場面だとか、長続きする一連のイベントの全体に対して効かせることはできない。（注3）なんとか適応できる時を除いて、ぶり返す恐怖は破滅的な解離をもたらす。

怒りと結びついたステロタイプが解離されるとき、何が起きるか。一般的な怒りの感情自体はその後も適宜湧き上がる。しかし解離された特定の怒りとそのシチュエーションに限って意識に上らなくなる。その代わりにちょっとし

（注1）私のこれまでの観察に間違いがなければ、サディスティックな児童は親に非理性的あるいは悪意ある脅迫を受けていた可能性が高い。そうでない児童がサディスティックになることはまずない。他人に苦痛を与えることを愉しむ趣向、そしてそれと密接に関係した、身に降りかかる（私的にあるいは準私的に）苦痛に悦びを見出す趣向には、個人ごとに大きな相違がある。この探求を突き詰めた先に何があるかは分からない。

以下の考察についてはシルヴァーバーグ博士から多大な示唆を頂いた。曰く、昨今「サディズム」「マゾヒズム」「サドマゾヒズム」といった用語は現代において本来の意味を失っていて、単に積極性や消極性、攻撃性や服従性を指して用いられている。しかしこれは混乱を招く過度の一般化であって、サディズムとマゾヒズムは快感を伴っている点でやはり別格のものである。

（注2）二つの力が拮抗している場合、互いを押し合う形で静止するものである。この場合には「なかよく」も「はらがたつ」も未解決となる。外からはある種の「阻止現象 blocking」[1]として観察される。これは両方の情況が解体された、拒絶症的な退行である。

た瞬間の肢位や内臓機能の変化、あるいは症候的挙動が現れるようになる。もしも解離されたシステムが繰り返し活性化されるようなら、筋肉の慢性的緊張として表れて、深睡眠のとき以外ほぐれないこともある。特に顔面皮膚には独特の「皺《ライン》」として刻まれる。解離したシステムに関係する度に特性的な顔貌が表れる。頬筋と顎と唇の運動が制限され、喉頭や横隔膜さえも張度を変えて、声が変わってしまう。声質、イントネーション、声量、シラブル毎の音高がそれぞれ微妙に狂う。解離されたものの大きさによっては、自身でその変化に気づくことができない。

児童期には対人交流が増えるので、感情表出に代表されるような社会的小道具が重要になってくる。幼児期までは数人の大人と一日中顔を突き合わせていたのが、児童期にはたくさんの子供と数時間ずつ顔を合わせる、ということになる。視線とか声とか仕草や眼差しを通して相互作用することになる。そうして、顔が大事になってくる。他人の顔に関する知覚が主には視覚的であり、合意的確認が容易だからである。（声に関してはそうではない。音声の知覚は系統発生的にもっと古い聴覚系を介しており、合意的確認が本質的にずっと難しい。）瞳が私的な事柄の把握に際して、ほとんど超自然的なほど影響するようになる。「目を見る」かどうかで親や教師が子供を判断するために、この傾向はさらに強化されている。(注4)

ふとした眼差し、声、あるいは何気ない仕草。それが対人関係の中で存在感を増していく。そして幼児期の中頃以降の理想化を含む自尊感情と、恒常的に解離された指向ネットワークとなっていく。この二つは後に、特に青春期に異彩を放つようになる。(注5) 児童期に特有の不全適応について話をする前に、まずは自己の理想化と自尊感情について述べておきたい。

児童期になると、ステータスの増加、勲章の増えていくことによって自己が強化される。さらに二次集団の拡大によって関係性の地平が拡がる。学校教育の開始も無関係ではない。しかし拡大の源はやはり二次集団の拡張、つまり「知り合いの知り合い」が増えていくところにある。直接に知覚できる過去・現在・未来から離れたところにいる群衆、つまり「they」が様々な意味や重要性を持つようになる。同級生の語る準神話的な親かもしれないし、教師が話

（注3）どんな動物であれ、生命を繰り返し脅かされたような具体的体験を「なかったこと」にするようでは長生きできないだろう。より広い生物学的な視点から言えば、抑圧が生物にとって実働的《アクチュアル》なプロセスであると根拠付けることは難しく、人間生命にとっての重要性も否定せざるを得ない。概念の妥当性にすら疑いがあると考えられる。しかしそれでも長々と取り上げているのは、（1）抑制と解離の間にある断絶を埋めてくれるようにどうやら思えるという点と、（2）ある行動が死につながるかどうかという点だけからは物事を云々できないからである。時折ヒトがみせる退行は、もしも他の生物であれば死に直結するほどである。

（注4）眼球が「心の鏡」であるという考えは、原始時代の残照に過ぎない。目つき（興味を惹くものが現れたときだけ外見上の変化がある）、眼球運動（サッケード運動など[2]）、眼周囲の筋緊張もどれも、人格を評価するためには不十分である。たしかに視線が泳ぐことがある意味では内面を暴露している。しかしそれは「視線が泳ぐのは疚しいことがあるからだ」という迷信を刷り込まれてきたために、自分の目もとが周りからどう見えているか気になっているというだけである。

よく状況の飲み込めてない人物をじろじろと眺め回せば、相手はひどく動揺するに違いない。「眼は心の鏡である」という俗信を耳にしたことがあるだろうし、そして顔には微細な表情が出てしまうものだと少なくともぼんやりと気付いているからである。もしも顔面の下半分だけすっぽり隠してしまえば、きまり悪くないどころか、平然としていられる人もかなり増えるのではないか。実際のところ、口唇周囲の筋緊張と、頬筋の緊張こそ顔面表情の実働するところである。第二章も参照のこと。

（注5）躍動的な感情表出は児童期にも翳りを見せることがない。困難を乗り越える度、表情や声や手足の動きが羽根を伸ばすように生き生きとしていく。青春期の課題が折よく解決されたような時にはさらに目を瞠るほどの変化が生じる。演劇や舞踏などの身体芸術を教える者は授業の一環として素朴な精神療法をやっているといっていい。（子育てに熱狂していながら、親たちは精神病理学に無頓着である。そんな連中がいつか、我が子を「飾り立てる」ため精神病理学を持て囃すのだろうか！なんとも金回りの良さそうな新事業であるが、名乗りを上げる似非心理学者がまだ登場していないのはどうしてだろうか。）

身体の健康を保障するために、内科学や整形外科学は制度化され、もぐりの医者が排除されている。一方で精神の健康については未だ、精神衛生を好き勝手に弄りまわす輩がのさばっている。同じ政治態度《ポリティクス》が教育の現場にも作用している。いくら読み書きを教えても、その代わりに批判精神を破壊してしまうのであれば、子供たちに文化の恩恵を施すことはできない。プロパガンダの新たな犠牲者を生むだけである。貧しい子供たちを疫病から救うためと言いながら、才能ある子供たちを刑務所や精神病院に送り込んでいるのだ。

題にした他のクラスの子かもしれないし、あるいはまた噂話の主人公かもしれない。かれらは自分が直接に交わる人物たちとは全く違った方向にその価値を増していく。触れたことのない世界や考え方が目につくようになる。そうするうちに子供は、我が家の決まりごともずいぶん怪しいものだ、と気付く。金科玉条であったものが、同級生の些細な言動をきっかけにして、どうやら他所では通用しないらしいと判明する。一度そうなると、あれもこれもが疑わしいもの、問い直すべきものに見えてくる。この時期までなんとか精神の健康を保ってきたような子なら、問い直しによってアクセス可能なステロタイプは大々的に修正を受け、別のシンボルとして生まれ変わる。その過程には緩徐な、しかし明確な指向の変化が伴うものである。

　教師の優しさに親と通ずるものを見出したり、あるいは逆に教師の態度から親の嫌なところを思い出す。この時に生じる感情は、それまでになかった全く新しい性質を帯びている。思慕や反抗心は、乳幼児期のステロタイプに基づく感情よりも遥かに一貫した働きをする。そして子供役からの離脱が始まり、家族集団の絶対性は失墜する。二次集団との交流が増えて親と遊ぶことが少なくなるためにこの傾向に拍車が掛かる。それまでは低次のファンタジーを充てがわれていた生活上の不満も比較検討の対象となってくる。不平等な処遇を告発することで従属からの解放を目指すようになる。「ジョニーとは遊んじゃだめだって言うけど、ジミーのママは良いって言ってるよ」とか、「ワルターはパパにビー玉を買ってもらったって言ってるよ」、「ピーターは教会の日曜学校《サンデー・スクール》に行かなくてもいいって言われてるんだよ」と。[3] 親に対するこのような権限開示令状は、しばしば不健全な対応に見舞われる。両親は「きまりごと」や「やくそく」を増やすことで差止命令をかけるのだ。全て親の不健全な人格の外側拡張であり、代々受け継いだ時代遅れの遺物である。親自身が抱える非保障感、ステータス逸失による失望、自己保身の偏見。子供を自分の一部として扱うことで親は不全感をなんとか満たそうとする。子供はそのうち広い世界を知り、そして親に反発するようになる。親は取り乱し、慌てふためく。親が自らを保つための防衛反応は、子供に対する暴力として噴出することさえある。

親離れを封殺しようとする家庭（それはきまって「無意識」に行われる）のなかで子供がそれに屈服しないで頑張っていると、そのうちに「このままでいいのか」という苛立ちが起き上がる。こうなると親に悪意をぶつけるか、あるいは嘘をつくようになる。しかし感情的になった親を動かすほどの詐術をまだ児童は身につけていない。親を騙そうという気持ちは必ず病的な解離につながる。人格の方向性と一致しないような身体表現である。このような児童は親といるとき劇的な変態《メタモルフォシス》を遂げ良い子に徹していて、外で遊ぶときだけ平均に近い人格を呈する。

子供役からの離脱を潰されて、しかも実質的成長がないままだと、それ以降あらゆる経験が親／子の枠組み parent-child pattern となるか、あるいは自己意識の外側を流れ去っていくようになる。通過していくだけの経験は解離した指向ネットワークの養分となる。こうなると児童期を抜け出すことができない。ごく一般的な意味で、社会化が達成されないままになる。敬慕できる無頼漢の先輩でも見つからない限り、周りが続々と青春期に至るころ、重篤な失調をきたして取り残されてしまう（注6）。

親の価値観に真正面から反発すると、仮にそれ自体はうまく行ったとしても、やはり人格の発展には大きな損害を被る。父と母には、親が神であった頃の威光が染み付いている。しかし未熟ゆえに子息を惹き付けておけないような親に旅立つ我が子への博愛精神を期待しても無駄である。そうしておなじみの光景がやってくる。反抗する我が子を脅し、罵り、ときに泣き縋り、お前は不幸になる運命だと呪う――とても書き尽くすことはできない。こうなると子供は悟るほかない、もうこの親と仲良くやるなんてことは不可能だ、と。こうしてまだ若い彼は病的解離に追い込まれる（注7）。

（注6）一方でこのような慢性児童は「育ての親」を見繕うことに長けている。必須の人生経験や激励は、育ての親を通じて入手される。（しかしこのときパトロンの威光を傷つけるような見識は省かれているものである。）本文では後に、青春期の友愛欲求と性的モチベーションによって統合される情況を検討する。

児童が両親に向ける不全適応的な解離は、ある種のコンプレックスを作り出す。このコンプレックスは関連した指向の数々と一塊に、そのうち「ギアが合わなく」なって弾き出されて、人格全体の発展と関係なく作動するようになる。こうしてそれ以上の精緻化を止めてしまったものを解離されたシステム dissociated system[注8] と呼ぼう。解離されていないシステムが対人関係についてリアルであり、「身から出た」解離であることを自覚できているならば、自己はなんとか一体のままでいられる。しかし自己意識が無頓着であったり、あまつさえ解離に気づいていなかったりすると不幸な発展が続く。（このとき適当な注意が払われないのは、乳児期の基礎的な指向が押さえつけられているからである。）[注9] 解離を抱えると、強烈な違和感に苛まれながら、全く何もできずに、いつ葛藤に巻き込まれるか分からないままに置かれる。解離された指向が奥深い無意識にあるときには、得体の知れない不安に絶えず襲われる。人格のうちで解離された部分が大きいほど身体が「乗っ取られ」やすくなる。その分だけ対人関係は当人にとって不透明かつ不確実なものとなる。

対人関係がこうして自覚可能な部分と自覚困難な部分に分かれるのは主に児童期を通してのことである。この二極化は、後者が意識から排斥されることではなく、むしろ自己が発達することに由来している。例えば校内暴力に屈服するしかなかった記憶や、年上の子と「恥ずべき」性器弄りに興じた感懐があるとしよう。その体験を「忘れて」、自己のそれ以外の部分が生長する。前者の場合には屈従的指向が、後者の場合には性指向が無意識の領野に潜り込んで、そこに居着くようになる—解離されたシステムとして。このとき、親を含めた道徳の検閲者 moral censor の果たす役割は大きい。もしも児童が自分のやることなすこと偽りであると感じているなら、そうと思わずに嘘で身を固めているよりは救いがある。「わるいこ」でいるにしても、自分でそうと思えるうちはいくらか良い。

人格発達の自由度を制約する要因のうち、就学までに決まっているものは大きく二群に分かれる。一つは生来的な素質。もう一つがその時点までにどのベクトルが優勢になっているかの状態像である。このうち後者が前景に立つことはヒトが生物である限り運命づけられている。（就学前までに定位された全体構造が覆るのは尋常ならざる情況においてのみである。）いまから、そのようなベクトルのうちで個性 character についてみていこう。個性はおそらく幼児期に形成されているが、姿を表すのは児童期以降である。そしてその後の人格発展の自由度を左右する。例えばステータスを求めるとき、どのような環境でどのような対人関係を活性化するかを決定する。

人格形成についての学問が児童期をなきものとして扱ってきたからだろうか、これまで個性について充分な研究がされてこなかった。強迫児や精神病質児は個性などまるでないかのようである。そうでない子であってもごく微かな個性しか持っていないこともある。しかしそうだとしても個性を持つ方がやはり正常 normal である。個性の充分な発達がある場合にのみ健全な精神に到達することができるとも考えられる。精神の健康を失ったひとをみると逆に、健全であるためには母への初期情動が正常に育つこと、世界が統一されている（そして善である）という前提をもつことが必要と分かる。個性がうまく働くためには、自己や他者の置かれた現実を包括的に捉えることが必要であるとも分かる。これ以上のことを言って良いものか、私は強い戸惑いを感じている。私たちに潜行する文化が本質的なものとそうでないものについての観念を狂わせてくれるからである。──しかし思うに個性とは、母への初期情動から初めて袂を分かつ瞬間に根ざしているのではないだろうか。ここに人々の養育態度が取り込まれていく。乳幼児期に結

（注7）　精神病質的、強迫的な偏倚を孕んだ家族における縺れについては言うまでもない。この年代を決定的な岐路として、虚言・窃盗・放蕩、あるいは放火や傷害さえも含む行為失調 conduct disorder に陥ることがあると付け加えておこう。年少者救護のあらゆる側面が、児童期の対人関係の障害に関係するといっても良いかもしれない。関連文献は膨大であって、ここに全て挙げることはとてもできない。

（注8）　「解離されたシステムの内部で働いている指向はなにか」という問いは人格の行末を考えるうえで大変な価値を持っている。このことが本文の続く記述に読み取れるだろう。人格が置かれた環境によって、どの指向が解離されるのかが決まり、どれだけのエネルギーが割り当てられるかも決まる。

（注9）　非適応のもとにある基底層については前章の議論を参照のこと。

ばれた真に適応的な対人関係は全て個性に流れ込む。少しでも適応的でない部分があるなら体験は個性に結びつかない。見方を変えれば、親の側に非適応や不全適応があるとほとんど自動的に子供の個性が痕跡的なほどに乏しい事態が生じることになる。[注10] 私見ではあるが、両親が対人関係を円滑にするため身につけた文化的伝統が子の個性の基盤となっていくのではないか。不幸なことに、精神医学と文化人類学はこれまで相互参照が不足していた。とりわけ就学以前に行われる文化変容 acculturation[5] のプロセスについては、格別の重要性を持つにもかかわらず現在に至っても注意が払われないままである。

個性の重要性は、弾き出された指向ネットワークの作動を制約するところにある。個性のこの働きが弱いほど全体情況（および解離されたシステムによって統合される準全体情況）に流されることになる。乳幼児的な側面が対人関係を混乱させて、人格は多形倒錯的 polymorphous となる。さてここで、至って迷惑な作用を及ぼす要因についても考察しよう。

子の個性が親にとって「うまくいった」ものの文化的相続であると先に述べた。これと対極に、親の「うまくいかなかった」経験を乳幼児期に背負わされたものが「超自我」および「戒慎 conscience」[6] である。成功した人生、個性をもった存在になれるかどうかは、生まれ落ちた瞬間から絶えず試されている。そしてこの戒慎という不首尾な破壊分子、不正確な跳ね返り、矛盾の巣窟が植えつけられた時点で、個性の統合はほとんど望めないものとなってしまう。個性が無意識の深くに根ざしている一方で、戒慎はもっと浅い、幼児期後期の水準に存在している。個性の働きによって破壊的戒慎を抑えることもできるけれども、両者を見分けるのは簡単ではない。一つには個性にも生後経験の要素が含まれているからであり、もう一つには個性を発揮するときには戒慎に基づいた合理化の働きが必要となるからである。個性と戒慎の基本的な違いは、前者が人生初期のステロタイプに基づく強いコントロールを果たし、後者がやや遅れたステロタイプから弱いコントロールを果たすところにある。戒慎とは自己の一部分であって、そこでは親（およびその類似物《アナログ》）が神官的権力を振るっている。表面的には行動の抑止を行い、これがうまくいかないときには罪の意識を出現させて自尊感情を傷つける。戒慎に従わなかったときには、神に実際に見限られるのではないかという恐怖が降り掛かる。なんとかして救済を受けようとする。このとき、合理化や懺悔、祈りといった多彩な活動が生じる。このときの動機を一般に自己処罰欲求 need for punishment と呼ぶ。(注11)

「神聖」だった境界は徐々に薄らぐ。そして息子と父親の奇妙な関係が取り結ばれる。このときの罪と自己処罰欲求のあり方をエディプス的罪業 Oedipus guilt と呼ぶのが習わしとなっている。先史時代の父親殺しが仮定されてきた。全ての息子たちが悲劇の再来を恐れるのだと言われてきた。親殺しの観念が「受け継がれて」、皆に等しくエデ

（注10） 予見性 foresight とは、口先だけで調子のいい言葉を並べることではない。現在の情況を未来と適切に結びつけることは十全な個性を持つ子供にだけ可能である。例えば精神病質者では、予見性が完全に欠落する。

ところで、個性を考えるにあたって倫理という尺度は有用であろうか。一部の学者は個性の価値を、当人がどれほどの善をなしたかで測ろうとする。しかしそうすると、狂人には個性が一切ないとか、個性こそが精神衛生の肝心要であるということになってしまう。しかし「善」の一片もないような人生の一幕にだってやはり個性が認められることはある。あるいはまた別の学説では不全適応の様子（例えば「昇華能力」などといって）まで個性に含めてしまっている。しかし退行や急性精神障害につながるようなものを個性と呼ぶ意味はないだろう。別の論者は個性をヒトが自分自身に課す規律のことと主張する。しかしどれだけ高い目標があったとしても下手な合理化に役立つくらいで、個性について何か明らかにすることはない。以上の三つの考えは全て誤っている。（Henshaw Ward が言った通り[4]「一理ある」ことまでは確かだけれども。）個性とは、そんな定式化のずっと手前のところに存在するのだ。日和見主義は個性でない、その逆だ。そして同時に強い個性とは固定したものではない、むしろある種の文化にみられる固定化の企みに頑強に抵抗する。おそらく個性とは初期のファンタジーに生じた「偉大なる使命という妄想」に過ぎない。この妄想が幸運にも現実世界に適合し、将来を予測し、ハプニングをうまく利用して、「偉大な職責」と合致したときに個性と呼ばれるのだろう。（編者注：サリヴァンは「character」の語を、現代の心理学における用法というよりも、原義に近い用法で採っているようだ。つまり「強い倫理的な繫轍」と自己制御をもつ人物を表すのに用いている。）

ィプス的恐怖を植え付けているのだと想像されてきた。そして幸運にもシンボルの水準で、懺悔的去勢 penitential castration によって解放されるのだ、と。このような御教説、つまり記憶の遺伝あるいは太古心霊説《パレオサイキズム》についてはよく注意しておかなければならない。まるで古代精神の化石が精子に運ばれ、「人種的無意識」なるものを作り上げ、そして現生人類はそれの蓄か、ちょっとした出っ張り程度のものでしかないと、主張しているに近いからである。それぞれ違う環境で育ったはずの子供たちに言葉や考え方に共通のものがあるのはなぜかという問いに対して、数年前までは古代心性や人種的無意識の云々が論じられてきた。しかし今日では乳児期体験の共通性によって説明が可能である。いわゆるエディプス的罪業についても、乳幼児期と権力体験の観点から理解することができる。[注12]

自分と「外的現実」[9]が別物でありつつしかし分かちがたく結びついていることの認識は難しい。いい大人であっても、例えば「借金の重苦しさ」と「取立人の顔つき」がしばしば混同されて、ひとまとまりに嫌悪されている。子供であればなおさら「母と一つであった頃の満足が喪われたこと」と「喪失の原因となりそうな人物」が一塊になっていてもおかしくない。その不愉快な経験はその時点で一番近しい人物に貼り付きやすい。その結果、男児であれば父親を嫌がるようになり、多くの女児は母親役を演じるようになる。乳児的満足の対岸に立とうとするのだ。原体験は男女を問わず同一であるから母から離れていく過程もまた同一である。母親はすこしずつ「神」でなくなっていき、その分だけ「人間」に近づく。子供の性別を問わず、この頃に「悪」の印象は母親から分離され父親に付着する傾向にあることは確からしい。このとき、女児であれば感情移入の働きによる追加リンクがもう一つ張られるようだ。ではここで感情移入の作用に視点を移そう。

幼児期の感情移入によって、男児は男児と、女児は女児とつながる。同じように、息子から父親、父親から息子に、同様に母娘の間にも人格の建て増し《エクステンション》が生じる。母と息子の関係とは全く異なる。このことは、父から息子、あるいは母から娘への態度が、ずっと辛辣かつ権威的であることからも分かる。男性から女性への、そして女性から男性への伝統的態度は、子供が文化を同性の親との交流から感情移入を介して取り入れたものではないかと、私は推測している。このことを根拠付ける客観的データはまだ少ないが、さらに踏み込んでこう言いたい。子供にとって生活上の辛苦の大半が同性の親に由来している、と。そしてその分だけ長く、異性の親は神聖な存在でいられるのだ。ここまで述べたところが、いわゆるエディプス情況ないしエレクトラ情況 Oedipus and Electra situations の起源ではないだろうか。このように考えることで、全てでないにせよ多くの文化に共通する児童期の行動の多くを取り扱うことができるし、しかも遺伝性でないということの説明もできる。

つまり問題は好悪の感情の分配にある。結果として息子は父に、娘は母に反発を抱くようになる。このときに同性

（注11） 罪の感覚と自己処罰の行いは宗派を超えて共有されている。西欧の誇り高き無神論者さえ、罪を感じ、償いについて思い巡らすものである。飽くなき知性化によって自らを神の領域にまで高めても、別格の優位者に対する意識は保たれる。逃れ得ない乳児期の神に対する罪の感覚は消えない。それを稚拙な懺悔によって魔法のように解決しようとする。そのことの「意味」は無視されるか、合理化されてしまう。理性を超えたところで、私たちは子供だましの償いの一式を、「善」と「悪」を判断するシステムを抱え込んでいるのだ。（児童期やそれ以降のどこかで道徳や超自我について内省を確立できれば別だが。）性欲の葛藤を背景に、システムは例の歪曲的で破壊的な影響を青少年に与える。数多の不全適応が登場する。自己処罰行動はさらに精緻に、秘教のごとく磨き上げられていく。純朴な少年を矯正施設に収監するところまで「取り計らって」くれる。

このテーマについては、犯罪学において名高い精神分析家フランツ・アレクサンダー Franz Alexander[7] も近い結論に達している。The Criminal and His Judge; New York: Nervous and Mental Disease Publications, 1931 を参照のこと。言うまでもなく、このような理論は犯罪学に限ったとしても確立してなどいない。公法の全体理論に対してであれば尚更である。犯罪学については最後の章でもう一度取り上げる。

（注12） 血縁上の父親に対して「エディプス・コンプレックス」をもつ個人が一人もいない、とまで言うつもり[8]はない。しかしいずれにせよエディプス・コンプレックスを人類普遍とするのはコモン・センスに反するし、なにより原始文化の研究から得られたデータと整合しない。以下の文献を参照すること。Bronislaw Malinowski, The Father in Primitive Psychology（『原始心理に於ける父』）; New York: Norton, 1927 および The Sexual Life of Savages in Northwestern Melanesia（『未開人の性生活』）; New York: Liveright, 1929。国際精神分析学雑誌上で展開された、エディプス要因に関するマリノフスキーとアーネスト・ジョーンズの論争も参考になる。

の親が過剰反応するようだとここまでに述べたような悪性の情況が勃発する。エディプス的憎悪とかエディプス的罪業と呼ばれるものが姿を表わすのだ。

それでは数多ある不全適応のそれぞれについてみていこう。読者諸君には全体像を見失わないようくれぐれも注意していてほしい。児童期の特徴は、生涯にわたって作用する補償プログラムの登場である。私たちの文化において運動能力は絶対価値なのだと、少なくとも男児は発見する。勉強がどれだけ苦手であっても、腕っぷしが強かったり良いピッチャーだったりすれば級友たちから尊敬の眼差しを、そして親からは手放しの称賛を得られると気づく。年上の生徒や新米教師からも一目置かれる。自尊感情は大満足するだろう。このような体験があるために、子供の頃に運動神経が良かったかどうか、少なくとも何かスポーツをやっていたかどうかが大多数にとって終生の関心事となる。運動さえできれば見逃してもらえるような欠点は多い。(自分の身体能力の高さを吹聴して回る壮年者はある種の補償行為に耽っているのだが、周囲から咎められることがない。) スポーツで立派な成績を残すことを男性性masculinityと結びつける伝統すらある。特大のトロフィーこそ異性を惹きつけるのだ、それこそ青春期の社会化の第一歩だ、と。しかし残念なことにスポーツは性の鬱屈を補償しているに過ぎない。その頭でいつまでもやっているようだと青臭い生活態度が一生涯遷延することになる。運動選手というものは大体のところ青春期中期に、つまり性欲が生々しくなる頃に失墜するものである。

スポーツ以外の興味があるとか、よその子ばかり気になっているような親は、我が子を勉強に追い立てるようになる。時空間的に勉強しかないところに子供を置き去りにする。さらに学校や運動場でも同じような扱いを受けるようだと、児童は「めだたないのがいちばんだ」と学んでしまう。そうして児童は、他人の手を借りることを避けるばかりで、建設的な考え方を身につけないまま大きくなる。(そうして大人になったような人物は、有意義な活動をせず、小児病的な白昼夢に溺れるものだ。何かに一生懸命取り組むというようなことはない。何事も時間つぶしくらいにしか考えていない。そうなると、一番楽に時間を潰せるのは映画館に行くことである。目を開いてさえいれば良い。映像はよくできているし、何も高級な思考は必要ない。話の筋は決まりきったものだし、しかも旧作の焼き直しと見抜かれないように監督が「頭を捻って」くれている。）児童期に皮相な処世術に浸ってしまうと、児戯的な補償にいつまでも頼ることになる。独力で何か達成することもない。一つのことに専念することができず、精力は幼児的満足にすべて排泄されてしまう。

こうなると児童は補償としての空想的錯覚に浸り、概して社会化を後回しにしてしまう。これは精神病質者が他人を格下げするようなファンタジーを拡げていく過程にごく近い。精神病質者は幼児期から既に自他認識が歪んでいるものだ。社会化欲求だけでなく、その他の思念までも幼児期的な白昼夢の中に発散していく。青春期に達しても自他を適切に把握することができず、ただ一心に武勲、叡智、華やかな美しさばかり夢想する。こうして現実の試練から逃避しているところに友愛への希求が湧き上がると、極めて不幸な道を下るほかない。友人を求めようにも、古代英雄譚や映写活劇と比べてしまうのだから、幻滅に終わるのが当たり前である。辟易した少年は現実の社会化を放棄し、遠い世界の「俳優」との「友情」を思い描く。果ては文通すら試みるかもしれない。しかしペンをとっても「心の奥底」は言葉にならない。なんとか書いてみても、結局は投函できない。青春期に待ちかまえている破綻の不吉な幕開けである。

「がり勉」になってしまうことは、これより少しだけ救いがある。青白く貧弱で運動もできないような子が、学科の成績を盾にして冷たい視線を避けることができる。教師に目をかけてもらえると分かればその傾向に拍車がかかる。学力偏重が時代の趨勢であるから、たとえ親の一方がよく思っていなくても、もう片方の親、叔母、まわりの親戚が煽りたてる。あるいはまた、エディプス的反発に基づく勤勉もありうる。つまり、単に勉強を忌み嫌うだけでは、勉強しろという父親に命令される存在として関係性は固定化してしまう。そこでむしろ勉強に精を出すことで、教師のお気に入りの座を得ようとする。こうすれば父親の支配から脱することができる。あるいは子分を連れ歩くことさえできるかもしれない。しかしこれでは、水平的な関係を求めるべき本来の社会化欲求が望ましくない方向に向かってしまう。いずれにせよ、この後の青春期に対して充分な準備ができない。大人になったとして、象牙の塔に守られてのみ生存できる様態である。

幼児期に盛んだった権勢欲よりも、児童期には周囲の一般水準《スタンダード》に近づくことのほうが重要になってくる。これは無意識に行われている限り、定義上、昇華である。しかしその内部に、はっきりと不全適応であって、災厄の前兆となるような現象も垣間見えるようになる。その一つに、貧乏な家の子供に対してクラスメイトが集団攻撃を始めることがある。学校に入った当初は、手先の器用さとか身体の強さが注目されるのだが、次第にカースト caste が重視されるようになる。醜い差別が最も辛辣な時期である。社会の不平等は、たとえば親たちが嬉々として地位や権力に縛られている様子から学ばれていく。裕福な子供たちは「イン」な価値観を、きわめて野蛮なやり方で「アウト」な子の目に焼き付ける。ちょっとした失敗を学校中に言いふらし、流言飛語、器物損壊も珍しくない。家庭教育の成果であろう、金持ちの子は馬鹿騒ぎが大得意である。強きを助け弱きを挫くものである。いつのまにか子供たちは、アウトサイダーは卑劣で不当な攻撃を受けるものと刷り込まれていく。金持ちはいかに低劣であろうとも褒め称えてやらねば満足しないものだ、とも。もしも「分をわきまえるように」とうるさい家の生まれだったら、濡れ衣にも卑屈になって耐えなければならず、すぐに子供は忌々しい日和見主義へと歪んでいくだろう。もしも引っ越しを繰り返すような親なら、息子は転校する度に高度に組織化された小社会に対峙することになる。流れ者は、浮世離れした孤高の人物でない限り、非常に不愉快なものを殺して皆に合わせなければならないだろう。陶片追放されないためには、自分として迎えられる。小賢しい悪童連中は、新参者の身につけていた処世術をいちいち否定し破壊してみせ、「身の程を知らせる」。

児童期には数多の防衛が登場するが、ここで改めて批難の転嫁について論じておく。転嫁によって自尊感情の低下や不安から身を守る術は、児童期にもう体得されている。（教師の不全適応を起こしたときの様子から学び取っている事が多い。）批難の転嫁は精神病質児で特に目立つ。精神病質児は自他についての考えがファンタジーに留まっており、性格も幼稚である。戒慎の一切が親の禁則事項への反発から出来上がっている。不遇はなにもかも他人のせいだと決めつけている。転嫁の力動に幼いうちから依存してしまうと、少しでも冷たくされるたびに攻撃された、弾圧された、排斥されたと感じるようになる。そしてそのうちにパラノイアの類友を見つけて、この世界は欠陥物だから仕方ない、と合理化に引きこもってしまう。不全適応の渦中にあっては、これだけが唯一可能な社会化である。言うまでもないことだが、青春期にさらなる社会化を果たすための基盤としては、全く脆弱で不十分である。友愛を取り結ぶ場面、あるいは罪の意識に向き合う場面においても、批難の転嫁という力動がある限りは憎悪の情動が持ち込まれてしまう。人身御供の供給なしには生きていくことができない。（ほとんどパラノイアといっていい個人が人類史的な偉業を成し遂げることも数多くある。つまり偶然にも憎悪の対象が適切であったということであるが、いずれにせよ現実認識が浅薄であることには変わりがない。この現象については後にもう一度述べよう。）

身内に対する強い敵愾心は、ほとんどの場合で何か他の集団への「置き換えdisplacement」が必要になる。置き換えは、健康な成長の一部であることもあるし、抑制・抑圧・解離の産物のこともある。前者であれば憎しみの適応的な昇華ということになろう。しかし後者の場合はどうだろうか。不愉快なステロタイプの一部がたまたま目についただけの対象集団に彫り込まれるのだ。この対象集団が実在するかどうか、実のところ極めてあやふやなままにされているのだけれど、しかしいずれにせよそのメンバーとみなされた人物に対しては手前勝手なステロタイプが投げつけられることになる。（注13）多くの場合このような虚飾は社会の大勢と一致するために「自分への言い訳」も必要ない。粉飾

（注13）　悪性の置き換えにおいては、置換先に向けられる情動がもとのステロタイプに向けられるものと全く同じであることが多い。一方で良性の置き換えでは、もとの情動の一部分のみが向けられる。そうであるからこそ原因となったステロタイプを遠ざけながらも代理的に問題を解決できる。

の産物がどうしても不格好なときには「人類愛」を持ち出すことすら可能である。そうして、我は「世に蔓延る悪徳」と「身を挺して戦っているのだ」、などと言い出す。(注14) このようにして例えば兄との嫌な記憶をなかったことにして鬱屈から目を逸らす。情況がこうも複雑になると、端緒となった人物も、それを置き換えた先の二次集団も、当人から忌避されるようになる。もし実世界で接触を持ってしまえば荒唐無稽が露呈してしまうためである。それでも万が一、忌避していた人々と時間を共にする、素朴に肩を並べるような情況になったときには、置き換えは破綻する。代わりに場を覆うのは、紛うことなきパラノイアである。

二次集団のうちでも特殊な例、つまり「辺地の民」はどのように学習され、位置づけられていくだろうか。学校生活が始まると、子供は今まで知らなかった国々、知らなかった民俗について見聞きするようになる。授業教科や教師の雑談を通して、例えばチャイナなる地に住むチャイニーズなる人々について学ぶ。教科書に載っている図版や民芸品の写真は、遠い国に住む人々について、神話やお伽噺くらいの「現実らしさ」しか与えてくれない。なぜなら私たちとどこが違うかが強調されているばかりで、大体のところは皆同じであることは教えてくれないためである。(いくら遠い国の人々であっても生活の基本的な部分は私たちと変わらない、学校教師にとっては驚天動地かもしれないが。彼らは教職についているといっても、文化人類学者さえ呆れるほどの突飛な迷信に囚われていることがある。)

子供たちは正しい情報も誤った情報も一緒くたにして、それぞれに幻想を創り上げる。そして好奇心を背景に生まれてくるのは、仮説的他者に向けられた情動である。健康ならばその情動は、実際に中国人と会う度に(比較的少数のデータが中国人全体に当てはまるものとして拡大解釈されるとはいえ)少しずつ補正されていくだろう。あるいは中国人について知識を増やそうと能動的にもなるかもしれない。しかし抑制の困難な、あるいは解離された指向を抱えている場合には、奇術的な手際で、当人の嫌忌するものがすべて仮説的中国人に浴びせかけられることになる。病的児童にとって、以降「中国人」とはすなわち解離された指向の顕現となる。(10) 都合の悪い情報は一切無視されるようになって、代わりに本人の破調に沿った情報だけが摂取されるようになる。

適当な二次集団を槍玉に挙げることで欲求不満を解消しようとするのは、児童期以降、歪曲した人格の典型的な振る舞いとなっていく。西洋文化において特に顕著である。むしろそうすることこそ折り目正しいとされるような場面すらある。一段、また一段と階段を下ってゆく様子をはっきりと見てとることができる。隣人に対する毀損的合理化に始まり、次に貧困階層に対して自分の嫌悪する性向をすべて当てつけるようになる。最終的にはプロパガンダで水膨れした偏見を外国政府や敵対する政治運動に差し向けるようになる。アメリカの一部地域では、白人たちの低劣な指向の一つひとつ、例えば怠惰や強欲に対して、それぞれを「体現する」有色人種が設定されている有様である。良識の名のもとに、集団としての傾向と一人ひとりの性向は分けて考えるべきだとの意見も上がるかもしれないが、しかしいかにも優柔不断で、いつ取り消されるか分からない弱々しい主張である。偏見の運搬集団《キャリア》とやり取りする中でどこまでも後退していく。さらに言えば、集団を代表する人物には向けられた感情に相応の振る舞いをするように圧力が掛かるものであるから、偏見を持っている側からすればますます思い通りに物事がすすむことになる。白人の女を強姦しようとしたと言い掛かりをつけられて、黒人少年が集団暴行される事件が繰り返されている。加害者である白人の少年は、「連中」に性欲を抑えるよう躾けてやる、と考えているらしい。（それをみて大人たちも、やはり性欲というのは抑えつけるべきもののようだと考え、愛娘にその通り教える。）それでいながら白人の父と黒人の母をもつ混血児《ムラート》の出生数は近年急激に増えているけれども、白人側の性欲の暴走とみなされることは全くない。（注15）アメリカのまた別の地域では、アジア人が蛇蝎のごとく嫌われている。また別の場所では、カトリック教徒が、ユダヤ人が、ア

（注14） これと関連して、Harold D. Lasswell, Psychopathology and Politics; Chicago: Univ. of Chicago Press, 1930 の「ケースB」（第七章）を参照のこと。

（注15） 黒人女が白人の青年を酒に酔わせて誘惑している—ご立派な御仁たちはそれを知っているのだという。私は少なくともそんな現場を見たことがない。しかし根拠となる事実の有無は、偉くなれば大した問題ではないのかもしれない。

イルランド系移民が―。インディアンもみな悪人とされていた時代があった[11]。

二次関係のこのような病的取扱いは、児童期の発達において大変な害毒である。一度それが固着してしまうと、「彼奴等theys」に囲まれているという空想が人格の基調になってしまう。そうなると全く無気力に引き籠もってしまうか、あるいは反対に悪徳に手を染めるかのどちらかである。本来であれば、家庭で学んだものと教室内外で学んだものがうまく混じり合って、そして現実世界に生きるための具体的規範が形成されるのだろう。しかし学校で適応的思考を授けてくれる建前になっている大人たちは何の手助けもしてくれない。教師はまるで自分の欠陥や欲求不満を解消するために疑似親子関係を作ろうとしているかのようである。（教職課程に至る選抜方法、教員となってからのトレーニングや報奨体系―どれも社会問題の全体と密接につながっている。）

教育とは、肉体的、社会的、行政的institutional、なにより私的現実に気付く機会を与えることである。さらには児童期の人格形成に寄与することまでも目標とするべきにちがいない。そのためにはまず第一に、可能な限りあらゆる人種が一緒にいる環境で教育が行われるべきである。そうしてこそ児童は（もしあるならば）個性を発揮するようになり、先の発達段階に進むための適切な戒慎が身につく[注16]。青春期に達するまでは文化の全体水準をあまり超えたことは教えない方がよいけれども、しかし当然ながら、旧態依然の因習に子供たちを縛り付けていてもいけない。

そのためには、児童が新たな倫理を試行錯誤しているとき大人たちがそれを抑えつけないことが大切である。子供が「間違っている」ところを見かけても、あくまで理性的に取り扱って、感情的に禁止することを避けなければならない。もしも「間違っているような気がする」だけなら決して禁止してはいけない。大人からは喪われてしまった知恵かもしれず、それを抑え込むのでは社会の前進を妨げることになる。マタイ書の一節を思い出してもいい、「翻へりて幼児の如くならずば、天國に入るを得じ」。あの世でどのような報罰が待っているのかは知らないが、道徳の源について思い巡らしたことで罰せられることはないだろう。道徳に関する思索が充分早いうちから開始されたなら、円満な人生が始まり、さらにその次の世代も、親を尊敬し、周りに善く施す子供となる違いない。

今日まで積み重なった知見を検討すると、もしも理想的な教育システムが構築されれば、子供たちは宗教や数々のドグマに煩わされることなく無用の細則や儀式に拘束されることもないようだ。まして生活様式や考え方の違う他者に陰性の道徳感情を投げつけることはない。その代わりに自分や周囲の人間を苦しめる事態が迫っていないか気を配り、適応的に対処するようになる。これによって互いに真っ当な生活を営むことができるようにもなる。青春期に文化の影響を一身に吸収する前段階として、右に述べたような社会化こそ、歪曲が最小で将来性が最大であるように思われる。人間の各発達段階のうち、児童期こそ最も大切であると私は考える。児童期に足を踏み入れた時、子供は一連の偽宗教倫理魔術には全く縛られていないはずである。就学してから先の日々を通じて、束縛してくるものを上手に捌く術を身につけるか、あるいは操り人形となってしまうか、そのことが問題になる。どのようにこれを乗り越えたかが、いわゆる戒慎や超自我の作用として個人のうちに作用し続けるものとなる。その後の人生において青春期に一度だけこの制約から放たれる時が来るけれども、それも理想的教育と類似した環境が実現した一瞬のことである。それでいて青春期は超自我の影響がいつになく過酷な年代だ。次章以降、その超自我の内省が獲得されていく様子について述べていく。シンドバッドが背中から海爺を振り落とした[13]ように、誤って教育された個人が大変な犠牲を払ってその影響から抜け出す過程である。

最後に付け加えておくと、現行の文化の内部にあっても人格の成長が見込めないわけではない。前青春期に至る時点で、よく統合された人格に達している場合もある。少数のうちのさらに一部は既に精神医学的な意味で成人していると言っても良い[注17]。また同時に、精神医学の視点から見れば発展を挫かれているようでありながらも、それでもなんとか満足した生活を送っていることもある。成長過程の障害がなかったら、さらにどれほどの成功を収めていたのだ

（注16） これに関して注目すべき実験的教育機関が運営されるようになった。イリノイ州にある the North Shore Country Day School of Winnetka[12]がその一例である。

ろうと思われるような人物もいる。試練に晒されたとき、人格の破綻を防ぐ何かがあったはずである。—その役割を果たすのは、有り得べき人格としての自己の理想像ではないだろうか。つまり自身の才能と限界を現実的に把握した上で描かれる、未来に自分がなすべきことの定式化である。理想像とは、端的に定義できるようなものではないけれども、少なくとも達成への努力を絶えず支持するものであるはずだ。児童期において、この自己像はファンタジーであることが多い。成立過程や骨格はそれぞれに多彩で、逆境における耐久性も一様ではない。しかしいつも現在の困難を乗り越えた先に道があると教えてくれる。人格を歪めるような情況の連続においても、なんとか自己を保つ手段となりうる。奇蹟を起こすとまでは言わないが、それなしでは望みえないような世界へと私たちを導くものである。

（注17） 児童期に前後する教育問題の解決に専門家を動員できていない現状は不幸である。学童を主に扱う精神科医さえ、子供たちの成長のこの副産物について充分な見識を持てないでいるようだ。精神分析という運動《ムーブメント》は、人格の研究のために重要な貢献を果たしたものの、しかしあまりに長い間、「潜伏期」という言葉に囚われてきた。近年の「自我の分析」を扱った著作[14]によってようやく抜け出す見込みがついたところである。幼児期の家庭環境や青春期の性問題が比較的よく検討されているのに比べて、児童期に起こる権威や解離、あるいは葛藤・罪・不安と連座した置き換えの理解は一般に不十分である。

[訳注]

（1） 最初に刺激Aで条件づけを行った後に、さらに別の刺激Bを加えた複合刺激ABで条件づけしたとする。この時、刺激B単独では条件反応が観察されない現象のことを阻止現象と呼ぶ。例えば、パブロフの犬に「鈴の音＋ブザー音」でもやはり食べ物がもらえると教え込んだとする。この時、（単純に考えればブザー音だけでも食べ物を期待しても良さそうなところ）ブザー音だけでよだれを垂らすことはない。

（2） 視対象を視野中心で捉えるために生じる急速な眼球運動。

（3） 出てくる言葉のいくつかを俗語としてとると、それぞれ「自分の男性器で遊ぶなというけれど女とセックスするのはいいのか」、「お父さんは巨根で、自分の金玉で遊ばせてくれた」、「いい男は教会になんか行かない」とも読める。

（4） おそらく著述家の Charles Henshaw Ward を指している。一九二〇年代に科学史および乳幼児の発達に関する著作を残している。

（5）異なる文化的集団が接触した際に互いの文化様式が変化すること。十九世紀末に造語された文化人類学の用語であり、狭義には植民や領土拡大を契機としたものを指す。統合、同化、分離、境界化の四類型があるとされる。

（6）独 Gewissen の英訳。日本語の精神分析の文脈では伝統的に「良心」と訳されている。（しかし英語圏で good conscience あるいは bad conscience という語用の一般的なことからも分かるように、この語自体には善悪の価値判断は含まれていない。）意味をひらけば「行動にブレーキをかける方向の心の働き」でありかつ「自覚されるもの」である。

（7）Franz Gabriel Alexander（一八九一－一九六四）ドイツの精神科医。ハンガリーに生まれ、ドイツを中心に精神分析の実践をしていたが、一九三〇年にアメリカ最初の精神分析学講座の教授としてシカゴ大学に招聘される。（シカゴ大学にこのポストを作ったのはラスウェルであって、そこにアレキサンダーを推薦したのはサリヴァンである。）その後、心理学と身体医学の関連を追求することで心療内科学の基礎を築いた。著書に『心身医学の誕生』（末松弘行監訳）など。

（8）ここでは人類学者E・タイラーの用語を借りていて、アニミズムやトーテム信仰をもつ文化を指示している。すなわち「人間でないもの（動植物や鉱物など）も人間と同じように考えることができる」と客観的事物に主観性を付与するところからアニミズムが生じ、あるいは「内的（夢など）なものが現実生活に影響を及ぼす」というように主観的経験に客観性を想定することによってトーテム信仰が現れているような社会のこと。

（9）心のあり方とは関係なく存在する物事のこと。

（10）一九世紀中頃よりカリフォルニア州を中心に中国人に対する排斥運動が激化していた。本書の執筆された二〇世紀初頭には、迫害は日本人を中心としたその他のアジア系人種へと拡大している。表面的には安価な労働力の供給を恐れた既存コミュニティがアジア系移民を攻撃する構図であったが、この敵対感情が日米開戦を下支えしたことからも分かるように、単に局地的な排外主義運動であったというよりも、この時期には黄禍論が全米を覆っていたとする方が正しい。

（11）二〇世紀初頭のアメリカでは、アイルランド系移民は被差別人種であった。（比較的初期に定着したプロテスタント系アイルランド人が、後からやってくるカトリック系アイルランド人に職を奪われないために様々な流言飛語を広めたが、そのうちに混同されてアイルランド系移民の全体が低くみられるようになった。）

また、歴史的事実は正反対であるのだが、アメリカ先住民族に対する「白人を苦しめる嘘つきで狡猾なインディアン」というステレオタイプもこの頃には一般的であった。

（12）一九一九年にイリノイ州ウィネッカに設立された私立学校。幼児期から青年期までの一貫教育、体育の重視など実験的な教育を行っている。

(13) 千夜一夜物語に登場する妖怪。(シンドバッドがある島にたどり着くとそこに一人の老人がいて、肩車で川を渡してくれと頼まれる。その通りにすると、老人は肩にしがみついたまま降りようとせず、シンドバッドの首を締めつける。シンドバッドはぶどう酒を飲ませ、酔ったすきに振り落として老人を殺す。)

(14) フロイトが一九二一年に発表した論文。フランスの社会学者ル・ボンなどによって形づくられていた集団心理学に、精神分析の考え方を応用することが試みられている。

第六章

前青春期――ギャングとチャム

生殖器官の成熟に精通するようになると、児童期に幕が降ろされる。そして自己および環世界について、再評価と再定義の時代が始まる。この頃までに少年は思うことを伝えるための術を身に着けているものだし、言語の文化パターンや、一般に信じられている自己という観念《イデオロギー》にも通じるようになっている。だから憶測に頼る必要はもうない。それよりも少年同士の友愛に満ちた相互作用、そこに生まれる合意的確認が大切になってくる。ひとの間にはたらく力動を考えるとき、青春期が鍵になるのはこのためである。

青春期においては、特定の他者と特別に親密になることが必要である。これを外から見れば、ひとは複雑な情況をこなしながら成人となるまでに社会全体に合流しなければならないのだ、ということになる。このプロセスに素質と経験が絡み重なり合う。青春期の成功体験によって自立した人格がつくられる。反対に失敗体験は個人を集団生活から遠ざけ、さらには反発させる。精神病理学の観点からも、あるいはそれを一般化した社会科学の観点からも、私たちの西欧文化において青春期は尋常でない重要性を備えている。

文化の内部にひとは成長する。人格が多様であるように、文化もまた多様であり、独特の「容貌」を持っているものだ。文明の精緻化されていく様子は、ヒトが遺伝的に舗装された道を歩んでいく様子と並列に考えることができるかもしれない。こころみに、人間の発達になぞらえて文化の発達をみてみよう。ヨーロッパ文化の派生物である私たちのアメリカ文化は、全体として児童期早期にあるといえないだろうか。一部の都市コミュニティではそこから僅かに前進しているところもある。一方で一部の村落地域では、入植の段階よりも後退して幼児期後期で停滞している。結束文化 adaptive culture[1]を欠いた社会では、神秘主義や不毛な因律、カースト的な宗教制度が生まれている。

人間を取り巻くモノやイベントの価値には序列があるけれども、そのヒエラルキーの全体像を見渡すのはほとんど不可能である。そこで、文化とヒト個人を対比することでその一端とも明らかにしたい。乳児期において必要とされるのは空気、食物、暖かさ、適度な運動である。生化学的なものといってもいい。それ以外の全てがいわば「睡眠」の領域にあって、合意的確認の枠外に置かれている。つまり夢や空想、衝動行為や儀式などはごく素朴に、母の存在に担保されている。コミュニティの文化がそのような水準にあるとき、そこにあるのは「経済価値 economic value」である。乳児が要求するものを辛うじて与えるだけの文化、と言ってもいい。それ以外の価値は全て宗教に取り込まれ、権力に組み敷かれて、あらゆる集団活動は神官の統制のもとに行われる。前青春期的、青春期的、成人期的な友愛や（性を含めた）協働は、禁忌 taboo の中に押し込められて、あるいは入念な儀式を通して脱色され、検閲される。聖なる領域に足を踏み入れたものは罰せられる。しかし結束文化がこうして神官の支配下にあるとき、いや、支配下にあるからこそ、思想や行動の自由が人々の目を惹く。細波はやがて大きくなり、人々は革新を待ち望むようになる。

ある時点でその営みが結実する。それまで超越的と一括りにされていたものから人々の五感や肉体の持つ価値が分離する。これを「審美価値 esthetic value」と呼ぼう。格闘技、身体技能のコンテスト、そしてその後は演劇が、神官の手から逃れて現世のものとなる。装飾の行為はまず聖なるものに向けられるが、美しいものを作り出そうという意志は次第にあらゆるものを対象とするようになる。世俗のものも審美の対象となっていく。それまでは問題にならなかったような個人の美醜も、そのうち考えるに値することとされ、さらには磨くべきものとなっていく。

次に「好奇心」が絶対権力を乗り越える。経済的、審美的世界について相対化すること、つまり研究や定式化の試みが当然のものとなる。シュプランガー Eduard Spranger の用語を借りて、これを「理論価値 theoretic value」と呼ぼう。この文化にもまだ聖域は残っていて、宗教の領域、特に人間とは何かという問いに踏み込むことが阻まれている。人体の物質的組成は謎に包まれたままである。(カニバリズム社会だけがこの制約を受けない。その場合に神聖とされるのは部族の成り立ちに限られる。)禁忌を侵すものに対しては不思議な無関心をみることになる。その無関心が、児童期・前青春期・青春期・成人期の生活をも覆うことになる。

この後に現れるのが、人間であれば児童期の発達に引き比べられるような成分である。教育の開始と、それに伴う社交技術の発展が背景にある。このときに加わるものを「社会価値 social value」と呼ぼう。宗教はここまで来ると、(いくつかの聖域を伴うような)現代的なナショナリズムに近づく。愛郷心 patriotism や諸々のドグマが言い立てられて、対人関係に介入するようになる。神、国家、あるいは公益というような言葉が、なによりも立派で尊重すべきものとして拡大解釈されるようになる。

結束文化に追加されていくものはまだある。同類愛 isophilia である。家族が一心同体であるという考えが修正されて、生まれ育ったところが第一の所属先とは限らなくなる。一次集団以外でも、互いの同類愛を共有できるようなグループを求めるようになる。そのような社会集団が増え、相互の交渉が生まれたとき、「政治価値 political value」が文化に付け加わる。それでもなお(性指向の表明も含めて)二つの性にまつわることは神官的検閲の対象である。文化をこれより先に進めようとすると「人道価値 humanistic value」が必要になる。さらにその先には、宗教権力が完全に取り除かれた文明が開花するに違いない。そのときには「人知価値 anthropognostic value」の存在を言えるだろうけれども、しかしまだ誰も見たことのない世界であって、仮説の域を出ない。

文化がどの水準にあろうとも、若年者が正統派の一員となるには特別の訓練を受けなければならないことになっている。大人にとっては子どもたちの一歩一歩、あるいは一言一言が宗教の矛盾を露わにする危険を秘めているから、文化が精緻化されていくほどに禁忌や戒律を教え込むことが喫緊の課題になってくる。そうしなければ欲求不満が野放しになって若い身体が乗っ取られてしまう、と言いながら。新奇なものには一般に不信の目が向けられるため、世界が拡張されることへの反発は支配層以外にも現れる。何世紀にも渡って引き継がれてきた教理は、何世代にも渡って正しいとされてきたのだから、それを疑うなんて、過去の先達を踏みにじる非道の暴挙だ、ということになる。(付け加えておくと、大変なご苦労をされてようやく立派な地位に就かれた御大は、もはやすっかりお年も召されて、そのうえお疲れだろうし、責任ある立場で新しいものを産み出すなんてとても望めないくらい保守的になっているものだ。万が一に結婚して子供がいたりしても、家庭内のトラブルが多くてそれどころでなく、「若気の至り」に極端に敏感になっている。)宗教は往々にして長老政治である。若者は軽率で年老いたものほど賢い、ということになっている。

しかし少年たちはある一時期に限って、宗教や古い因習の束縛から解き放たれる。友愛への衝動が現れていて、それでいてまだ性器的な性欲の生まれていない、その狭間にある日々。傍から見ていれば何も目新しいものではないのだけれど、それでも実験を繰り返して、自分たちを結びつける何かを作り出そうとする。この頃には「仲間」が何よりも大切で、それでいてまだ拗れた人間関係に無垢である。数え切れないほどの、しかも一つひとつがユニークで、みずみずしい経験。前青春期の出来事はすべて、精神病理学や社会科学にとって学派を問わず格別に重要なものであると私は思う。アメリカ文化の中をこれまで生きてきた人間として、単なる忠告より少しは上等なものを、前青春期について示すことができるだろうとも考えている。ここではこれ以上、その素晴らしさについて語ることはしないで、ひとが成長していく上での失敗、それも特に目立つものに焦点を絞ってみたい。それは屈折してしまったひとの後日談であったり、あるいは文化が青春期に与える悪影響であったりするだろう。すべてを明らかにするためには、比較研究を待つほかないのは変わらないけれども。

まずは青春期を三つに区分することから始めてみる。第一に「前青春期 preadolescence」がある。真の友愛が生まれてから、二次性徴が完了するまでの年代。次に「青春期中期 midadolescence」。性欲の出現、つまり異性に代表されるような人物と親密なる関係を持とうとするようになってからの年代。そして最後に「青春期後期 late adolescence」、性行動がパターン化されてから成人期になるまでの期間である。ここでは女性の発達については敢えて取り上げない。(注1)(ところで前青春期という言葉の不幸な誤用について言葉を添えておきたい。考え方によっては、精神分析の一般化のやり方に問題があった、とも言える。分析の文脈では、前青春期は「リビドー発達の同性愛期」とされている。しかし前青春期を特徴づけるのは同性愛よりも同類愛である。(注2)同性愛も重要には違いないが、同類愛の一部あるいはその結果物に過ぎない。性とは、やはり、性器に絡みついたものである。その感触や、それに根差した行動である。それ以上の広い意味にこの言葉を使うのは、矛盾や過度の単純化を引き起こすことになると思う。性の概念をあまりに拡張して、文化も個人も総花的に語る過ちを繰り返してはいけない。自然な性欲に不全適応を起こしている文明においては、ほとんどどんなものも淫猥なモチーフに見えてしまうくらいに人々の欲求不満が溜まっているものだ。性に十分適応した文化にあれば、あれもこれもと性のシンボルに仕立ててしまうことはないはずで

(注1) 女性青春期はこれまであまりに一面的な提示で済まされてきた。個体発生についても男性と比べて未解明の部分が多い。第八章ではその点について若干の貢献を果たすことを試みている。一方で、私個人が蓄えている精神病理の資料は男性のものが多いので、やはり男性についてより詳しく語ることになる。第七章は主にその目的で書かれている。青春期や性に関する比較研究が未熟なレベルに留まっているのは、私たちの文化がやはり児童期の水準にあることを示しているかのようである。この世界が実験場のごとく開かれているのにも関わらず、カースト制に今でも囚われている。まさに青春期まであと一歩の姿ではないか。

(注2) 字義の上では、「同種のものを好むこと」。性・官能・友愛などに適用される術語体系については次の章で扱う。

ある。（注3）

水入らずの親友を初めて知ったとき、少年は青春期に足を踏み入れる。（注4）特定の一人に特別の関心を寄せるようになり、それまでになかった情動が芽生え、対自情動も新たな展開を迎える。自尊感情を保障してもらうだけでは飽き足らなくなり、むしろ相手の自尊感情にいかに貢献できるかが大切になる。自分にとって大事なことが二の次になって、相手にとって大事なことのほうが重要になる。一緒にいるときほど幸福な時間はないという二人が、そうと意識すること無く、しかし着実に、互いを同一に、あるいは相補うように育て合う。そしてあるとき、ぴたりと息の合う瞬間がやってくる。そしてこのとき以降は、互いの家庭の奇異なところも後ろに引っ込む。親友との「通じ合い」が唯一無二のものになる。二つの人格が、互いに密に重ね合わさる。

同性の友達がいなくて、ほとんど女の子とばかり遊んでいた少年もいるだろう。あるいは、親の影響で女の子のような身のこなしになっているかもしれない。しかしその後にやってくる前青春期において、彼の興味は同性の方に、抗い難く、ぐんと大きく振れる。それまで女の子と仲が良かったかどうかに関係なく、反発心が生じて、一番仲の良かった女子よりも、誰でも良いから男子、というようになる。もしどうしても女の子しかいないなら、その中で一番に男っぽい女の子と一緒にいようとする。仕方なくわんぱく娘と遊ぶときも、その子が周りの女子に馴染めないでいると知っていくらかの安心を得るが、それでもなお女子といることに気乗りしないでいる。

この新しい関心が芽生えると少年たちは途端に、深いつき合い、あるいは「チャム chum」を中心に児童期の世界観を変形させる。児童期の抽象的な二次集団ではなくて、前青春期にはずっと具体的な、ひと同士の結び合いが大切になる。まとまりの強固であったグループはさらに家族みたいに一体になる。ディック坊とトム君は別々の存在であることをこれまで通りに感じながらも、それが大したことでなくなる。教室の少年たちは独特の統一体となって、一人ひとりを足し合わせただけでは導き出せないような新たな方向性を獲得する。少年たちは互いに、各々の新しい定義を受け取る。家柄だとか経済状況、教師に目をかけられているかどうか—そういったことが下らない些末なことに変わる。それぞれの家族間に横たわる長大な社会的距離 social distance(3)もチャムになれば容易に超えられる。二人の仲を引き裂くものがあってもチャムの絆がそれを結び直すだろう。些細な仲違いの素因があっても、二人を包むグループの相互作用が、斥力よりも強く二人をまた引き合わせる。

それぞれの二人組がさらに二人羽織となるとき、その核にあるのは互いを理想の存在とする新鮮な感情である。子供たちにとってこの理想は、あくまでも形あるものでなくてはならない。互いを理想と思っているだけでは不十分で、そのことを外の世界に表明せずにはいられないのだ。そのためこの理想を起点として友愛欲求が他の少年にも向けられていく。(近所に住んでいるか、同じクラスの裕福な男の子、ということが多い。)例えばここに、いい関係の二人組がいるとしよう。そこに友愛の対象として不足ない第三の少年がやってくる。まずこのとき、二人組の内部にどちらを優先するかという忠誠心《ロイヤリティー》の問題が生じる。第三の少年に惹かれる気持ちは、さらにそのチャム、つまり第四の少年とも無関係ではいられない。このように出来上がる四人制は波乱含みである。第三の少年がなんとも魅力的で、周りの男の子全員から慕われているような場合、対人関係はさらに錯綜する。この複雑な対人関係は、リーダーの君臨するような、より大きな集団に統合されることでやっと収拾される。こうしてチャムの関係性が、より実効的な構成単位、「ギャング gang」として組織化される。このときに男児は初めて社会集団の一員として自律するようになる。

(注3) しかしやはりフロイトの初期の著作にこそ(「自我」があまりに過小評価されているとはいえ)性に関する偏見を取り除き、精神病理学や社会科学、純粋美術を前進させるための鍵があるように思われる。フロイト以前から長くその兆候はあったのだけれど、遂に実現したようだ。フロイトが無視されるとしたら、それは彼の汎性欲主義(2)に原因があるのではない。

(注4) 本文ではまず、児童期まで特に屈折もなく、そしてその後に同年代の子と出会い、友達と過ごす時間も充分にあった、というような子について述べる。そして次に、家庭の中に隔離された少年、前青春期的発達から切り離されてしまった少年について考える。

児童期までに経験した二次集団の困難が影を落として、家族史や英雄物語の一部としてしか自分のことを捉えられない子もいる。しかしそれも全て、前青春期の友愛が現れることによって剝がれ落ちる。それでいて少年のもともとの性格ははっきりと残る。あまりに大きな歪曲があるとチャムを見つけられないこともあるだろう。あるいはまた「個人的」な欠点が児童期の「社会的」デバイスによって表面化して、チャムへの否定的態度となって関係を破壊してしまうかもしれない。そういう場合には他の少年とやり直すことになる。良い方に転がることもあるし、うまくいかないこともある。

二次集団の中で個人がぎくしゃくするのと同じように、ギャングの中でも二人組が不本意な役割を押し付けられることがある。反応して二人組がギャングから距離を取ることもあるだろう。あるいは二人組が解消されて新しいチャムを探しに出かけることもあるかもしれない。ひとがギャング内部ではたらく様子は人格がそれまで果たしてきた機能をそのまま映し出す。グループで求められるのは感情移入をリアルなものとすることであるから、精神病質の少年が成功する見込みはほとんどない。あるいは父親との間に強い葛藤を抱えた少年であれば敵愾心の矛先がリーダーに向け替えられるだろうか。何が起きるかは双方のベクトルを足し合わせたもの次第である。

構成員がなによりもグループの行動規範に沿って動くという点で、二人組もギャングも共に「個人を超えたもの superpersonal」である。自分の都合ではなくグループ全体の利益が第一となり、元々のやり方とは違う方向へ行動するようになる。集団に対する献身・忠誠・服従が人格に取り込まれて強烈に働くようになる。この新しい指向ネットワークの成熟が前青春期の始まりである。これを満たすためには友愛が絶対に必要であり、そしてこの点にあらゆる社会事象の中心核がある。前青春期は、精神医学を学ぶものにこの社会のミニチュアを見せてくれる。文化の発達した同類愛の世界というだけでなく、何事もそこから始まるという意味で根源的な社会組織を。

個人の指向のうちグループ全体の方向に沿ったものは増幅される。持ち込まれた葛藤は直ちに処理が始まる。グループの方向性に反した動きは追放されることもあるし、バランス感覚によって昇華されることもあり、あるいは新鮮な経験となって理性的集合への弾みとなるかもしれない。触れないほうがいい問題にまで手を付けてしまったり、それを持ち込んだ少年が追い出されてしまったりすることもあるだろう。けれどもやはり、成員を平均化してしまうきらいがあるにせよ、参加している少年たちの精神衛生には全体として良い影響を与えるものである。前青春期までに健全な成長を果たしているほど、後に月並な偏見を持つことは少なくなる。

グループの友愛に包まれてひとは結び合う、といってもいい。チャムの言葉遣いや表情、ちょっとした身振りが身に染み込んでいく。そういうものを時々、ふとした時に真似してみたりするうち、もともとのやり方まで変化して、彩られていく。それでも乗り越えられないような意見の対立や揉め事もあるかもしれない。前青春期においては「人間の本性」を表出する機会が溢れるほどたくさんあるものだ。ギブ・アンド・テイクどころか、互いの「財産権」を攻撃し、ライバル意識をむき出しにする。「良識」を押し付けられて反抗する。優位に立ちたがり、承認を求め、疲れたり退屈したりしては好き嫌いをぼやき、サディスティックに他人を攻撃する。どれも解体方向への動きである。これを平定するのがリーダーの手練手管である。内輪揉めを避けるために固い掟を樹立したり、あるいは正義に訴えてみたり、うまい相互交渉が試行錯誤される。ほかのグループとの競争を煽ったり、あるいは実際に乱闘騒ぎを起こすのも良い方法である。グループの一体感を高め、リーダーシップの確立にもつながる。うまく指導すれば前青春期のギャングは驚くほどの組織性を持つことがある。系統化された責任体系、権力や特権、儀式、教義。ときにはマグナ・カルタさえも作ってしまう。

友愛の薄い、互いに結び合う力の弱い子が集まったのでは、このようなギャング組織は成立しない。「強い」リーダーも表れないだろう。対人関係を拡げる余白が無いと、あの独特の「るつぼ」を作れないのだ。せいぜいギャングもどきが出来上がるくらいである。互いの関係は脆弱で、強い忠誠心も働かなければグループとしてまとまった意見もない。二人組の友愛さえ築けなかった少年はさらに不幸である。ひとの成長になによりも大切な機会を失ったことになる。そういう子がなにかのグループ活動に参加するとしても、いつも「その他大勢」であって児童期に取り残されたような風情であり、自律したユニットの一員にはなれない。

前青春期にある少年たちの離散集合は大人になる前の実験場である。特に私たちの文化では、ひとが社会化されるために欠くことのできない経験である。個人や財産が手荒く扱われるけれども、その代わりに家庭や学校で習うやり方では到底解決されないような問題を一足飛びに解決してしまう。不運が重なれば「悪い」ギャングが「良い」子を教唆してしまうこともないとはいえない。これはしかし、第一には周りの大人たちによる養育や保護が不十分なことにその責任があるように思う。概して、チャムやギャングという現象は私たちにとって希望ある光である。(注5)

友愛の強い欲求が前青春期の加入儀礼 initiation になる。(5) 肉体の成熟に伴ってこの後には必ず性指向の顕在化が始まる。ふつふつとしていた性欲が頭をもたげる。チャムやギャングの一体感、互いの共感あるいは感化作用も手伝って、些末な抑制は薄らいでいく。そのうちにチャムやギャングの性的様相が露わに発揮される。グループの誰かに二次性徴がやってくる。別の誰かが性器弄りの快感を発見する。そうなると皆がもう、性器が尋常でない快感をもたらす解剖学的局所であると知る。性器にまつわるファンタジー、御伽噺、寓話や見聞録が共有財産になる。単独あるいは集団での性器弄りが始まる。協働的もしくは相互的性行為がギャング・ライフの大切な一部分になる。逆にいえば、性器領域に抑制の強い少年は、その取り澄ました態度がそれ以上の成長を阻んでしまう。

この性の開放について、幹部役とでも言えるような興味深い存在がギャングの中に据えられることがある。一例として、抑制が中程度に強くて集団性戯に交じれない少年が、代わりに社交性を駆使して「距離」を埋めて友愛の関係を築く場合がある。さらに抑制の高度な少年の場合には、例えば高い身体能力の威光によって高級幹部となることもできるが、上手く続くかには性格要素が大きく絡んでくる。特段の美点がないときには、性欲と、性行為に対するギャングの圧力が、口先だけの法令順守《コンプライアンス》に少年を押しやるだろう。しかしなお少年は葛藤を矯正できない。この中途半端な立ち位置が、性にかくも不器用なギャング君の社会生活の第　歩になるかもしれない。性に対する抑制をいつまでも抱えたままでいると後に結婚しても非適応となるだろう、重篤な精神障害とまではいかなくとも。潜在的にその可能性のある少年の多くが、ギャング内の交流を通した個人を超えた力で微調整されているものである。

ギャングの水準で使える何物をも持っていなくて、しかも抑制が強くて性衝動のままに動けないというような少年は、速やかに排除されてアウトサイダーの烙印を押される。もし運が良ければ、性行動だけを抜きにして「身の丈にあった」ギャングを結成することができるだろう。しかし結びつきはやはり弱い。コミュニティでの性行為が抑制されたギャングであっても、儀式や「秘密の」サインを通して性指向が統合機能を果たすのは変わらない。

人間科学を研究するもののうちには、このようなギャング・ライフが有害であるとの伝統的な信仰がある。一部の精神科医に至っては、口には出さないまでも、性の快楽をギャングのうちで育むのは不運の極みだと思っている。そういった方々は、相互マスターベーションで勝敗を競うようなことが稀でなく行われていて、そしてフランクな同性愛的所作さえもギャング内部では珍しくないことを知らない。機会があって私は、あるコミュニティを観察したことがある。ギャングの「性」が、喧伝されているような破滅を本当に引き起こすものかどうか、単なる偏見よりは少しまともなことを提示できるだろうと思う。アメリカ中東部のある小さな村、前青春期の少年の多くが、ギャング・エ

（注5）この論点については、以下の著作をよく検討すること。

W.R. Boorman, Developing Personality in Boys; New York: Macmillan, 1929; Paul H. Furfey, The Gang Age; New York: Macmillan, 1926; H. W. Gibson, Boyology; New York: Assn. Press, 1916; William Healy, Mental Conflicts and Misconduct; Boston: Little, Brown, 1917; L. A. Pechstein and A. L. McGregor, Psychology of the Junior High School Pupil; Boston: Houghton Mifflin, 1924; J. J. B. Morgan, The Psychology of the Unadjusted School Child; New York: Macmillan, 1924; M. V. O'Shea, Social Development and Education; Boston: Houghton Mifflin, 1909; I. A. Puffer, The Boy and His Gang; Boston: Houghton Mifflin, 1912; Clifford R. Shaw, The Jack-Roller; Chicago: Univ. of Chicago Press, 1930; John Slawson, The Delinquent Boy; Boston: Badger, 1926; W. I. Thomas, The Unadjusted Girl; Boston: Little, Brown, 1924; W. I. Thomas and D. S. Thomas, The Child in America; New York: Knopf, 1928; Fred M. Thrasher, The Gang; A Study of 1,313 Gangs in Chicago; Chicago: Univ. of Chicago Press, 1927; Miriam Van Waters, Youth in Conflict; New York: Republic Pub. Co., 1925[4]

イジの間に顕在性の同性愛に参加していた。大部分が青春期後期になると特段の問題もなしに通例の異性愛に移っていった。村の中でただ数人だけが、強い抑制のためにギャングに交じれなかった。その数人は交流的同性愛遊戯に参加することができず、満足な異性愛への発展を遂げることもできなかった。観察結果から判断するに、ギャングありよりも、ギャングに属していなかった者の方が性的不全適応を起こす確率が高かった。(注6) 私が観てきた中では、屈折の少ない少年がリーダーとなっている限り雑駁な性交流の作用はいつも健康的だった。偏見を生むようなこともなかった。ギャングから排除されると、同類の子たちとなんとなく群れ集まる程度に終始してしまうことになる。この場合に現れる人格の破調、特に官能と性が社会化できなくなってしまう問題については、後にもう一度取り上げる。

青春期の特殊性は急激かつ精細な心身の変転にある、とこれまで教えられてきた。肉体があまりに速く伸長し精神の射程もあまりに速く拡大するのが困難の原因である、と。一理あるけれども、しかしそれだけでは十分に説明できない。私がここまでに述べたような前青春期の対人関係の変化は必ず二次性徴よりも前にやってきて、そして二次性徴の表れた後にもしばらく続いているということに留意してほしい。世間で言われているような例の変調が少年にやってくるのは二次性徴の何ヶ月も後のことである。ギャングの内部規律に置き換わって、真新しい英雄崇拝が登場するようにもなる。大人たちの世界が輝いて感じられる。チャムはもはや、周りの大人たちに適うものではないような気がしてくる。それにつれて同類愛、あるいは同性愛も重要性を失う。その代りに大人のヒーローたちがやっているような異性愛パターンに順応することが目標になる。特定の女の子と噂になるために精一杯動くようになる。女性はついさっきまで興味の埒外にあるか、あるいは敵意の対象でさえあったのに、にわかに重要度を増す。女性に目を向けてもらおうとする衝動が行動を決定する第一の因子となる。(注7) 最初に興味の対象となる女性はずっと年上のことがほとんどである。友達のお姉さん、ということが多い。クラスメイトのうら若い母親ということもある。あるいは新任のぴちぴちした女教師か。その後に成熟した女性から同年代の女子に興味が移るのは一瞬の出来事であって、しばしば「初恋」に手を引かれた結果である。

同類愛社会から女性へと興味が移る年齢については、個人間のばらつきがとても大きい。(注8) 知能の発達や身長の伸びとは異なる機序が働いていることを示唆しているとも考えられる。おそらく多くの変数が介在しているためであろうが、暦年齢と発達年齢 developmental age は対応しない。それぞれのギャング集団に、発達が平均よりいくらか遅れた子が数人は存在する。異性愛に移行する「準備」ができていないわけで、同じ境遇の子をギャング内に見つけられないでいると組織の圧力を受けることになる。脱退して年若いギャング集団に編入するか、あるいは残留して見せかけの異性愛に興じるかのどちらかを選ばなくてはならない。後者を選んだ場合、対女性感情は単に無関心というだけでなく陰性感情もいくらか含むようになる。本心に反して女子に言い寄ってみても、色よい返事が返ってこないどころか自尊感情という点ではむしろ手痛い打撃を被るものである。

異性官能との境界線上にある少年にとっては、女性とのそれまでの経験が一段と重要になってくる。既に述べたよ

(注6) このデータを次の章で扱うにあたって、以下のことに留意されたい。このコミュニティ出身の積極的な同性愛者のうちには当然、ギャングあがりも、そうでないものも共にいた。しかしことさらに不全適応を呈したのは後者に限られていた。

(注7) 理由については詳述の必要がないので省くが、私は以下のように考えている。つまり、どのような個人も発達のどこかの段階では異性愛の欲動を感じる、と。学界の権威筋の間に広まっているような、「同性愛者には生まれたときから異性への関心が欠如している」とか「ホモセクシュアリティは死ぬまで絶対不変だ」といった考えに私は同意しない。長老たちが言うような先天性因子については大幅に割り引いて見ておく必要があるだろう。人生の重篤な破調について洞察するためには、異性愛へと移り変わるタイミングで生じた破綻について取り上げなければならない。しかも遺伝要因ではなく、生後体験を重視する必要がある。これについて第七章で詳しく述べる。

(注8) Paul H. Furfey は自身の提唱する「発達年齢」について相当規模の研究を行った。発達年齢は、本文で論じている発達と密接に結びついた係数の一つである。下記の文献を参照すること。"Some Preliminary Results on the Nature of Developmental Age," School and Society (1926) 23:183-184; The Measurement of Developmental Age; Washington: Catholic Educational Press, 1927; "Developmental Age," Amer. J. Psychiatry (1928) 85: 149-157.

うに、特に母親の影響が甚大である。例えば夫への失望を母親が息子を捌け口にして排出しているとどうなるだろうか。典型的には（どことなく同性愛的な）シングル・マザーである。くすんだ女友達と「男ってばかよね」と盛り上がるのが生きていて一番楽しいことで、そして自分は束縛から解放されてなんと幸せなんだろうと言い立てている。少年は女性的な部屋や玩具や趣味を押し付けられながら養育されて、さらに男性性がどれほど無価値であるかとうんざりするほど教え諭される。そういう子にもやはり前青春期がやってくると同性の親友ができる。ここまでは周囲と大きな差はない。しかし周りの少年たちが青春期中期に入って異性とさかんに交流するようになるとこの少年だけ異質な振る舞いを見せるようになる。母親にとっては若い女が実のところライバルであって、それまで機会あるたびにさりげなく悪しざまに言ってきたものだから、それを受けて少年の目には女子があまり良くないもののように映ってしまう。その代わりに、年上の女性に向けられた最初の衝動が持ち越される。やんわりと断られるか、あるいは遊ばれてしまうかはともかく、「初恋」は実らない。次第に興味は薄れていく。（この後さらに、母親や叔母といった近親姦的対象に異性愛の向くことがある。もし相手がさっと身を引いてくれなければ、少年にとっては惨めな一生が始まることになる。）

本題から逸れるが、性的興味ではなく社会的圧力から女の子にちょっかいを出す場合はどうか。まず少年が選ぶのはもっとも男っぽい女子であろう。征服に乗り出すわけである。本当は男らしいところなんてまるでないくせに、少年は意識して大仰な積極性を見せる。けれども男勝りの女子というものは少年など「歯牙にもかけず」言い負かしてしまうものだし、取っ組み合いの喧嘩になっても歯が立つものではない。あるいは逆に、母親に刷り込まれてきた「悪い女子」を避けて「おとなしい」子に矛先を向けるかもしれない。しかし結局それでは退屈に過ぎるから、いずれにせよ異性愛から撤退することになる。少年がぴったりだと直感した女の子が、実は潜在性に同性愛的で、男子のグループに嫌悪感をもっていたりすることもある。そういう子は男子をすげなく撥ね付けるわけではない。少年に声をかけられることは女子社会で彼女の地位を向上させ、権勢欲を満たしてくれるからである。おとなしく話を聞いているように見せて、そして最後の最後で目一杯のサディスティックな仕打ちを女性的優雅さでもって見舞うのである。少年は傷心し途方に暮れる。その後、女性に声をかけることの一切に躊躇してしまうようになる。

深刻な性的抑制のもとにあって、しかもギャング・ライフを通じてもなおそこから抜け出せずにいるような少年が確かに存在するものだ。ギャングから押し出されるように女性の前に立たされて、しかもその女性からも拒絶されてしまうのだから、これはひとの成長にとって決して小さなことではない。この抑制が肉体の成長さえ遅らせてしまうというデータまである。青春期中期に踏み入る時期もやはり遅れてしまい、さらにひどい傷を負うことになる。そしてこのような男性がスキゾフレニアの相当部分を占めている。

前青春期の持続性（かつ未解消の）性情況によって、青春期になってから補償性白昼夢に依存することもある。異性愛にうまく進めなかった個人が性のファンタジーを建設するのだ。これは友愛につながるべき衝動を無為に消費してしまうだけでなく、当人の自己評価を根本から脆弱なものとしてしまう点からも有害である。幼児期であれば遊び友達がいないときに空想に耽るのも悪くない。あるべき体験に替えて空想を充てておくことで、いざ本番がやってきたときに平均に回帰できる。前青春期においても多くの孤独な少年たちが空想建設によって、遅れはあるにせよある程度に周りと歩調を合わせる。しかしながら、こと青春期中期の敷居をまたぐその瞬間には、ファンタジーでは現実に対処することがほとんどできない。生々しい性欲を飛散させるには、補償性ファンタジーを精緻化して、さらにある種の自体愛的手法を加えなければならない。ファンタジーはどれほど精緻化されていたとしても、水入らずの対人関係の土台とはならない。他者と交流するうちに、自分の内面に数えきれない矛盾と葛藤が生じる。そんな時に限って周りの人間は「あっちはどうだい」などと根掘り葉掘り、その空想が「ぬける」かどうか訊いてくるのである。こうまでされると白昼夢になんとか救いを見出していた少年はもうすっかり消耗してしまい、最初からそんな事にならないように人間との接触全般を忌避するようになる。自分で自分を隔離する。孤独は募り、空想の需要は増し、そうして悪循環に嵌って、不甲斐なさ、罪、恥の感覚だけが増大していく。周りの人から手淫にふけっていると疑われているとか、手淫で「すり減ってる」と一目瞭然にばれているような気がしてくる。

このような時に立ち昇るファンタジーは異性にまつわるものであることが多い。描き出してみせるには、後にスキゾフレニアとなるような場合を例にとるのが一番だろう。その後には何が起きるか。女の子とうまくやれないでいる。すっかり取り残されてしまっている。空想とマスターベーションで失意を埋め合わせる日々。ある日、映画館からの帰り道、自分がヒロインと「恋に落ちている」ことに気づく。ついさっきスクリーンに映っていただけの知りもしない女性と恋に落ちるなんて、どう足掻いてもファンタジーである。しかし本人にとっては、とてもファンタジーで済ませられないほどに鮮烈で、身に迫る衝撃である。少年は愛に堕ちた。生身の女性では望みえないくらいに、心の底から灼けつくような感情。この恋には突き返されることがない。言い訳もないし、幻滅もない。「愛の沙汰」に身を捧げることができる。学校の友達なんかは視野から消えて、世の物事はまるで凍ってしまったかのようだ。少年はおずおずと辺りを見回して、この「偉大なる愛」が世界にどう受け止められているか確認する。年頃の男子連中であれば映画女優について通り一遍の知識はあるだろうから、忌憚なくヒロインについて皆と喋る事ができる。唯一つ、自分が彼女と「真の」関係を結んでいるという点を除いて。ファンタジーがむくむくと膨らむ間も社交的な態度を保つことはできる。周りの男子と話を合わせるのも問題ない。けれども麗人のことを思ってどれほど狂おしい気持ちになるか、幾夜を眠らずに過ごしたか、口にすることはない。ファンタジーはもはや彼自身を覆うほどに大きくなっている。ここまでくると、愛の夢想に替わって女優との生々しく性的な空想が展開するようになり、そして現実からはますます距離を取るようになる。なにしろ他の男子は事あるごとに好色ぶりを自慢し、ところでお前はどうなんだと問い詰めてくるばかりなのだから。空想の恋物語に過ぎなかったものが、いまや少年の社会化の過程を侵食しつつある。較べるものがないくらいに不吉な徴候である。

絵空事のロマンスを製作配給しているうちに、これまでに積み上げてきた社会化はほとんど不可避的に破綻する。フィクションの女性に夢中になることで母や叔母に対する近親姦願望も分からなくなってしまう。その願望は実のところ同性愛モチーフの影絵であって、この同性愛願望こそ後に重篤な葛藤へと発展する。

一般に、二次性徴以降の成熟した肉体にとって持続的な性ファンタジーは極めて危険である。(実際の性交渉に役立つ空想も無いではないが、あるとしてもごく短時間で終わる類のものである。)そして性的白昼夢が決定的に危うくなるのは、その内容がチャムに伝達しえなくなったときである。チャムをまだ持てないでいるような少年に起きた場合には自体官能の破滅的膠着状態となるから、スキゾフレニアとまでは行かなくとも、パラノイア人格となることが普通である。自殺することも多い。

前思春期の素描を終える前に、少年の抱える孤独がどのような性質のものか、多少とも書き記しておく。特に、以下の三種の孤独である。第一の孤独はギャングから排除されチャムを持てなかった場合。最も不運な孤独の形態である。少年自身の重篤な屈折に起因するのであるが、中には児童期までは完全に正常だった子もいる。このような少年は、自分が「ふつうのひと」と「なんとなく違う」こと、「アウトサイダー」であること、見下されているとまで行かなくとも少なくとも信用はされていないことを自覚している。部外者であることを強調する残酷な渾名をつけられていることが多い。同類愛欲求は強度をそのままに捻じ曲がって、児童期までの成功街道から逸れていくことになる。自己評価は大きく低下する。自然な上下関係について混乱をきたすようになる。学業は停滞する。「落ちこぼれたち」に交じるようになると、年長の擬似的リーダーに付き従って、荒んだ悪童となっていくかもしれない。この「烏合の衆」にはギャングにみられるような社会的協働が痕跡くらいにしか存在しない。孤独な少年はそのうち勉強を「さぼる」ようになり遂には完全な登校拒否に至る。不幸が重なれば犯罪に手を染めることもあるかもしれない。少なくとも「陽の当たる」誰かを傷つけるくらいはするだろう。表層的な人間に囲まれて社会生活の第一歩を踏み出すと反社会的信念が膨らんでいく。人生を賭した犯罪計画を作り上げることさえある。「群れ」から脱退できたとしても居場所ある人々を見るたびに憎しみがふつふつと沸き上がる。一人前であると証明するため一匹狼になる。あらゆる対人関係から距離を取るようになり、ますます苦い孤独へと落ちていく。

前青春期に周囲と溶け合うことができないのは、強迫児や精神病質児にみられる失敗と地続きである。友愛欲求は出現するし、性器もやはり成熟していくけれども、それに適応することができない。強迫性の少年は些細なことまで絶えず確認や保障を求めるから、仲間たちにとっては目障りで、友情を結ぶことはできない。仕方なくずっと年下の児童や可愛がってくれる年長者と関係を結ぶ。しかしそれでは自体官能より先に進むことができない。抑制はますます強くなって、顕在的にも潜在的にも性活動は意識外のものとなってしまう。セルフ・マスターベーションの試みは放棄される。睡眠中に重なった「アクシデント」とか、たまたま他人に触られたから、といった事情でしか性緊張を発散することができない。精神病質の少年が性成熟から受け取るのは欲求不満を生じるだけの衝動である。こうなるとPartridgeが提唱した「社会病質sociopath」に急接近する。(注9) 性器性欲がはっきりと現れる頃には矯正施設の厄介になることだろう。

第二の孤独は、父母の死などによって親類一同から離れ、「良い」地域から「悪い」地域に、裕福な郊外から荒んだ貧困地帯に引っ越した場合である。(注10) もしその時までに個性が充分に固まっていなければ、不本意ながらも新しい土地に同化するほかない。線の細い少年がギャングの圧力に「適応」してしまうのと同じように、新しい町にも「適応」してしまうだろう。逆に強力な個性が既に獲得されている場合には、環境変化は少年にとって特段のことではない。それどころか新しい社会のほとんどが「自分に関係のない」ことであって、移住先の独特の活動に親しむことができない。住人や同級生たちと「くっつく」こともない。しかも単に「輪に入らない」だけでなく、周りの人たちをどことなく居心地悪いような気分にさせてしまう。互いに無関心というわけではないが、周囲の人々は以下のように感じる。俺たちがどれだけ頑張ってもあいつは一人でやっていくだろう、ギャングの一員にもならなそうだ、悔しいくらいに格好良いんだけれども、と。この新人類が超然とした指導者になるか、一目置かれた奇人となるか、あるいはギャングの仇敵となるのか、それは一意には決まらない。少年の備え持ったものや、ギャング集団の統合の程度など各要素のベクトル加算の結果次第である。このことは第三の隔絶を考える上でも重要な事項となってくる。

第三の孤独は純粋に地理的なものである。人家のまばらな、入植の済んだばかりの寒村、そのコミュニティに唯一の少年。そんなのが典型例だ。村の学校に通うことで辛うじて人並みに前青春期の社会化を果たすかもしれない。しかし全体としては、家に友達が誰ひとり遊びに来なかったり、親友を持つことの重要性に家族が無知であったりして、チャムはなんとかなっても、ギャング・ライフが遠いものとなってしまう。少年はその代りに大人たちに近付こうとする。大人びた行動パターンを取るようになる。「ませた」少年はなんとも奇妙なものでもある。同類愛を学ぶ機会が不十分で、実験的にあれこれ試してみるだけの年月がだらだらと続く。決定的な打撃は受けないかもしれないが、失望は多い。空想に耽ったり、身の回りの動物たちを擬人化してみたりする。抽象観念や偶像的なものばかりが大切になって、現実世界の対人関係に見向きしなくなる。そして共感能力は際立って高い。幻想の対象物を通して、孤独の基盤にあるものが洗練されるためである。このような孤独を知る少年のうちから稀に、最後に抜群の成果を残すひとが現れる。特に参与的観察者participant observerとなって対人の場を調整することに専念できたときである。私たちの文化においては、孤独と遅咲きの前青春期にもその価値を認める役回りがなんとか確保されているようだ。世間一般にどう思われるかは、彼にとって大したことではない。

ギャングに染まらず、したがって例の凡庸さも身に着けなかったために、この少年が天真爛漫の共感を抱くことはない。彼が示すのはいつも考え抜かれた共感である。少年にとって対人の場は困難で、そこで悩み苦しむのだけれど、表面だけ引掻いてそれ以上進まないことも多い。深い友愛を築くことができる一方で、意地汚い偽善者連中とも

（注9） 先述した下記[6]文献を参照すること。E. Partridge, "Current Conceptions of Psychopathic Personality," Amer. J. Psychiatry (1930) 87:53-99

（注10） 以下を参照のこと。Clifford Shaw, Delinquency Areas; Chicago: Univ. of Chicago Press, 1929

付き合うために顕著な猜疑心を抱え込むことになる。社交界の華やかな方々にとっては、そんな疑り深い人物と一緒にいるなんて耐え難いことに違いない。

隔絶に加えて、性欲が生々しく立ち上がることによる破壊もある。現代のアメリカ文化においては特に、日常生活からセックスがほとんど精神病的なまでに解離されている。（そしてその解離を症候にまで表面化させるのが、寂しさにつけ込んだ売春業や斡旋屋、「性の伝道師」、「男子専門」だ。）性禁忌を解放するため必要なのがギャング・ライフとチャムである。孤独な少年の心のうちには何らかの理想像がある。その理想像は性的・反性的モチーフについての自分自身の経験でしかない。動物を対象として性行為に及んでも当然、抑制や罪悪感を洗い流すことはできない。一度芽吹いた性欲を克服することなどできないのだけれど、しかし孤独な少年ほど陰鬱な自己犠牲を「意志の力」と呼んでみたりして「自瀆」を乗り越えようとする。西洋文明におけるマスターベーションの禁忌こそ文化的禁制が個人を押し潰すことの好例であろう。文化は神の名のもとに執行されるのだ。

[訳注]

（1）Ogburn の提出した用語。集団としての順応を可能にしているような価値観や習慣のこと。物質文化との対比において使う。

（2）どんな行動も性欲一本槍で説明している、としてフロイト学説を揶揄する言葉。（ここではそれを逆手に取って皮肉を投げ返している。）

（3）人種やジェンダー、経済状況などによって互いに区別される集団の間に生じる親近性の程度。情緒的なものから制度的なものまで様々な側面がありうる。シカゴ大学の社会学者 R. E. Park によって定式化された。

（4）Paul Hanly Furfey（一八九六－一九九二）アメリカの社会学者。カトリックの司祭でもあり、社会科学の知識に基づいた能動的な慈善活動を行った。

Henry William Gibson（一八六七－?）。YMCA の指導者、ボーイスカウト教練の経験から少年のスラングや集団活動の特徴に関する記録を多く残した。

Clifford Robe Shaw（一八九五－一九五七）アメリカの犯罪学者。一九二〇年代に、スラム地区への長期住込みなどの参与観察手法に地理統計学を組合せることによって、貧困に起因する非行や薬物汚染の実証的研究を進めた。一九三〇年、自身の研究成果をもとにシカゴ・エリア・プロジェクトChicago Area Projectを発足させる。外部資源投入ではなく地域コミュニティの活性化を通した取り組みを重視した。二十一世紀初頭の現在も同プロジェクトは積極的な活動を続けている。挙げられている文献（邦訳『ジャック・ローラー――ある非行少年自身の物語』）はアメリカ社会科学の金字塔である。

William Isaac Thomas（一八六三－一九四七）アメリカの社会学者。シカゴ大学、ニュー・スクール・フォー・ソーシャル・リサーチなどの大学で教鞭を執り、アメリカ社会科学創成期の代表的人物であった。特にシカゴに移民してきたポーランド貧農がアメリカ社会に同化していく過程を追った大著"The Polish Peasant in Europe and America"で名高い。全五巻にわたるこの著作は、膨大な日記や手紙などの社会心理学的情報を取り込みつつ行政資料や統計学的資料を検討した点で画期的であった。サリヴァンはケンプの教科書と共に、このThe Polish Peasantを座右の書としていた。『分裂病は人間的過程である』にトマスとサリヴァンの公開討論の記録がある。

Frederic Milton Thrasher（一八九二－一九六二）アメリカの社会学者。Parkと共にシカゴのスラム地区でギャング構成員のフィールドワークを行い、都市生態学の先駆けとなった。上記文献は都市エスノロジーの古典とされる著作であって、流動的な生活状況のためにギャング組織が個人にとって唯一の精神的支柱となっていく過程が記述されている。

Miriam Van Waters（一八八七－一九四七）アメリカの社会運動家。児童擁護運動に関わった後、一九一七年にロサンゼルスで子女矯正施設の館長となる。それまで管理収容主義だった施設を、栄養改善や心理社会的教育の場として改組した。大戦後になって反管理思想や女性中心の施設運営が「同性愛的退廃」と保守派に攻撃され失脚するが、その後も刑務所改革や死刑廃止運動を続けた。

（5）人間の生涯における重要な出来事（成人や出産など）の際に行われる儀式。文化人類学では特に三局面に分けて理解されている。すなわち、対象者は古い状態から引き離され、儀式を過渡期として、そして新しい状態（リーダーや親としての役割）に再統合されるという。

（6）挙げられている文献には以下のように記載されている。（訳注者による訳）

社会性という観点から精神病質者を捉えると、そのうちの相当な部分が「社会病質者」とでも呼ばれることになるだろう。つまり社会病質とは、一対一、多対多、多対一を問わず、社会関係についての偏倚あるいは病理のある者をいう。これは相当数について記述的に適用することのできる用語である。どこまでを社会病質と呼ぶかの細かな点については、正常と異常の線をどこに引くかが主観的である以上、完全な合意に達することはできない。しかし少なくともどんな行為が社会病質的であるかについて記録することはできるし、いくつかのパターンを見つけることもできるだろう。つまり犯罪、放浪、習慣的無為、反抗、不信感からの非社会的行動、恐怖からの社会化不全、依存的態度、心理的ないし身体的疾患による社交不全などである。

極端にいえば、どのような個人のどのような一瞬も、所属集団からみて無為であったり反抗的であったりすれば論理の上では社会病質である。しかし当然ながらそんなことを言っても仕方がないので、判断の上では表面的な態度やその動機だけでなく、それぞれの行動の結末も考慮しなければならない。いずれにせよ社会病質的な行動を指摘すること自体はそれほど難しくない。

第七章

男性青春期と同性愛

青春期とは、友愛をもって他者と生きるためのテクニックを身につける、あるいは少なくとも身につけようとする年代である。集団生活を通して、おおらかな姿勢や互いを認め合うことを学んでいく。そうして、禁止や制約ばかりの世の中になんとか順応していくことを目指す。おおよそ九歳ころには始まるだろうか、そして二十歳を超える頃まで続く。終生にわたってこの過程が続くことも珍しくない。友愛を求める感情の芽生えたこと、つまり前青春期の開始が、その第一歩であった。その後に同性者との協働によって友愛を深くして、性欲を知り、そして性行動をパターン化するのが青春期中期である。青春期後期に入ると、それまでの対人関係を手がかりに、世界の中で自分が占めるべき場所を探り出していく。そして人間同士の結び合いが叶うようになったときに初めて、特に性情況で満足な統合が可能になったとき、彼は成人になったのだ、ということができる。私たちの文化においてこの道のりがどれほど困難なことか。出生をおいて他に較べられるものがないくらいである。

対人関係こそ人間にとって究極の課題である。一瞬で命を奪われるような事態を除けば、人間は大概の辛苦を乗り越えるだけの力が備わっている。しかしそれでも友愛の関係を築くことは難しい。対人関係は、難所をその場限りでなんとかやり過ごすのとは全く異質な困難である。協働的な結びつきに辿り着くためには、まずどのような二人組あるいは三人組の中でも精神的な健康を大体のところ保てるようにならなければならない。しかもそれだけではまだ不十分で、社会全体との交わりも必須である。トラブルや対人関係の緊張が積み重なってしまえば、人間同士の協働なんて到達不可能な理想論に過ぎない、この社会は本質において相互侵略なのだ、慈悲なく競争的で、ナンセンスで、対立の火種がいつもくすぶっているのだと、そういう思いを強めてしまう。青年がこのような考えを抱え込んでしまうようになるプロセスこそ本章の主題である。議論を進めるうちに、脆弱な統合が青春期以降に何を産み落とすかも少しずつ浮かび上がってくることだろう。

まずは青春期の成長過程について素描してみよう。ここからは同じ発達段階にある個人同士の関係だけでなく、同じ社会環境に置かれた者同士の関係も取り扱うことになる。(注1) 前章で述べたように、前青春期の典型的な友愛は別々の家庭に育った二人の少年が育むものである。しかし二次性徴による身体の変化が明らかになるにつれて、対人の場は、同じ発達段階にある一組の男女のものとなっていく。もしもこれが完全にかつ最終的に達成されたなら、青春期が完了して、若いけれども自立した大人になった、ということになる。しかし二次性徴が開始してからの数年間は一直線に進むわけではなく、様々な社会行動単位《ユニット》の作ることや、完全な友愛とは何であるかを知るために費やされる。性適応の失調はあらゆる側面について破瓜的であることは間違いない。この期間に起きることについては相当の注意を払うべきであろう。

取るべき針路を現実的なものとするために、青年たちを見習って再評価と再定義から始めよう。まずは、以下の言葉を明確化する絶対の必要がある。すなわち友愛 intimacy と官能 erogeny そして性 sexuality である。—現代文化のうちでは性的な物事によく適応している者はごく少ない。性は多くの人々にとって謎めいたものですらある。それで地獄に落ちるだなんだと信じているなんてことは、もうさすがにないとは思うが。

性器性欲が立ち上がる前に始まり、そして私的な友愛に焦がれる気持ちがある。これを表示するために、二つの言葉を使うことにする。一つ目は、「同等な」を表す接頭辞 iso- と、「-に惹かれる」を表す philia を合成して、「同類愛 isophilia」。二つ目が「異種の」を表す接頭辞 xeno- をつけた「異類愛 xenophilia」。前者は一般特徴が自分に近いような他者を好むことを指し、後者はその逆である。前青春期を考える中で同類愛については第六章で既に述べたので、この章では一段と複雑な異類愛について記述する。

乳幼児期を扱った第四章では、外界と個人の接触する箇所として「相互作用帯」を取り上げた。そこで作用帯の接触による快感知覚、つまり官能についても触れた。(注2) 作用帯のうちどれが優勢にあるかという点から人格の大摑みな分類を行うと、官能のあり方の分類も示唆されたのだった。ここからは官能に関連して環境要因の観点から、それを三つに分けてみたい。「自体官能 autoerotism」、「同性官能 homoerotism」、「異性官能 heteroerotism」である。このように分類すると、ある種の語義拡張が生じる。つまり官能とは、自らの作用帯によってもたらされる直接の快楽知覚だけでなく、自分が他者に与えた悦楽をみてとることの間接的な快楽入力によっても得られるのだ、と。自体官能について突っ込んだ議論をする中で、この言葉の意味が浮き彫りになってくるはずである。

自体官能への興味が大きくなるにつれて、自分の身体から多様な快楽知覚を得ようと試行錯誤をするようになる。それが発展する形で自体愛、つまり自分の性器を刺激することへの関心が起ち上がる。(注3) 必ずしも自己操作とは限らない。セルフ・マスターベーション（自己性器の手掌あるいはその関連物による操作）はあくまでも自体愛の一形態に

（注1）私が思うに、健康的な対人関係は青春期中期ないし後期において親子間では実現不可能である。年の近い甥と叔母（あるいは叔父）であっても非常に難しく、ごく例外的な場合に限られる。甥と叔母の関係であると、環境の違いが無効原因となるし、加えて血縁上の近さも情況を混乱させる。

（注2）例えば精神分析的な物言いであると、相互作用帯には限定的かつ主観的な観点から「性感帯 erogenous zone」という言葉が使われている。しかしここまでの議論を通して、それだけでは言い表せない重要性があるのだと、読者諸氏には理解してもらえたものと思いたい。

過ぎず、それ以外にも様々なバリエーションがある。(注4)相手に与える快楽に興味がなく、ただ自分の性器の興奮のためだけにやっているのであれば、男女間の規範的《ノーマル》な性交渉であってもそれは異性愛行為ではなく、自体愛行為にずっと近い。

同性官能あるいは異性官能への傾倒というのは、これもやはり快楽を得ようとする欲求には違いない。しかしこの場合、自分が相手の相互作用帯に加えた操作によって相手が快楽を感じていることを認識把握することによる快楽である点に自体官能との違いがある。つまり同性官能への関心とは、同性者に対する快楽授与操作を好むことである。さらに同性愛となれば、同性者に対する快楽授与操作を好み、そしてさらに相手が悦ぶのを認識把握して自分が快楽を得ている、ということである。同じことが異性官能と異性愛についてもいえる。一見して明らかなように、同性官能および異性官能は、自体官能よりも対人的にずっと精緻化された指向である。

官能に関係する課題は数多いが、その中心にあるのが性習慣のパターン化にまつわるものである。青春期中期にはこれが一段と大きな問題になってくる。生まれたときから一貫して、性器に由来する知覚は特別のものであるが、しかし二次性徴に伴う変化がこれをさらに増強する。そのうちに性の悦びを知ると、それは他のどんなものとも比べられない、別格のものになっていく。(注5)他の機能活動と同じく、二次性徴を経て成熟した性器の力動は割り当てられただけのエネルギーを放出する必要に駆られる。それに対応した「そうせずにはいられない感じ」がやってくる―端的に言えばこれが性欲 lust である。性欲は日中のちょっとした空想から仲間内の悪ふざけまで、ときにはもっと複雑な活動にまでも息吹を込める。うまく解消されないでいると、溜まった性欲は呼吸と摂食以外のあらゆる活動を後回しにしてしまう。(注6)性欲は強烈であるから大変に入り組んだプロセスを駆動するが、しかし性欲を昇華することは一般に不可能である。

男性が性欲を満たすには、生理学的肉体機構稼働による精液排出が頻繁に必要である。つまり性器領域特性的相互作用の生物物理化学的具現化である。(注7)スペルマ液の排出が必要なのは、食餌摂取や酸素吸入が必要なのと同等である。仮に顕在性活動を日中に完全抑制したとしても、夜間の意識減弱状態において生じる。加えて、オーガニズミック・アクメの快感は一度経験されてしまうと忘れることができない。人格の大部分をまるごと解離してしまうような稀な事態だけが例外である。—例えば大ヒステリーであれば生じうる。[1]

強い抑制が働いている場合には、「初めてのオーガズム」がずいぶん後になるまでそうと自覚されないことがある。（これまでの世代の女性たちは、全くそうと気づかず生きてきた場合も多いようだ。）たとえば青春期中期に足を踏み入れるとき少年は必ず精通を経るけれども、しかし抑制が強ければ、その時の夢を思い出せないということは充

（注3）快楽知覚のうち、性器から直接あるいは間接に（つまり反作用を通して）得られるものこそ「性的《セクシュアル》」となる。口腔や肛門から受け取るものは、それぞれオーラル、アナルなものに留まる。

（注4）指しゃぶり、弄舌癖や爪嚙み癖などは、口唇周りの自体官能への反応である。この快楽は性器から生じるものではないから、性的とは言えない。ここから先は特に性領域の対人活動について考えていく。生殖器のもつ複雑性や可能性と同じくらい豊富なものが、この領野に隠れていることが明らかになるはずだ。

（注5）精神分析家の流儀にならって二次性徴以前の性器知覚を男根的 phallic と呼ぶことに異論はない。しかし「性器への部分欲動の置換」、さらに「男根期から性器期への進展」があるというドクトリンを私は採用しない。「（二次性徴後の）男根期の遷延」などというのも意味のない、虚飾に近い用語法である。男根的感覚を生んでいた同じ局部から性的感覚が生じるようになるのは、身体の成熟による急激な統合作用の変化のためである。既に示したように、生来的な個人差や生後体験が肉体の成熟を遅らせたり加速したりすることもある。そうやって本来の成熟が果たされないでいると、官能がある日突然に身体表面に現れて混乱をきたすことになる。ちょうど、移植した皮膚片から毛が生えてきて驚くときのように。

（注6）これに類することを誰しも経験したはずである。そう保守的でない精神分析家の先生方もご支持を表明してくださることだろう。あまり嬉しいことでもないが。

（注7）女性はオーガズムに類する生理活動が時折ありさえすれば十分であるかのようにみえる。女性はオーガズム欠如のまま何年間でもやっていくことができるというのが現代の支配的な考え方にさえなっているが、しかし私はこれに同意しない。なお女性が男性との交渉において達しないことは頻繁である。

分に有り得る。性的語彙からさえ隔離されて潔癖な貞淑を強いられた少年では、夢精したというだけで両親が激昂することもあるだろうし、あるいは「次やったらもう知らないからな」と冷たく宣告されたり、あるいは無言のまま明らかに不愉快そうな顔を向けられたりする。どのような形をとったとしても、少年には忌むべき爪痕を残す。「夜ごとの過ち」に責め立てられて性は罪深いものとして刻印づけされる。少年は「穢れた」夢を思い出せないだけではない。夢精が誰にでもある生理現象であると教えてもらえないとそのうち睡眠障害や慢性疲労まで出てきてしまう。(注8)

性指向の精緻化は、通常であれば自体愛経験を通して培われる。少なくともある一定期間、セルフ・マスターベーションが重要であるのは間違いない。それが年長者や同輩に教えてもらったのか、風のうわさで聞き知ったのか、あるいはちょっとした偶発事件を通して発見されたのかは関係ない。初めてのオーガズムは「今まで生きてきた中で一番気持ちいいです」ということもあれば、「底知れない地獄絵図」として体験されることもある。(注9) 肉体器官は性興奮の山を登攀し、オーガズムの瞬間、そして徐々に膨張が引き潮となるまで、まこと凝りに凝った様態を示す。性器まわりの文化や生後体験を引き受ける形で、三種の統合作用のうち大脳機能が特に強く作用する。さらに言えば、普段は泌尿器であるものを生殖機能という全くの別作業に動員する。筋神経系には互いに排他的であるはずの興奮と抑制が要求される。(4) ペニスは組織の健康を維持するために血液とリンパ液の還流を必要とする一方で、勃起のためには各液を鬱滞させなければならない。性器からの静脈還流量を神経筋単位が微調整することでこの鬱滞が管理される。(条件を揃えれば、全体情況における性的モチベーションを阻害するものがいかに少ないかを測るために、勃起の程度を指標とすることができる。) オーガズムを知ったばかりの少年は遷延性の勃起を何度も繰り返すことが稀ではない。遷延性勃起によって亀頭表面部が露出すると敏感部が摩擦されるので単位面積あたりの感度が上昇し、ますます勃起する。これはしばしば大変な羞恥心を生み、さらには、異常なんじゃないか、病気なんじゃないかとの心配も生む。自覚の程度は様々にしても、性欲のためにどこか落ち着かない気分になり、その分だけ他の活動に集中するのが困難になる。乳幼児期に獲得された手先の器用さがこの時期にマスターベーションやその他手技に結実するのはほとんど自動的《オートマティック》である。(注10) 万が一に新しい性能力の獲得が妨害されるようだと各器官に合併症が出現し、さらには心気症的執心の種まで植え付けられてしまう。

（注8） 睡眠、休養と疲労の関係については第八章で述べる。

（注9） 初めての射精を「大変な障害を被ってしまった」という風に解釈してしまうことは稀ではない。射精と似た、ごく短時間に一気に登攀するような生理現象にくしゃみ sneezing がある。上気道から不快な刺激物を除去する仕組みであるのは間違いないが、それ以外に、ヒトの官能と少なくとも四つの重要な結び付きがある。鼻をくんくんすること snuff-taking はまずそれ自体によって官能を刺激しうる。そして次に鼻くんくんが解離されたシステムの発露でありうる。そのシステムに性器や糞便の臭いを特別に拒否する要素が含まれていることが多い。（心因性「花粉症 hay fever」についてのアーネスト・ハドリー Ernest E. Hadley(2) の分析報告を参照のこと。）第三に、なんとも不思議な事ではあるが、鼻甲介の中には海綿性組織がある、つまりペニスやクリトリスと類似しているわけで、鼻はときに性興奮に参与するし、女性の発情周期とも関係する。(3) そのようなときには鼻腔内分泌が増えるから鼻を鳴らすことが増える。おそらくこの原因は排出経路の狭窄であろう。そうなると鼻づまりが生じる。最後に、この三要素が相まって、魅力的な対象が表れてふと淫らな着想をしたとき、未熟なオーガズムとしてくしゃみがやってくることが挙げられる。

（注10） 指しゃぶりや「乳児自慰」に関しては、先述したように拘束具や薬剤でもって阻止することがどうにか可能ではある。しかし少年がここまで成長するとそうも行かず、生理的放電を外から押し止めることは不可能になる。がんじがらめの抑制を強いてもせいぜい日中にしか作用しない。寝ている間に有象無象のシンボルたちがやってきてオーガズムに達してしまうだろう。それでもなお強烈に抑え込もうとすれば錯乱状態となる。泌尿生殖器には、二種類の機能が重ね合わさっているわけであるが、このためにオーガズムと頻尿が多少とも病的な形で相互交換されることがある。そもそも遺尿症それ自体が重篤な屈曲の存在を示唆していることがほとんどである。そしてこの尿意への不耐性が、二次性徴前後、ときには青春期に入ってもなお残っていて、しかし初めての性体験やオーガズムの後に綺麗さっぱり消えてしまう、ということがある。あるいは急性のスキゾフレニア状態において尿意切迫が性興奮の形をとって表面化し、そして本来であればオーガズムが来るような場面で排尿がある。一方比較的に精神が健康であるときには、解離された性指向とおそらくは関係する情況因子が排尿にしばしば干渉する(5)。そうであるから、性対象としてぴったりの人物が目の前にいると、それを本人が「ぴったりだ」と意識しているかどうかはともかく、膀胱括約筋をリラックスさせることがしばしば困難になる。

遅かれ早かれどんな少年も、大人たちは皆セックスしていることに気が付く。（実際のところは、皆というわけでもない。）そしてその知識を、自分が存在するという事実と破滅的に括りあわせてしまう。自分がここにいるということは自分の両親もセックスをしたということだと悟って、戦慄する。その発見による内心の焦燥から目を逸らそうとする。ひとの発達について考えようとするなら、この種類の情報に対して当人がどのように反応したかを把握しておくに越したことはない。両親のセックスの受け止め方には大きく分けて二つある。第一は、今まで考えもしなかったけどきっとそうだろうなあ、と少年が受け流すような型。これは例えば、飼っていた猫に仔猫が生まれた場合の、どこかで自分の知らないうちに交尾してきたんだろうな、という感慨に近い。こう考えられるのは、それまでに人格が幸運にも充分に精緻化されているからである。その後の青春期中期、青春期後期、成人期と問題なく歩みを進めることができるだろう。そして第二の受け止め方は、両親のセックス歴に深刻な打撃を受けて、それが動乱的なデータとなって、不快感や恥や恐怖に襲われる、という型である。母親に向けるべき情動が適切に育っていない場合にはそのように感じる。これはほとんど確実と言っていい。青春期に至ってもなおそのような幼稚な状態が続くと、その後の性慣習に適応できない。そのうちに、自分がそれまでに蓄えてきたセックスに関する知識を、想像上の両親の性交渉にも当てはめてしまう。それまでの青年の生活にも必ず、両親がセックスしていると匂わせるものはあったはずであるから、それまでなんとも思っていなかった一つ一つのサインの意味が、過去に遡ってありありと立ち表れてくる。一度気付いてしまうと全てが毒々しい影響を及ぼすようになる。（これを敢えて取り上げたのは、「トラウマ的体験 traumatic experience」[注11]とか「幼児期固着 childhood fixation」というものをあまりに字義通りに取るのは無益だと強調するためである。）

多くの場合で初体験の相手となる女性は健全な精神状態からほど遠い。そしてそのような接触が青春期中期の習慣形成を傷物とする。「古き良き時代」にはこんなこともあった――チャムと一緒に夜歩きに出かけて、ぶらぶらと散策しているうちに、ふと気が付くと、少し離れたところ、お館の並ぶ通りになぜか出ていて、そういうところで多少とも胸の大きい、非常に魅惑的な、成熟した女性と遭遇して、導かれるまま、かつてないような悦楽を知り、皆が話をしていたのはこのことだったのかと閃き、そうしてセックスの神秘にごく素直に取り込まれていく──しかし今日、麗しき改良運動や犯罪組織の変容によって、このように出立を飾る少年はほとんどいなくなってしまった。そして大多数が街娼やダンス・ホールにいる女性などと初体験をしてしまう。溶け合うような近しさはなく、衛生的にも望ましくない状態で、斡旋主の懐を潤すため、あるいは単に悪意から少年たちは誘惑される。性病の蔓延の第一の原因である。古き時代の誇り高き遊女は、私の経験では、悪性の結末を引き起こすことはなかったと思う。(注12)

ここ最近の数世代では、初めての異性器体験が重大な岐路となっている。中庸の精神衛生を保っていた少年が、ある日を境にして、重篤な失調に転げ落ちていくことが繰り返されている。決して少ない数ではない。性病科でも覗いてみれば、病気をもらってしまうような性交のあとに何が起きたか、いくらでも話が聞けるだろう。恒久的な屈折を生じることも、私の経験からは、一般に言われているよりもずっと頻繁であるようだ。少年は凄惨な拒絶を打ちつけられる。青春期中期へと踏み出すにあたって最悪の不幸である。(注13) 性病よりも一層深刻であるのが、性の悦びを知るべ

(注11) 先に述べた初期性器フォビアは、これとは別の水準にある。表面化の様子はより漠然としていて、かつ深い。初期フォビアが前青春期の性行動に影響して、たとえば仲間同士では性器を弄り合いながらも一人では決してセルフ・マスターベーションをしないようになったりする。他人様の性器は触ることができる、あるいは触られることも喜ぶのに、自分ではそれを悦ばすことはしない、ということになる。

(注12) 「良心」を自負している遊女のどことなく母性的な抱擁に迎えられた少年で、その後に重篤な精神の失調をきたした例を私は知らない。しかし社会の変化を憎むばかりの言葉を並べるのは止めておこう。街娼に「捕まった」多くの少年たちや、ハイ・スクールや実務学校《ビジネス・スクール》の学生でありながら実際のところは街娼同然である女たちについて語るのも止めておく。改革は素晴らしい成果を残したではないか。性産業、酒造・薬物密売、組織犯罪の数々が、かくも美しく協奏して、田舎から出てきたような少年はその辺の「安い」女と一発やってみようと思うようになった。大通りから一歩裏に入れば、まだ無邪気な少年たちがいて、そしてビジネスが稼働している。失うものなどないと思っていても、禁じられた「悦楽」の代償はやはり大きい。

きときに堕落に引き込まれることであろう。温室育ちの少年ほどパートナーと対等な関係を結びたがらないものである。そして常識的な女性であれば、処女じゃないなんてと自分を軽蔑する男とわざわざ付き合う必要はない。だから次第に、御令息の相手は、彼の（というより親の）財布目当ての女性に限られていってしまう。そのうちに女たちの誰かと交わることになるが、それは異性愛とは到底言い難い行為に違いない。女性の側には少年自身への興味が無いものだから、快楽を与えることについても熱心になれない。当然、少年が受け取る快楽も薄い。女性の冷めきった様子に気付いて、インポテンツに陥ることもある。あるいは入口部で早漏したり、あるいは勃起しても何も感じず、果てのない交渉となってしまう。女性から小馬鹿にされて、あるいは罵倒されて追い払われるのも時間の問題である。せめて堕落がもう少しわかりやすい形をとっていたなら、どこかで自分が道を踏み外していると気付いて再出発することもできるかもしれない。さっと足を洗って、しかも悪童連中の注目を浴びずに済ませられたら、かなり幸運な方である。

ロードハウス[7]やダンス・ホールは、異性器への加入儀礼を求める少年たちにとって悲劇の舞台である。純朴な若者がやってきて、どうやら得意客になってくれそうだとみれば、たくさんのホステスが集まってきて少年を楽しませる。どう言い繕っても店の利益のためである。気分を良くした少年が言い寄っても型通りの反応しか返ってこない。金があるうちは「お楽しみはあとでね」といって歓待し、金がなくなれば「お店おわったらいくから、外で待ってて」と言って、待ちぼうけを喰らわせる（ホステスは裏口から抜け出す）。上得意になりそうだと判断されると「気持ちいいこと」だけ迅速に提供してもらえるが、変態的な手技が多いので思い出す度に不愉快になる。

男子のこの惨状に比べて、女性の近年の解放には見るべきものがある。表面的には婚前交渉のスティグマが薄くなって女性の心を軽くしているようだ。それでもなお多くが超自我に含みこまれた大昔のやり方を捨てきれないでいる。セックスに対してあまりに感情的になったり、あるいは斜に構えてシニカルになったりすると精神衛生に必要な経験は得られないものだ。本来であれば性欲は、友達グループの力と相まって不必要な抑制を乗り越える支えとなるものである。さらには性のパターンを良好なものに整える作用もある。青春期の発達さえ順調であれば若者たちの間で性の問題は生じないはずだ。しかし順風満帆な成長はほとんど期待できない。どうしても歪曲や抑制の方が大きくなってしまう。彼女たちにとっては、本来さりげないものであるはずの性的な親密さが複雑怪奇なものであって、素直に感じ取ることができない。ちょうどギャングから疎外された少年たちがそうであるように。

過ぎ去りし性文化の第一の特徴は恐らく、女性の貞節をロマン的な感傷に閉じ込めてしまったことだろう。古い道徳からの離脱に向けた動きも見える。単に性を称揚するのではなく、人間的な親密さで結び合うことをこそ目指すべきではないだろうか。婚前交渉によって女性の品性が落ちるという観念は、形だけでもいいからと女性に結婚するよう圧力を加えるものであり、言うまでもなく害悪である。そして性能力で男性の価値が決まるという極端な意見もまた、有害無益である。そのような文化の中では、若い男性たちは異性愛に対する失望を感じて自体官能や同性官能に関心を向けるようになる。

実に多くの人々が、生物学的に規定された異性愛から偏倚している。そしてまた実に多くが、実際の拒絶や、ある

（注13） 性病の蔓延を抑制することができれば、精神衛生の向上にとっても非常に大きな貢献となるだろう。こんなことを言うと、性病予防に反対して粉骨砕身なさっている方々から外道呼ばわりされるかもしれないが。私の記憶が間違っていなければ、性病予防の啓発を始めたのは、ボルチモアに開業した優秀な泌尿器科医であった。そして不信心者と彼を罵ったのは、売春婦の仇敵、婦人科医の連中である。

アメリカ公衆衛生局 U.S. Public Health Service は、性病予防という長期戦の第一歩を踏み出した。これをさらに前進させる法案を通過させた州もある。開業医院や病院へのアクセスが可能になりつつある。しかしセックスが後ろ暗い行為である限り、あるいは「性の原罪」を現代文化が後生大事に抱えている限り、梅毒の蔓延が止むことはないだろう。梅毒の数多ある後遺症のうちの一つが麻痺性痴呆 dementia paralytica であるが、これは梅毒菌による脳組織の破壊であって、症状が進むと死に至る。現在では治療可能な場合もあるが、それでも多大な危険を伴う。(6)

いはそこまでないものを当人が拒絶と受け止めたり、あるいはもっと他の環境要因から、自体官能あるいは同性官能の暫定生活様式を取るようになっている。この性的特異 sexual peculiarity は人生の成功や健康な精神を得る可能性を引き下げるものであって、一連の特殊問題を引き起こす。健全な成人期に至る見込みは、ただでさえ低い全体平均よりもさらに低くなる。青春期中期のような不安定で流動的な性行動から卒業できない人々は多い。それに比べればやや問題は軽いが、性行動を習慣としてパターン化させることで青春期後期の状態に留まる人たちも少なくない。しかし最後に、数の上では最も多く、社会的なインパクトも一番大きいと私が考えているのは、性行動にパターンのない青春期早期 early-adolescent まで抑圧的に退行してしまう人たちである。正確なデータは得られていないが、実に驚くべき数になるだろうと思う。(注14)

自体官能の興味を持続させる人々のうち比較的少数のみが、性的モチベーションをマスターベーションによって発散する。理想的姿勢からは離れるにしても、辛うじて許容範囲内であるとして本人たちが合理化できる対処策である。この方法には、友愛の関係を避けつつも社会的には一人前と認めてもらえるようになるという、驚くべき効用がある。街場の言葉で言うなら「つれないやつ」になる。男女問わずある種の冷たい打算的な態度をとる。友愛の欲求はうまく処理できるし、異性との交流も高いレベルでこなせるのだが、性交渉だけに関してはうまくいかない。

自体官能への傾倒があろうとも、同性や異性の他者に対して性器能力を発揮することには何の問題もない。自体官能に他者を利用しなくなるのは、セルフ・マスターベーションに動員される空想が現実の対人関係よりもずっと大きくなったときだけである。(注15)むしろ精神病理学者をやっていると、妻ヴァギナを道具にしてマスターベーションに興じる男性を数限りなく診察することになる。自分の手ではなく妻のヴァギナを使っているというだけのことで、男たちはずっと大人になったような顔をしている。妻とセックスすることは確かにセルフ・マスターベーションよりも多少とも進んではいる。しかし両性の官能が期せずして満足されているだけであって、異性愛の所作とはとても言えない。男性の関心は自分の性感にしかないのだから。(注16)破綻は異性に対する情動が中核において不十分にしか精緻化されていないために起きる。もともとは母への初期情動から分岐するはずだった感情である。同様に対自情動も偏倚していく（ここで母への初期情動に対応するのは同性者への情動である）。この二つのプロセスについては、同性愛の形成について議論をふくらませる中でより一層明らかになっていくことだろう。

どうやら自分には生物的に設定された異性愛ゴールが達成できなさそうだと自覚される場合がある。そう自覚したものは、過剰に母の影響を受け続けてしまうことが多い。母親の存在が、女性に対する判断全般を曇らせる原因となる。この種のハンディキャップは、内心では嫌悪している男と結婚して案の定すぐに夫を悪罵するようになりそれでいながら経済要因などから同居せざるを得ない、というような女性の子にもっとも鮮烈に現れる。そんな夫婦のもとに男の子が生まれると、一般にその子は母親の欲求不満の官能の犠牲となり、Von Stuck(9) が Die Sphinx に描き出したような近親関係に縛り付けられてしまう。男の子がそのうちに反抗を始めて母親を憎み束縛を千切り壊そうとも、あるいは逆に母の「若い燕」であり続けようとも、いずれにせよ人格の成長という点では不幸な結末となるだろう。官能が、彼自身の性を超えたところに発展していかないことはほとんど確実である。(注17)

現代のアメリカで、母と息子の関係の尋常ならざる様子はまこと目も眩むばかり、目を覆うばかりである。女性は

（注14） 私はこれまで、青春期中期の性行動のパターン化が失敗した場合にのみスキゾフレニアにつながる過程が動き出すのだと考えていた。しかし今では、問題はもっと基礎的なところにあると考えている。青春期中期の時点で古典的な障害を抱えている少年は、もうその時点で既にスキゾフレニアにほとんど嵌まり込んでしまっている。

（注15） マスターベーションを生活習慣に組み入れているような理性的青年は例外である。それができれば利己的な他者利用を避けることができる。

（注16） もっとも顕著な相互作用帯三つとその協同する（反射した）快感だけを考えるにしても、任意の人格において六つの順列を観察する限り、驚くべきことに、少なくとも七二〇は官能のモードがあることになる。純粋な自体官能にしても、少なくとも六である。(8) こう考えると、誰かをつかまえて自体官能（あるいはナルシスティック）だ、同性愛だ、異性愛だと通俗的なレッテルを貼ることの馬鹿馬鹿しさがよく分かる。

いまや解放され、家財道具でも感情ある玩具でもなくなった。しかし固定化された役割からは自由になっても、それに見合った経済的、社会政治的教育が保障されていない。その結果、子供たちにとって決して望ましくない家族の形が出現しつつある。四十八歳になるまで母と同じベッドで寝ていた男がいた。そしてスキゾフレニアに近い状態となって精神病院に運ばれた。あるいはまた、三十八歳まで母と同衾していた男はその後、閉鎖病棟に入院した—母親は、その年まで、息子の生活上のごく些細なこと、どの上着を着るべきかとか、どの長靴を履くかべきかまで監督《スーパーバイズ》していた。二十歳を超えても毎晩寝る前、その日あったことを母親に逐一報告する男もいた。不安になるといけないからといって、夫を追い出して代わりに二十四歳の息子を隣に寝かせている母親もいた。酔って家に帰ると母親が服を手取り足取り脱がしてくれるのだという男もいた。母親が隣にいてくれなければどんな遊びだって楽しくない、と言う男もいた。こんな例がいくらでもある。しかも当人たちは、官能の問題はあるとしても少なくとも性の問題はない、と考えている。こんな情況で少年が二次性徴を迎えると、青春期中期への道は病理的な困難でほとんど塞がれてしまう。性欲を意識しないためには相当の犠牲が払われるだろう。この「心的去勢」はスキゾフレニア状態および近親姦欲求の爆発まで行き着くことが一般的である。（たとえ偶然が手伝ってしばらくは上手くいったとしても、児童期的な態度が中高年期になっても続く。いつも見栄を張って、狭い集団内で自分の地位にばかり執着する。そのうちに夢精の回数や量が減っていくのが自覚される一方で、勃起の自覚が薄れていく。—そして老年期精神病に至る。）初体験は平均よりずいぶん遅く、相手は同性である。その場限りの性行動で鬱憤を晴らすが、大変な葛藤を抱え込む。パラノイアのようになって離れていくものもいる。友愛を築くことはほとんど不可能で、児童期の社会からいつまでも抜け出せない。ひととしてではなくただ個体として周りの人間を利用する。多少とも支えてくれるのはアルコールだけだ。人類の福祉のために身を粉にして献身するものもでてくる。従うべき定めに背いているという感覚がごくぼんやりとあって、そして免罪符を得ようと藻掻いている。

少年に具体的な性行動を教えるのは必ずしも同年齢の男子や女子とは限らない。ずっと年上の同性の人物によって性行動に導入されることも稀ではない。ここからはそのような場合についてみていく。年上の男性であるから性病はおそらくそれほど問題にならない。しかし性が卑俗なものに堕ちてしまうことの害悪がかなり大きくて、悪女に誘惑された場合よりもさらに悪いかもしれない。前青春期のうちにフランクな同性愛体験を済ませていないと、青春期中期にしばしば不幸な形で、つまり路上などで初めてそれに触れることになる。たとえばクリフォード・ショーが論じたシカゴのウェスト・マディソン・ストリート地区のような、経済状態が悪く地域コミュニティも断片化しているような地区や、あるいは路上生活者が多くいる地域では、ほとんどすべての少年が同性愛体験をする。女性から隔絶された男性集団で起きることと変わらない。このような状態にある社会がすなわち悪質な同性間の誘惑を生むというわけではなくて、地域の社会経済的情況とはむしろ無関係に、暗澹とした同性愛者のグループが無尽蔵かつ有害の興味を無垢な男児に向けているのだ。cacocunes[10]と呼ばれる侵略的路上買春者たちである。

青春期中期に顕在性の同性愛者と出会うことは大変な事件として経験される。その結末は不幸なものとなったり、そうでなかったりする。（人生におけるどのような経験とも同じように）出会いの意味や影響は、それまでに積んでいた経験に左右される。青春期中期まで人格の歪みもなくしかも協働的な性体験もないままやってきたような少年は

（注17）「同性愛」「同性官能」などの言葉は、現状では極めて空虚な意味しか与えられていない。宗教や倫理学で辛うじて利用できる程度である。カルテや公式文書などみると、何某は「同性愛者である」だとか「同性間交渉歴あり」との記載をよく見かけるが、それが具体的に何を表しているか全然はっきりしない。六十年前であれば多少の意味もあったのかもしれないが、現代ではどこの教会に通っているかという位の情報でしかない。同性愛云々の用語を無為に使っているうちには間違いだらけの結論しか出てこないだろう。この章の後半部分では、関連する用語が科学の範疇で扱うに足るものとなるような記述を試みている。

遠くない未来、単に前青春期の発達バランスの一つとして同性官能への傾倒が理解される日がやってくるだろう。同性愛をなにか深刻な問題と思って、しかもこのままでは皆が同性愛者になってしまうなどと怯えているような方々は、あまりに偏った情報ばかりを摂取してきたのだろう、哀れなことに。

例外的だろう。しかしこういうケースでは、顕在性同性愛者との出会いとその後の性器悦楽がひとの成長を一段と推し進めることは間違いない。（このときの悦楽には不愉快な成分もいくらか混じっている。相手の男に対する不快感が少々と、そして何より「性活動とはこういうものだ」という伝統像からの離反が心をざわつかせる。）性器刺激を含む束の間の友愛を経て、少年はより容認可能《アクセプタブル》な性協働を探し求めるようになる。それが異性愛である。

もうひとり別の少年、第二のケースを考えてみよう。彼は深刻な歪曲を被っていて、母親に生来より縛り付けられていることがその一因だ。母と接着しているために、異性愛の欲求を素直に受け止めることができなくなっている。それというのも母親が何気ない態度や、ときにはあからさまな発言で「悪い女」を遠ざけようとするためである。母親は「ずるい女」に関する想像を手前勝手に膨らませていて、男女間の交流をあれやこれやと論評する。それを聞かされているうちに息子は同年代の女性と自然な関係を作ることができなくなってしまう。母親は「息子には自分のことだけ見ていてほしい」と思っているのだが、その思惑とは真逆の結末がやってくる。顕在性の同性愛者との遭遇を経て、少年は同性愛情況こそ性の矛先を向けるべきところだと発見する。同性愛情況のうちに極上の楽しい友愛を見出し、膨れ上がる性欲と恋愛禁止のジレンマから逃れる方法を獲得する。必然的に、同じ満足の形を求めて、同じような情況をいつも身の回りに用意しておこうとする。そしていつの間にか自分を初めて誘惑した男と同じような道を歩んでいることになる。この二つのケースを両極端として、その間のどこかに、多くの青春期中期の少年たちが位置し、あるいは彼らが受ける誘惑が定位されることになる。

しかし同性愛の初体験には第三のケースがある。どうしてもこれは、悪質な、年少者にとってただひたすらに悲惨なものと思えてならない。私が想定しているのは、大人が少年を暴力的に肛犯することである。特に嗜虐性の少年専門男色家によるものだ。非常に危険な行為であるのだが、残念ながら決して稀なことではない。第一に会陰部の損傷による致死的な感染症のリスクがある。これを除いたとしてもやはり悲劇である。まずなにより、性器的経験でないから、ひとの性の発達に寄与しない。肛門への官能の偏りと組み合わさって、理論的には人格基盤のうちアナルに割かれるエネルギーを増やし、これが実際場面では、おそらくは受動的な少年専門の男色性を生み出す。人格が偏位するのでなければ、体験は急迫不正の侵害となって、自尊感情の存立を脅かすものとなる。付き合いの長い仲間たちにまで不信の目を向けるようになり、対人的友愛がそれ以上発展することは不可能になってしまう。もともとサディスティックな傾向の少年であれば、同じような侵略を、そんな事をされるとは思ってもいないような同輩に仕掛けてみたいと夢想するようになる。つまり報復を果たそうとするのだ。(注18)

その第一手がどのようなものであろうとも、若者はいつか必ずセックスを知る。セックスを知ると世界は別物である。幼年時代のおぼろげな光は屈折して、見知っていたはずのものが曖昧になる。まるで幼児がやるような間違いだらけの統覚に後戻りする。激変の大部分は身体の急成長によるものだけれど、しかし一部分はやはり性指向と性欲に起因している。乳児期のひとは宇宙融即していて、背景活動から遊離してくる物事を渾然一体に把握していたけれど、青春期になれば人格はずっと構造化が進む。これ以降の発達にとって、この構造化は必ずしも良い点ばかりではない。

ちょっと不器用であるとか、顔や体の造形が良くないという程度のことが重大問題になってくる。こんなでは誰とも付き合えない、と思い詰める。それと同時に、一人前の人間として責務を果したいという欲求が強烈に湧き上がって、大人社会の規律になんとしても溶け込まなくてはならないと思うようになる。どんな服を着ればいいかと悩みはじめる。話し方や身振りのちょっとした癖を矯正しようと躍起になる。「その他大勢」に今まで興味の一片もなかったような青年が突然、大人たちに承認してもらうため心を砕くようになる。自分が周りからどう見られているかに

(注18) 身体に残る傷跡は、世に蔓延した「性の原罪」観念や陵辱されたことの恥によって覆われ、以降の成長に多大な後遺症を残す。瘢痕が視界に入るたび、指先が触れるたびに思い出すだろうし、しかもその記憶の一つひとつが異様な非常な明彩さを伴う。真の意味で「心的トラウマ psychic trauma」となる。

極端に敏感になる。自分の発した言葉を周りがどう受け止めたか、承認のサインがないか、不承認の様子はないかと絶えず気を配る。少しでもうまくいかないと途端に不安になる。自己意識が意識を絶えず支配する。そうして自己の成長は加速するが、いびつな形になっていく。友達はもう、ただそこにいるだけでは意味がない。こいつは周りからどう思われているんだろう、と思案するようになる。この「周り」は年長者たちであって、それを介在させて友人の価値を測ろうとする。空想上の大人たちの顔色に一喜一憂するうちに、二次性徴を共に乗り越えてきた同類愛さえも解体されてしまうかもしれない。当然、不全適応の数々が茂みから顔を覗かせることになる。

この「自己の把捉不能性 incomprehensibility of the self」は、その時点までの自己評価の基盤が脆弱なこと、そしてその上で自分と関係あるものが急速に増えていくことの結果である。把捉できないために、合理化を働かせることになる。少年は自分の行為にいちいち「そうでなければならない理由」を付け加えたり、言い添えたりするようになる。しかし大人たちがそれを聞いて感心することはない。何を馬鹿なこと言っているんだと、呆れ顔を向けられるくらいであればまだ良い方だ。審判者に冷たくあしらわれることで少年の自信は底割れしそうになる。そのうちに「仮面の人生」が始まるかもしれない。現代の都市居住者の特徴でもある。仮面をかぶり続けるのには多大なエネルギーが必要で、しかも仮面の運用が完璧になる頃には人格の成長に充てるだけのエネルギーはもうなくなっている。対人場面ごとに秘匿すべきものは変わるから、あるレベル以上の自己の統合を避けて、その時ごとにグループの慣習や話題に合わせる方が簡単である。しかしこれは、まとまりのある自己意識を放棄することである。(外界の物事のシンボル作用は青春期に更新される。シンボルの更新が完了するまでの期間、ひとの成長がずっと健全であったら右に述べたようなことは絶対に起きない。) もしも強い個性を獲得できていれば、論法隔壁 logic-tight compartment で自己を分割してしまうことはない。しかしもしも個性が幼弱であるか人格が既に屈折していたなら、重要な対人場面ごとに別々の自己が出現する事態がやってくる。核となるのは児童期あるいは幼児期の自己であるが、表面に出てくる人格は一般に「ひとずきする」。いつも興味津々といった様子で、しかも「幼児のような熱心さ」や「児童のような意地っ張り」を見せるからである。こちらで示した同盟関係があちらでの忠誠関係に影響するということもない。こういう若者がうまくやっていけるのは、性指向があまり親密でなくとも満足させられるときだけである。習俗的な持続関係、つまり結婚とか子供の養育といったことになると途端に破綻する。よく統合されたひとには持続的な友愛の場を取り持つはずの指向ネットワークが確かに存在する。しかし慢性に青春期中期に居残るような人物では、このネットワークが偶像化 idealization というファンタジーのなかで、そうと気づかれることなく消耗してしまう。

偶像化の起きている最中には、自分のステロタイプの中で「こうあってほしい」と思われているものの一式が他者に投影される。パラノイアによる批難の転嫁は直面したくないものの一式を自分から切り離すものだから、偶像化と基本的には同種類の働きであって方向だけが逆になっている。ここで少し脱線して、この二者、すなわち感傷主義者《センチメンタリスト》とパラノイアの両方の基礎にある人格の歪曲の根源についてもう一度考えてみよう。ここまでに繰り返し取り上げたように、感情の結びつきや友愛を求める欲求は、自己および人格がそれまでどのように構成されてきたかに自然と影響される。乳児期早期から他者を巻き込んだ対人関係、乳児－神の関係が始まる。それが乳児－母の関係へと発展し、さらに幼児－母と幼児－父の関係、そしてその後におそらく兄弟姉妹との関係へと拡がっていく。多様な他者をその源泉や対象としながら情動は精緻化されていく。そしてこの情動を通して人間の指向はことごとく表出され、満足の追求や（もっと本質的には）不快の回避と結びつく。(注19) しかしもしも矛盾や断絶ばかりの不首尾 incoherent な経験に抑え込まれてこの情動が成長できず解体を被ったときには、そして悲嘆やその他の対処をとる余裕もなかったら、そこにはファンタジーが立ち上がって、現実の情況を無関係な人々と括り付けることになるだろう。もしもステロタイプの「投射先パターン object-pattern」が現実界の特性値とかけ離れているようだと、周囲の人々を対象として情動が再喚起されることはなく、手近な民俗 folklore から借り入れた文化的所作としてファンタジーや儀式が作用するのみである。(注20) しかしもしも投射先パターンが現実とそれほど離れていない場合は、再喚起されたものが投射先個体 object-individual にそのまま投げかけられる。これは乳幼児期の情動そのものであって、当然ながら統合には全く不向きである。投影された先は特性《キャラクター》化されるから、不都合な部分は背景に紛れて見えなくなる。反対に、投射先パターンと共通している美点だけが浮き上がってくる。本人が聞いたらびっくりするような仮面が貼り付けられている。しかしそのうちに、偶像化の化けの皮がゆっくりと剝げ落ちていく。投影の矛先を向けられた人物は、なりたくてなったわけでもないのに「思っていたのと違う」と失望されることになる。こうなると多少とも現実的な対人関係を新しく組み立て直さなければならないから、情況は一層複雑になる。収拾はしばしば不可能で、文化的制約から解消もできない。習俗や因律、そして婚姻法制に手足を縛られることになる。

私たちの生活には数え切れないほどの絶望、拗れた関係、果たされない夢が渦巻いている。そこに目まぐるしいまでの偶像化、陽性および陰性感情のやり取りが加わる。いつの間にか、両親の人格が埋もれてしまって観察できないこともある。そんな家庭に育つと、有象無象の民俗模様こそ世界の実像であると感じるようにもなる。どんな他人も、躍りながら衣替えを無限に繰り返す小人になってしまう。偶像化を否定するどんな証拠も無視される。一見すると懐の広い人物に見えるが、しかし年をとるごとに文化的枠組みをもったものにしか情動が向かなくなる。こうなると親子関係は必ず捻じ曲がるだろう。兄弟関係の中で学ばれればもっとずっと現実的であったはずのものも、親の強い影響のせいで歪んでしまう。そうして、習俗の伝統的な二面性、支配する年長者と支配される年少者というイメージを内在化したひとになっていく。[注21] 投射先人格は一人残らず、文化パターンのあれかこれかに当てはめられていく。人間に情動を向ける事があったとしても、ファンタジーの方に目が向いていて、人物の方はそれを運び込んできてくれた存在としてのみ気にされる。個々人が単なる文化運搬体であるような世界が成立するのは、因律が人間同士の結びつきを規定するにあたって個人差を禁止している場合だけである。人間を文化運搬体として扱うのなら陽性あるいは陰性（パラノイア）の偶像化が唯一の策である。相手に着せかけた「紋切り型」を「愛して」、それ以外のことを意識から追い出すのであれば相当にエネルギーは節約できる。「愛され」の文化パターンだけでなく、誰にとってもネガティブであるような悪魔、遺伝的劣性、性悪説までも動員できれば節約はさらに簡単だ。「オブジェクト」を

「憎む」だけである。至ってシンプルなことには違いない、民俗の素地となっている心のあり方からすれば。その起源が取りも直さず私たち自身であって、ファンタジーの構造がかくも普遍均一的であるから、民俗はいつだって優しい。これが唯一の生活ではないようだ、そんな知見が世に広まるまでは安心の世界は続く(さて代替民俗を提出するのは天才だろうか狂人だろうか?)。民俗の絶対性は、学習の時間差によっても保障されている。親の知識量に子供が追いつくには長い時間がかかり、その親もまた、自分の親に追いつくのには長い時間がかかる。歴史以前まで延々とこの後ずさりが、つまり退行が続くのだ。誰かが「自分が世界で最初に考えついたこと」を披露しても、多くの場合、ちょっとした個人的経験を持ち出せば反証できてしまう。権力者の言葉や古典の一節を引用すれば否定はさらに完璧だ。それが不適切に帰納されて、そのうちに「オリジナル」なんてものはどこにもないと、先人たちは全て見抜いていたんだというような考え方が蔓延する。こうなると既に定着した「皆が知ってること」を書き改めることは大

(注19) ここにとりあげている事柄は精神生物学の理論面で非常な重要性を備えている。つまり首尾一貫した coherent 経験があれば、行き過ぎた情動やステロタイプは無効化され、それ以外の指向は修飾を受けつつもその後の活動によって満足されていく。満たされることなく緊張構造が維持されると、情動と結びついた経験が不首尾に終わって、もとの情動は解体される。ただそのときも、関連のステロタイプ、すなわち対自情動の史的発展の産物は残る。そうして相当な力を様々な指向と結びつけながら発揮し、ときにそれ自身が思わぬ形で活性化する。「出来事を通じて経験されたこと」はいつも必ず、「その出来事へと生物体を駆り立てた指向」をひるがえって修飾する。これが作用しないのは退行のときだけではないだろうか。

ステロタイプのこのような働きは、過去に経験されたもの(記憶の断片)と同様の力学パターンをもう一度構築しようとする指向として表面化する。そうすると、偶像化の取扱いに際しては以下の想定を置くのが良さそうだ。「過去の失望やフラストレーションが強烈なステロタイプを備えた自己を構成する。これが過去のパターンを絶えず現在に投影する。そのために、新しい出会いにおいても古い時代の幼い情動が再喚起される」と。

(注20) 民俗はそれ自体、ごく有効なファンタジーである。目の前の情況を準適応的に解決する手段のないときによく機能する。民俗が宗教文化の一部となって結束文化の隙間を埋めている、といってもいい。

(注21) 乳児期後期に獲得された Me/(Not-me)対立命題の全世界的投影であると私は思う。

変な危険を伴う。天才であればお咎め無しとなるかもしれないが、それでも絶えず疑いの目を向けられる。いつ情勢が反転して後ろ指をさされるか分からない。「狂気」は恐怖である。

感傷的偶像化をやってばかりの人間がどういうものか、ここまでに記述した。そういった連中が、人間一般をステロタイプな文化パターンの運搬者として貶めていることも分かった。しかし過去に遡ってこのことを指摘しても仕方がないと思う。これまで私たちの生きてきた世界は諸派混交の溜め池の中にあらゆる知識を放り込んできたけれども、しかし現代では、人格の発達という概念、生物科学における比較観察研究の手法、「ひとはひとのなかにある」という精神生活の原則が理解されることで、ずっと奥深いところまで見通すことが可能になりつつある。その成果はまだ、周囲を無闇に挑発するだけのものとされてしまうかもしれない。しかしどれほどの痛みがあろうとも、一人ひとりの人間の捉え方を変化させることで今までにない豊かなデータが手に入るだろう。古拙の時代、青春期の若者はステロタイプに沿って矯正されるべき存在に過ぎなかった。しかしこれからは新時代の預言者となるだろう。彼はおよそ「全方向に狂ったように跳ね回る」アイルランドの種馬として「道を示す」はずだ。若者たちは性の価値を改めつつある。それが青春期特有の問題だからでもあるし、そして聖物語や民俗神話の中心にあるからでもある。まるで新しい福音書を獲得するかのようだ。しかし照り輝く魔羅を神の御所に据えるには、もう人類は多くを知りすぎた。性解放の宗教（性病なき世界の宗教）は新しいものになるに違いない、古代宗教への回帰ではないはずだ。性の自由を信仰することは、最初にはとんでもない大混乱を生むだろう。古い醜い時代のものは振り落とされる。最大の障壁となるのは青少年に植えつけられていく初期性器フォビアである。この二つのために新時代の自由は精神の失調としてまず姿を表すかもしれない。人々を結びつけるよりも、一人ひとりを解体してしまうかもしれない。[注22]「陰鬱なる保守主義」についてここに書き記して、青少年の精神病理へと分け入ることにしよう。それ以外に道はない。

歴史的に見て、精神医学の領域は誤った思想と未熟な仮説に汚されてきた。そうなってしまった理由のうち二つについて、ここでは触れよう。第一は、病態生理学という先入観と見当違いが大きく取り扱われてきたことである。例を挙げれば神経病理仮説や、昨今の内分泌障害仮説だろうか。そして第二に、医者が不十分な訓練しか受けないままに精神医学というこの深遠な領野に立ち入ってきたことである。真摯な観察の態度をむしろ阻害するような訓練、といってもいい。特にスキゾフレニアに関しては、ごく限られたデータしかないにも関わらず仰々しい仮説を述べ立てる世界的流行があった。特に悪辣なものは精神医学の視野を犯し、さらに負の刻印を焼き付けている。

しかし私自身が新たな公式を、それも未成熟な公式をここに提出するのだから、いかにも心苦しい。しかしそれでも私は、スキゾフレニアがいかに始まりそして経過するのかを語ろうと思う。盲従されているばかりの誤った考えに対峙しなければならないのだ。(注23) スキゾフレニアは、ひとを襲う災厄である。そこには明らかに一定の経過と辿り着くところがある。私の目に映った事実を、それが起きたままに示そう。「素因があった predisposed」ことにされている青年たち、彼らが最重症の失調へと突入する直前に勃発する葛藤についてである。

ある日、病院の最も賑やかな病棟に入院があった。十九歳の男性である。数人の警察官と看護人に囲まれて、護送車で運ばれてきた。昨晩、錯乱状態で窓ガラスを何枚か割ったとのことだった。朝になってどこかの神経科医が家にやってきて、早発性痴呆の妄想型 dementia praecox, paranoid type と告げたらしい。――青年が連れてこられてから数

(注22) サリヴァン文書委員会による注：本文の以降の部分が『分裂病は人間的過程である』に収録された。

(注23) いままで数千人の我が同胞が目の前を通り過ぎていった。しかし科学的と言えるような考察の情報源となるのは、僅かに二百人程度である。私の研究が以下のデータにのみ基づいていることを正直に告白したい。つまり、間違いなくスキゾフレニアの経過を辿った七十五人と、スキゾフレニアの発症が「それらしい」を超えて確かであった百五〇人である。これだけの資料から、この遠大な領域に定式化を果たせるものだろうか――。しかし自説に反する証拠をどれだけ誠実に取り扱ったかという点に関しては、もとより提唱者自身が判断するべきことではない。比較研究から引き出すべき対照群（私たちと異なる文化における青少年の生活および失調に関する情報）を入手することができなかった点についてもここに明らかにしておく。

分後に、私は部屋に入った。服を脱いでベッドに横になれと看護人に言われて、青年が喧嘩腰で反発しているところだった。その場に割って入ると、彼は明らかに敵対的で、こちらを見下すような態度をとった。形式的な言葉を並べて、まずは警察官を部屋から追い出した。そして青年と、これまでの生活に関する二、三の事柄を話し合った。十五分程度の対話に過ぎなかったが、以下に私が論じたいことのほとんどを含んでいるように思う。

「助けてくれるっていうなら、じゃあお父さんのところに帰らせてくださいよ—僕はどこもおかしくないし、昨日の夜、あの悪い二人さえ来なかったら大丈夫だったんです、あのとき、マフィアの隠語さえ知ってなければ、密謀にも気付かずに済んだんです」「どこもおかしくないですよ二ヶ月前まで。そのあと〈やつら〉の手違いで、密謀に気づいたんです」「やつらの手違いで大変なことに気づいて、マイアミ・ビーチで鉄砲玉と決闘することになって、のばしてやりましたよ運良く。…僕みたいな人間が勝つはずなかったのに」「やつらは僕みたいな人間にはチャンスをくれようとしないんだ」

「僕みたいな人間、ってのはどういうことだろう。…君を、その他の多くの人たちと区別する何かがあると感じてるのかな。」

問いかけに、大した答えは返ってこなかった。

「やつらは僕みたいな人間にはチャンスをくれようとしない、と言ったね。けれども私には、君が普通の十九歳の男の子とどこが違っているのかまだ分からない。君自身は、何か思うところがあるようだけれども。」

青年は何やらつぶやいていたが、最後の言葉には同意した様子だった。彼自身は何も変わっていないながらも、しかしある重大な情報にたどり着いた、ということらしかった。

「なんだかうまく行かないというときに限って、青春の頃には、何かとんでもないことを発見したという思いに駆られるものだね。」

「青春ってのは知ってますよ。二次性徴のあとにやってくるやつでしょう」

「そう。セックスというものを知って、それを通して何かやってみせようと思う年頃だ。」

青年は興味を持ったようだった。この短いやりとりで、敵対的な表情も薄れ、隠しきれていなかった恐怖や怯えた様子もなくなった。そして話を進めた。

「君くらいの子が精神病院に連れてこられるときによくあることだけれども、何かセックスに関することで厄介なことになっているんじゃないかな。」

「違います。女の人以外に興味もったことはありません」

「なるほど。」

「そうですよ」

「性交渉はしたことある?」

「ありますよ。でも女の人とだけです」

「それは、同性愛じゃないってことを言いたいのかな。」

「大嫌いです。…絶対に」

「というと、見聞きしたことはあるみたいだね。」

「そりゃありますよ。映画館で働いてたときにはいくらでもありました。でも僕は一切近づかなかった。そんな男が近寄ってきたときはいつも、ぞっとして、だってそんなのは、…不自然で、汚い」

「そうか。君にはいくらかの経験があるんじゃないかと思うんだけれど、違うかな。」

「一度もないです。女の人とだけです。そういう男が近寄ってくるといつも、ぞっとして、顔面を殴りつけたくなる…ノック・ダウンしてやりたい」

「ふむ…そこまで言うのは、君にそれなりの関心があるからだと思えるけども…」

この辺になると、私はまるで独り言をやっているような気分だった。そうして、青年が言い返してやろうとしないで済むように、そしてこちらの情報を素直に吸収してくれるように話を続けた。何も応答はなかったけれども、ストレスに感じている様子もなかった。青年はベッドに身を横たえ、烈しい緊張からは解放されていた。それを見て、一般的な事柄をいくらか言い添えた。誰かが精神病院に入院した時に家族や周囲の人々が感じること、あるいは若いスキゾフレニアの患者が抱きやすい誤解、幻覚、妄想について。そして最後に、こう伝えた。

「世話にあたってくれる人たちは、みな君の味方で、善意の人たちだと信じてほしい。君からすれば、鈍い人たち、ということになるかもしれないけれど。」

この最後の点に関して彼がある程度信用してくれたのがわかったので、私はひとまずさよならと言った。(注24)

これと類似した症例はあまりにも多いので、ここから何らかの結論を引き出さない訳にはいかないだろう。私の経験した急性スキゾフレニア状態の典型例といっていい。もともと青年は自分自身に対して同性愛の疑念を抱いていたのだ。性指向に対する私の中立的な発言をきっかけに、その疑念が投影され、結果として必死に抗弁することになったのである。これまで自分の周りで性が話題に上るたび、青年は自分が周囲から疑われているように感じてきたに違いない。この情況の収拾のために彼がとった行動、つまり自分の性が正常《ノーマル》であると声を大きくすることは、そこに逃れ得ない葛藤が存在することを明らかにしている。女性以外を対象とする性指向を自覚しながら、同時にそれを邪悪で、誤っていて、恥ずべきことで、自らの尊厳を貶めるものと捉えているのだ。

急性スキゾフレニアに関して、もう一つ重要な問題群を提示したい。患者は六フィート三インチの大柄な十八歳の青年である。嗜眠性脳炎 encephalitis lethargica（「眠り病」）(11) の疑いで入院していた一般病院から、二人の監視人に付き添われて精神病院に運ばれてきた。すぐに診察を始めたが、彼は拒絶的で、みるからに不機嫌であった。

「確かに具合悪いですがもちろん精神病院に来るようなことじゃありません。頭はなんともないです」「心じゃなくてお腹の問題です。腸が運動停止で中身がないです」

話しているうちに、マスターベーションのやりすぎだったとあっさり教えてくれた。マスターベーションのやりす

(注24)　この症例提示に直接は関係しないことであるが、三つの事実を付け加えておく。第一に、患者が病院に連れてこられる経緯や面接するまでに得られた情報において、青年が同性官能に傾倒していることを示唆するものは何もなかった。第二に、この入院の何ヶ月か前、不器用なやり方ながらも青年が同性愛的な男児の気を引こうとしたことが実際にあった。その時に自分の真意は漠然としか意識されていなかった。同じ頃、青年は自分の体部について同性官能への関心をはっきりと表す行為を行っていた。第三に、患者はこの後二年以上にわたって、重症のスキゾフレニアの状態が続いた。

ぎで、中の物が全部出てしまって、擦り切れてしまったんだ、と。

「つまり、射精しなくなるまでやったってことかな。」

彼はシンプルに、そうですと答えた。

「〈いった〉と思ったけどオーガズムがなくて、それからおかしくなったんです」「そのあとキッチンに行って、夕ごはん食べて、穴のあくほどお母さんをじぃっと見て、それで口で音を出してたら」「それでお母さんが取り乱して、僕は病院送りです」


付添人の話もこれと同じで、息子が奇妙な言動を続けるのをみて家族が心配になり、神経科医を呼んだとのことだった。入院すると患者は療養上の指示に素直に従うようになり、速やかに社会的回復 social recovery に至った。(注25) しかし根本の原因に対する集中的探索の機会がその後に得られず、およそ一年後に突発性にパラノイア状態となり再発した。再入院となってからは、また速やかに回復し（このときはいくらかの内省も得られた）、手に職をつけてその後三年間にわたって落ち着いて過ごした。その後にも何度か話をした。ある女性（ずいぶん年上の）と性交渉してから結婚を迫られている、緊張が強くなり、どんどん怖くなってくる、とのことだった。話し合いを通して、結婚の話を時期尚早には進めないことを決心したところ、不安は消失した。

スキゾフレニア状態の初期によく見られる、ある重要な症候がこの青年にも現れていた。生々しい近親姦の夢である。たとえば睡眠などの意識減弱状態にあるとき、母親に対する性欲が突如現れて、患者はそれに強く揺さぶられてしまう。夢の中で母親と交わるか、あるいはその寸前までいく。母親の外性器に触れるか、それに似た行為に至る。この夢が何度も繰り返すことの苦しみから自殺を企てるようなことさえ、私の知っているだけで何人もいる。あるいは急性発症に前駆する数ヶ月あるいは数年間のうちに、正体不明の女と交渉する夢や幻想を繰り返していることもある。性交相手の肉体はきれいに剝かれて露わなのに、顔だけは靄がかかったように不鮮明である。「おんなのこ」とセックスしたことだけが確かで、相手はいつも違っているようなこともある。いずれにせよ見たことない娘ばかりで、これといった特徴をあげることができない。ここまでに述べてきたように、母親との結びつきがあまりに強いと性指向の発展を塞いでしまうものである。そうであるから、患者が見ているのは疑似異性愛の夢ばかりではない、と推測できる。スキゾフレニアに至る経路を特徴づけているこれらの夢には同性愛に関する強烈な葛藤が含まれている。同じような夢が同性愛習慣に不全適応をきたしている個人にも現れる。正体不明の女性が、はっきりと同性の人物に変わること、あるいはそこまでではなくとも、性の曖昧な、ヘルマフロディトス[12]のような存在との性交渉に変わることも稀ではない。変化は突然のこともあれば、緩徐にやってくることもある。

　私の見てきた症例にはこれに反する例が一つとして存在しないため、次のように結論せざるを得ない。すなわち、男性のスキゾフレニア状態は母子接着の不幸な遷延化と密接に関係している、と。異性愛を育てることに失敗し、青春期になっても自体官能や同性官能を捨てられないでいる、というのが一般公式である。スキゾフレニアの予後を決定するのは、一方が「同性愛渇望 homosexual craving」ないし「急性マスターベーション葛藤 acute masturbation conflict」（二つはしばしば重症のサイコーシスの直前に出現する）であり、もう片方が様々な同性官能および自体官能の行為である。

　同性愛渇望と私が呼ぶものは、同性官能への傾倒とは違うし、同性愛行為をしたいという欲求でもない。そうではなくて、同性者と性器弄りに興じたいという欲求を自覚したことによる苛烈な葛藤、それに対する自己の暴力的な反

（注25）「社会的回復 social recovery」とは、精神病院の日常診療の中で使われている言葉である。病棟内の生活が可能な程度に人格の再統合が果たされた状態を指しており、根本の問題が解決したかどうかには触れていない。

発である。同性官能への興味に無自覚なひとだと同性愛渇望は緩徐に表面化する。反対に、まったく異性官能だけに興味があるのだ、などと病的な確信をもっているようなひとでは突然かつ劇的な登場を果たす。たとえば絵に描いたような孤立型の青年が、自分ではまったく知らず知らずのうちに同性の相手との性活動の機会をセッティングしてしまうことがある。その機会がどちらとも言えない形で流れていった場合はともかくとして、失敗もしくは成功のどちらかのはっきりした結末をとったとき、青年は自分の行動に潜んでいた意図を途端に了解することになる。失敗の場合には、急激な苛立ちと焦燥感に襲われ、もはや自分の欲望から目を逸らしておくことができず、葛藤が立ち現れる。成功した場合には、この情況を作り出したのは紛れもなく自分であるということのショックが、やはり葛藤の第一波となってやってくる。（防衛的な異性愛者においては(注26)、後者の起きることが多い。あるいは潜伏していた欲求が、アルコール中毒や浅眠時の意識減弱状態に活性化されるかもしれない。）失敗あるいは成功のいずれの場合にも、同性愛への興味が自覚された瞬間に暴力的な自己非難が巻き起こり、解離か硬直した防衛作用がやってくる。もしも忌まわしいシステムが解離されてしまうと、個体はそれ以降、絶えず重篤な恐慌を目前にしていることになり、いつスキゾフレニアに進んでも不思議でない。解離が起きると、その解離されたシステムが体験された物事を逐一飲み込んで強大に膨らんでいく。人格におけるエネルギーの配分はますます偏っていく。（これを防ぐには性的緊張を側溝に排泄する他ない。頻回のマスターベーションか、あるいは女体を介した自体愛行動である。）

同性愛渇望が出現すると「集中力」の減退が自覚される。周囲から見ても、日常動作がどこか精彩を欠くようになる。同性への性指向が意識の範囲内に留まっていることもあれば、既に完全に解離されていることもある。しかしいずれにせよ対人関係は例の忌まわしい行動に向かって引き寄せられていく。あるいは自分の指向と一致する丁度よい人物が物色されて、強い関心が創り出される。反作用として、性的魅力に欠けた女性ばかりと付き合ったり、あるいは同性愛を口汚く罵ったりする。もはや相手の性別関係なく不満ばかり募り、裏では官能的な緊張が強くなっていく。ナイーブな青年ほど、激烈な性欲とそれを解離しようとする働きをなんとか一つにまとめようとする。性欲に対して同じくらい葛藤を抱えていたり防衛的であったりする仲間とつるむ、というのがその方法であったりもする。しかしどうやっても、破局がすぐそこに近づいていることに薄々と気づくものである。そしてある日、自分とセックスするため生まれてきたような人間にばたりと遭遇したとき、急性錯乱に陥る。恐慌に陥るか、そうでなければパラノイアのような重い防衛反応を呈する。それとも死刑宣告にも値するだろう享楽に一時の安寧を見出すだろうか。その後には後悔か、あるいは絶望が降り積もっていくのだが──。

同性愛渇望は同性間交渉未経験の少年にだけおきる、ということはあるかもしれない。前青春期のギャング生活を通して性的なことに多少とも通じていれば重大な事態からはすべて保護されるようだ。しかし注意しなければならない例外も幾つかある。一つは前青春期に異性官能を発達させず、フランクな同性愛のみに浸っていた者である。成長するうちに、かつての相棒《ワン・タイム・パートナー》が次々と同性愛を卒業して旅立っていくところを目撃する。慣れ親しんだ行為はもう、児童期に植え付けられた抑制を打ち破ったり、目につかないところに避けておいてはくれない。それどころか社会から白い目を向けられて、かつての類友からは蔑まれさえするのだ。そうなれば、年少者の集団に紛れ込んで不全適応の同性愛生活をひっそりと続けるかもしれない。不自由ない発達過程を経て成熟した人格であっても、さらなる一層の幸運に恵まれて素晴らしい伴侶を見つけでもしない限り、やはりいつか危機に直面する。同性愛に反発する何かが意識の内側に湧き上がってくるのを感じる。それまで解離していたものが意識に食い込むほどに肥大してしまったのだ。同性愛が表面化することで、有意義な関係を他人と結ぶことが感情的に困難な作業になってしまう。いずれの場合も、セックスを断罪するような機構が、意識のふと薄らいだ時に姿を現す──例えば、あまりに明彩な夢の一幕として。夜半に少年が恐怖に飛び起きる、夢見心地の性交渉が、ひどく凡庸な警句を発する声に中断される。同性愛と対

（注26）　この言葉の意味は、抵抗的同性愛者 resistant homosexuals および両性愛者 bisexuals についての議論を通して明らかになるだろう。

立する指向がこうして急速に存在感を増すと、同性愛渇望がやはり持ち上がる。この時までに顕在性の同性愛を体験していれば多少とも予後が良い。これは理論的に予測されるだけでなく、パラノイアを展開した症例にもスキゾフレニア状態を呈した症例にも観測された事実である。(注27)

二次性徴の頃に男性器への相互的なコンタクトをしないでいると、性的なものを含めて官能に関わる指向が解離されてしまう。二次性徴は遅れがちで、人格の偏倚は同性愛に辿りつくことが多い。乳児期の初期性器フォビアがこの遠因となる場合もあるだろう。また、幼児期に性器（フォビア）的指向が解離されてしまった場合も考えられる。あるいは児童期に学校で見聞きした猥談を家で再現して手痛い目にあったのかもしれない。(注28)こうして性的緊張の高まってくる頃、夢精が始まる。夢の内容を覚えていることも覚えていないこともあるけれども、つまるところ積み重なっていた性に関するデータがひとりでに再沸騰するのだ。さらに「マスターベーションってどんなものかやってみよう」と思いつくかもしれない。性に関する事柄が、あれやこれやと頭に浮かぶ。誰かが話題に挙げれば、身を乗り出して話の輪に加わる。しかし実行する段になれば細々とした言い訳を並べて延期する。あるいは互いに見せ合う機会があっても、なんとなくやり過ごしてしまう。そのうちにとうとう自体愛的手技が開始されても、罪悪感がのしかかり、「意志の力」でやめようとする。やっている間には葛藤から解放されるけれども、終わってしまえばすぐに自責の念が復活して、興奮の最中にどれだけ「堕落」していたかを思い返し、愕然とする。堕落の習慣から足を洗おうとして、教会や家庭医のもとに駆け込むかもしれない。スパルタ式の生活習慣を採って、心身の鍛錬に没頭することもあるだろう。(注29)食事も厳格に統制される。睡眠時間も切り詰められていく。性がもたらすバッド・エンドばかり次から次へと頭に浮かんで、抑制システムに加担する。「よわさ」、成績の低下、全身の（特に脊髄領域の）疼痛、噂話に聞いたような掌の産毛(14)まで、何もかもが、セクシュアリティに異議申し立てする自己に加勢する。マスターベーションを有害とする言説は、大昔から親連中、聖職者、医学家の間に広まっている。心身が弱って、「気が違って」、そのうちに病気になってしまうぞ、と。そういうことを吹聴する大人がどこからともなく現れて、青年の懊悩をますますかきたてる。(注30)こうした余計な情報があるために、いざ衝動制御に失敗したときの結末はさらに悪いものとなってしまう。

少年は何食わぬ顔をしながらも、誰かと会うたびに、例の悪い結末はやってくるのだろうかと探りを入れて回る。自分がペニスの下敷きにされつつあると悔しく思いながら、自尊心はひどく傷つけられて、恥辱ばかり感じるようになる。顔を赤くしたり、ふとした瞬間に視線が泳いだり、あるいは言葉に詰まったりする度に自己嫌悪が募る。外に出ることがただただ苦痛になる。家に籠もりがちにもなる。あるいはそんな自己嫌悪が露見しないように、隠蔽工作や陽動作戦に出るかもしれない。しばしば悲観的な性の空想に支配されるようになり、それがボディ・イメージの一

(注27) 多くは欲動の出現を契機にして、対人関係の方向性を変える。顕在性の同性愛活動を停止してしまって、むしろ男性一般に対してパラノイアに近い態度をとる。そして一方で女性に対して（児童的な）積極性を発揮して、娘くらいに年の若い、いかにも健康そうな女と結婚する。どうだ孕ませ甲斐があるだろう、と言いふらしながら自慢げに連れ歩くのだ。

(注28) 倫理の学習における例として、次の例はどうだろうか。五歳をすこし回ったくらいの男の子が、はじめて父親の半勃ちペニスを目撃した。その子は母親と未婚の（母方の）叔母のもとに走っていって、こう言った。

「パパはおっきな前掛けをしてるんだよ！　木でできてるんだ！」(13)

―さて、こういう発言が聴衆をどうやら不快にさせることが分かったので、その時以来、他人のペニスに対する興味は解離された。ところが六ヶ月も経たないうちに、今度は牛の交尾を見る機会があった。このことを同じ二人に話したところ、以前とは全く違った態度に迎えられた。叔母は「なんてことというの」と顔をしかめ、母親はその横で「かまやしないよ」と笑った。一連の出来事を通して男の子は、とりあえず女の人の前で口にしないようにすれば大丈夫だ、と学んだ。結果として解離は軽くなり、関連する話題について（発話を含む）一定の行為を抑圧する程度に収まった。

(注29) このようなうちの一人、十七歳半で思春期を迎えて、二十歳までに四回のスキゾフレニアのエピソードを体験した少年が、私にこう語ったことがある。

「スポーツで自己表現できない不幸な少数派ってのがいて、そういうのがセックスで自分を表すんですよ。」

部に焦点を結ぶこともある。心配しているのが知能低下だけであったとしても、それ以外の症候、たとえば頭痛や頚部痛も出現しうる。単純作業にさえ集中力が追いつかなくなる。睡眠も不安定になり、慢性疲労が生じる。こうして俗に言う「神経衰弱 neurasthenia」[15]の病像を呈する。[注31] 精液浪費が良くないと植え付けられていた場合、滅入るばかりの反芻が始まり、遂には心気症となってしまう。現実認識のバック・グラウンドとなるべき内臓感覚（「セネステジア」）にも狂いが生じる。感覚項目の一つひとつに注意が向いてしまって、活動の全体がぎくしゃくと軋むようになる。一例に胃を取り上げてみよう。それまでは単に食物の消化を担当していた臓器である。しかし心気症が始まると、文化・社会的事象の吸収、つまりシンボル機能の取り込みまでも担当しているかのように振る舞い始める。胃が食餌ではなく実際のあるいは空想上の対人状況を消化しようと働きだす。社会的文脈を飲み込むために蠕動を開始する。しかし胃壁がどれほど塩酸を過剰分泌しても、当然「消化不良」となるだろう。そして胃酸過多はそうでなくとも敏感になっている神経終末を刺激し、そのセネステジアがまた中枢系に流入し、そのデータを受け取って空想はさらに膨張する。負の連鎖に嵌まり込んでしまう。胃の筋肉層は過緊張となり、幽門痙攣が身体症状に加わる。疼痛、灼熱感、食前後の胃部不快感、胸焼け、（しばしば奇妙な）食欲亢進あるいは食欲減退、さらには嘔吐—破滅が近いと思い込むのも無理はない。悩める少年は、次第に外界に無関心となって、剥離していく。エネルギーはその分だけファンタジーに配分される。医者が「機能性 functional」の障害と気づかなければ、ただ胃潰瘍と「診断」されて終わりである。よくて制酸剤を処方するくらいだろう。あるいは他の薬剤を使うかもしれないが、副作用で新たな症状が出る可能性もある。有害無益の食餌療法を勧めるかもしれない。そうなると単に食事をするだけのことが一層困難になり、周囲の負担にもなってしまう。周りから「胃腸が悪い子」として先入観をもたれてしまうという弊害もある。[注32]

身体に関する心気症的な干渉の中でも、性器は特に焦点化されやすい。悲観的な着想がこの厄介な臓器にまとわりついて、様々な泌尿生殖器症状を現す。今まで気にしてこなかった正常解剖学の奇妙さ（例えば陰嚢が左右で大きさが違うとか、常時もごもごと動いていること）への懸念くらいで済むこともあれば、それが妄想形成や幻覚にまで発展して遂にはスキゾフレニアに至ることもある。このような性器への過剰な関心は、最初はごく目立たないものである。アドバイスを求められた人も「そういうものだよ」とだけ言って終わりにする。しかしこんな助言はマスターベーション葛藤を全然解消しない。青年は別の助言者を探すか、あるいは別の症状を登場させる。何か養生法らしきものを教わることもある。（それが陰嚢支持包帯[16]だったりするのだが、そんなものは性器にますます意識を集中させるだけである。）もっと強力な治療、例えば精索静脈瘤や鼠径ヘルニアに対する外科手術をやられてしまうかもしれない。あるいは尿道鏡や膀胱鏡を突っ込まれるようなことがあれば、末恐ろしい体験として頭にこびりついて終生離れ

（注30）マスターベーションに関して何ら問題を起こさなかった人物こそ人口の大多数を占めているという事実に、読者諸賢には是非とも向き合ってもらいたい。人類の歴史を振り返れば、マスターベーションが特段の問題を起こすと言われ始めたのはごく最近のことであるし、清教徒的な干渉もなかった。それでいて多くが満足な性生活を送っていたのだ。イヌやウマやサルであればこれこそ正常のコースであって、人間においても社会からの過干渉がない場合の通常の発達であろう。しかし幸運な発達を経てきた人物であっても、成長するにつれて一等車の中で性について触れるときの社交上のルールなどを学んでいく。自分の実体験やあるいは優越感に基づいて、マスターベーションは悪いものだと二次的に確信する。そうしてマスターベーションを稚拙な行為と笑いものにするようになる。それ自体は人畜無害であるけれども、しかしこれが精神科医とか「子供好きの」叔父さんに起きると無害というわけにはいかない。悩みを抱えた患者、あるいは甥が「そんなことしてるのか」と訳知り顔で笑われた場合、マスターベーションを悪徳とする観念がさらに強化されてしまう。

（注31）慢性疲労と神経衰弱のもつ意味は、第九章の睡眠についての記述を通してさらに明確になるだろう。

（注32）自己の身体図式においては、幽門までが消化管吻側末端、つまり「口」である。そのため口唇官能的な人格においては症状形成の「限界線」が幽門に置かれていることが多い。こうなると、口・鼻・喉・胃の「疾患」に—その「治療」に—明け暮れることになる。歯科、耳鼻咽喉科（扁桃腺摘出術など）、胃腸科の専門各科にずいぶんな貢献をするだろうか。その延長として心臓や肺を病むこともあるが、胃より下に症状が出ることはまずない。例外は性器へと跳躍する場合で、それは実のところはっきりと意識されている口唇的な欲望を遮蔽するためである。

ることがないだろう。尿道内の精丘充血でも見つかって深部尿道洗浄をされるかもしれない。前立腺の触診を受けることもあるだろう。過剰な官能性が肛門周囲にあるのだから、なおさら破壊的な経験である。遺精や、排便時分泌、尿もれ、陰嚢・鼠径部・会陰部の違和感―すべて「性的神経衰弱」と片付けられて、怪しげな電気療法、「紫光線」療法が処方されることになる。「胸を張れ・気にするな・女を作れ」式の激励を、治療と称して浴びせかけられることもある。さらに運が悪いと「男性専科」の偽医者のところに連れて行かれて際限なく金を巻き上げられてしまう。いずれにせよ少年は自分の困難をすっかり打ち明けることができない。これはすべて、本来必要な情報にフル・アクセスできないからである。[注33] 最終的に取りうる進路は三つある。第一は重篤な精神の失調。第二に持続性の心気症（これもまた重篤な失調のひとつではあるが[注34]）。第三に、突発的で思いがけない対人関係の変化に基づく著明な改善、つまり性問題への適応である。

　マスターベーションへの反発と性欲の板挟みになると、多くの少年が他者と相互的な信頼関係を結べなくなる。試してみることはあっても、自分がとんでもない異常なことに挑戦しているような気がして、諦めてしまう。ハイ・スクールやプレップ・スクール[17]に進むと性教育の時間もあるが、「悩みがある人は後で私のところに来るように」などと体育教師が言っても行く子供はほとんどいない。（話のわかるやつ、というような印象を与える体育教師は稀である。）あるいは頭の回る生徒が何人か徒党を組んで教師に自分たちなりの理論を披瀝したりなどすると、そういう生徒は以降「何でも聞いてくれ」式の態度を取り、知恵の真珠を無知の民に授け与えん、というように振る舞う。早いうちに誰か助言者が、子供たちが見当違いな言葉をやり取りしていることに気づけば良いのだが、そういうことは望み薄である。「ぼっき」と「じい」を同じものと勘違いしている子の横で、別の子は恥ずかしくて現実味のない話をしゃべっている。さらにその隣でまた別の子が、相当な覚悟をして打ち明け話をしたのに、あっさりと「それじゃあだめだよ」と撥ね付けられて、倫理の上澄みだけを浴びせかけられて放り出される。あるいはどんな内緒話も、刺激的な一コマさえ過ぎてしまえば話は適当に切り上げられて、「まぁたぶん大丈夫だよ」と凡庸なアドバイスだけ渡されて次の少年の順番になっていく。(注35)―秘密は守りますからと医者が言ったくらいで患者が全てをさらけ出すことができないのは、成長の過程で皆が経験するこのようなプロセスに原因がある。特に重症のマスターベーション葛藤に悩んでいる少年であれば、初回面接ですべて話してくれるだろうなどと考えるのは、控えめに言ってもファンタジーである。そしてそのような不確かな情況にあるにも関わらず分かったようなことを言う能天気が多いのは、医療者が世の大多数とほとんど変わらないことを証明してしまっている。生きることの困難はゴシップの寄せ集めではないし、ご講説を垂れれば解決するようなものでもない。

性器にまつわる心気症には、いわゆる「去勢恐怖」や「去勢不安」の現れていることが多い。本書では、幼児期あるいは児童期早期のなんらかの具体的な体験によって形成された人格の一構成要素を指してこの用語を使う。具体的体験というのは例えば「おちんちんいじるのやめないと切っちゃうぞ」などと時に鋏を見せつけられさえしながら脅された経験である。あるいは禁止された手遊びの後にたまたま引き続いた耳痛なども、性器切断の具体的恐怖となりうる。そのようなことが続くと、不幸な出来事の数々と男性器そのものが結び付けられてしまって、「なくなったほ

(注33) 青少年の「機能的(非器質的)」な泌尿生殖器まわりの訴えをすべてマスターベーション葛藤であると考えるのは誤りである。当然、心気症的訴えが別の原因で起きることもあるし、正常な異性愛生活の中であっても起きる。人格の関わる現象は必ず一つ以上の意味を持っており、トータルな活動を個人から切り離して因子分解することはできない、ということを忘れてはいけない。

(注34) ある程度に安定した心気症的な不全適応は、やぶ医者や似非治療家の懐を大いに潤しているだけでなく、批難の投影による防衛とも密接につながっている。心気症からパラノイア状態へ進展することも珍しくない。この二つを行き来することもあって、その場合には「慢性の、心気症ないしパラノイア」としか形容できない。

(注35) グラマー・スクールの体系化された性教育については心配する必要がない。しかもそのような教育が実現可能なことは既に証明されている。また、この種の手抜きでへたくそな面接がどれだけ無益か、精神病理学を実践するものならよく見聞きしていることだろう。

うがいいんだこんなもの」とまで考えるようになっていく。空想が複雑に入り乱れて混線し、自分の身体に変化を望むようになるが、このような願望もまた大人たちからは一括りに「いけないこと」とされる。「救済」を望むことまで悪徳なのだ。そしてまた新たな葛藤が派生し、自己の統合は混乱を激しくする。性器弄りに興じた罪は、性器の傷害によって贖われるのだと、魔術的な信念が立つ。(注36) もしも児童期までに性器弄りへの興味が解離されてしまえば記憶はおぼろげになって、前青春期まで問題は何もなかったみたいだ、と思うようになるだろう。そして一方で実際の記憶は日々の細々としたものに覆われていき、想起されにくくなっていく。疑似神話として抑圧のもとにある、といってもいい。青春期になり、性器的セクシュアリティの登場による葛藤が現れると、それまで手の届かないところにあったこの去勢不安が起き上がり、反発を煽り立てる。自慰を含めた一切の性活動に際して、なにかとんでもないことが起きる気がして、過剰な恐怖として横槍を入れるようになる。そして心気症はさらに根を深くする。(注37)

このような青春期の葛藤は、いずれも自殺に発展しうる。誰の目にも明らかな重症の失調の後に自己破壊 self-destruction が実行されることもあるが、目立った社会行動の異常が先行しない場合もある。自体官能の鎮圧に失敗したために、反逆した体部に復讐するごとく自己破壊に向かう者もいる。他者への興味も、将来につながる好奇心も麻痺してしまって、ついに人生そのものが無色になってしまう。このような青年の自殺は準理性的 quasi-rational といえるかもしれない。鬱病やスキゾフレニアの青年の自殺とは異なる。躁鬱病性の鬱、とくにその回復期には自己破壊にいたる可能性がかなり高い。(注38) スキゾフレニア状態の最中に死亡した場合、自殺は目的ではなく偶発的な結果に過ぎないことが多い。生まれ変わるため、誰かを守るため、世界を救うため、自らの不死万能を証明するため、苦痛から救済されるための気宇壮大なファンタジーの経過中に、ちょっと躓いたかのようにして、その生命を終えてしまう。幻想の巨きさに比べればごく些細な小事件であることが多い。一方で精神病質などのひどく歪曲した少年は、他人の注目を引くため、自殺するぞという脅しを「活用」することがあるが、毒の量がちょっと多かったり助けを呼ぶのが少しだけ遅かったりして、偶然の不運によって死んでしまう。精神病質者にみられるこのような死に方は、これこそ「希死念慮 wish for death」が現実化したものとみるべきだろう。[注39]しかし根本において、希死念慮や自己破壊につながる動機は非常に複雑であって、一元的に記述することは不可能である。この動機が身体化されると、しばしば頭部を焦点にして、慢性再発性の頭痛、偏頭痛、神経痛となる。

自殺について考えるためにはどうしても、ひとが先を見通せるようになっていく成長のプロセスを取り扱うこと、

（注36）進展は潜行性であるが、この後に述べる自傷行為とも密接に関連する。宗教文化が恐怖と現実の行動のリンクとなる。犯罪と処罰、罪と償いという教理―罰の必要性は一般化されて登場する。

（注37）補償・昇華・防衛といった概念と同じく、去勢恐怖という概念もまた過度に一般化されてしまっている。去勢信者いわく、「ペニスより重要なものなんてない、自尊感情のどのような低下場面も常に去勢の感覚と結びつく、あらゆる不快情動は去勢コンプレックス・去勢恐怖・去勢不安の現れである」云々。私はここでペニスの重要性を低く見積もっているわけではない。ペニスの大きい男と小さい男では他者に対する態度が著しく異なるものだ、たとえ身長などそれ以外の部分が同じでも。しかしそれは事実としても、だからといってペニスが男性人格において何よりも重要であると考えるのは馬鹿げている。他人を攻撃したり貶めたりすることを全部まとめて「去勢的」と言い表すことに大した意味はない。Otto Weininger による「ヘニド」の論証[18]のようなものだ。あるいは、Boner シリーズの教科書にあった一文でもいい。〈すべて文章は抽象的か愚体的かのどちらかである。〉

（注38）年齢にかかわらず、自殺の原因は躁鬱病であることが多い。多少とも周期性の気分変調を持つひとに深い抑鬱があらわれた時、特にその患者がもう少しで平常の状態に戻りそうだという回復基調にあるときには、注意を倍加する必要がある。多くの患者が最初の「外泊」中に自殺する。

（注39）『快感原則の彼岸』以降の著作において、フロイトは「死の欲動」の概念を作り上げた。全人類に等しく存在し、「生の欲動」と対立するという。フロイト流「メタ心理学」の一端を担う観念である。哲学一般に言えることであるが、フロイト哲学もまた厳密な論証に耐えるものではなく、著者本人や、それと類似の人生体験を持つ人々によく当てはまる、という程度のものである。新理論の提唱者は自分の見解をあまねく一般化することの誘惑に勝てないことが多い。Ernest E. Hadley, "Vertigo and the Death Wish," J. Nervous and Mental Disease（1927）65:131-148、"Presidential Address of the Washington Psychopathological Society" Psychoanalytic Review（1928）15:384-392、および前掲書を参照のこと。

特に宗教がそれをどのように解釈するかについて熟考することが必要である。そこでまずは「希望 hope」を定義してみたい。未来と結びついた不確実な諸因子をトータルな場に取り込むこと、とするのはどうだろうか。希望は、不遇の日々に我々を守り、いつも遅ればせながらやってくる成功に準備をしつつ、そして穏やかな晩年を可能とするものである。人類史上これまで台頭したすべての宗教文化は超越的な未来生活を、希望と結びつけて提出してきた。いま現在の苦境を言いくるめるために今日の生活よりも来世を謳うものであった。超越的新世界は死後にのみ経験される、しかも生前に聖職者組織の承認を受けたものにだけ訪れるのだ、と。そのようなドクトリンによってこの世のあり方が合理化されるのは、貧苦の民を搾取する連中にとってはまさに福音であったに違いない。窮乏に縛り付けられた人々ほど現世の不幸な屈従をすべて耐え忍ぶように諭され、一切の悦びは光り輝く新世界に求めるよう戒められるのだ。支配層にとって大量の人的資源が必要な時には、約束される将来に関してさらなる制約が付け加えられる。最期の叫びさえ抑え込むよう計算された取締りである(注40)。来世の王国が、抑圧されたいずれの階層のメンバーにも届くように宣伝される。不平等を把握する機会がないか、あるいは把握してもそれを伝達することが妨げられている場合にその傾向が著しい。仮に不平等を糾弾する結束文化が起こりつつあっても、差別的な社会構造を維持することはそれほど難しくはない。社会的境界を無視して「人間として当然」のことを制定してしまえばよいのだ。低い階層の人々ほど一般規則に躓くだろうから、それをみて非難と処罰をほしいままに加えればいい。そうやって人間性を否定するためには、啓蒙された民衆に万一見破られてしまうかもしれない世俗的な法、つまり法律や規則を持ち出すのではいけない。むしろ聖域化されたもの、因律や家族集団の中に埋め込まれた戒律が望ましい。児童期的な社会批評の枠外に位置したものでなければいけない。この防壁的なドグマに臣従している指向は多いが、中でも明らかに最強力なものは性に関して現れている(注41)。

過去の世代の青年たちは、すぐに「信仰の深い」人間になったものだ。旧弊を受け入れるほかなかった。自分に周りと違ったところがあれば「悪魔のもの」と解釈するしかなかった。悪から解放されたかったら規範を身に付けろ、善行を積めと言われた。そして性の禁欲こそ最高善であった。そのためだったら公式にも非公式にもあらゆる機会が用意された。肉欲さえ捨てられれば安寧な生活を、同胞との親密な世界にたどり着くのだと教えられた。あるいは泰然としたパラノイアを経て、緩やかに「精神的去勢」に向かうこともあった。もしスキゾフレニアの現象が現れても、無為に沈むわけではない。常軌を逸した状態さえ利用する手立てが、福音主義というビジネスには山ほど準備されているではないか。あるいはさらに過激な教派につくことだってたやすい、そのうちに弟子だってできるだろう。超人的純潔の追求に躓くことがあっても、悪魔が束の間の勝利を収めただけだと言ってもらえる。罪を悔い改めるときの恍惚感に、聖者の甘い香りを感じるであろう。[20]「爲を思ふばかりに酷いこともせねばならぬ」と自らに課した人物の高尚なる美辞麗句は完璧であって、小預言者の群れは「全能者」を紐解いてみせる。情報の正確性など眼中にない。種なし性交は許されない。若者は旺盛であるから火種は尽きない。しかし成長産業は、連邦軍は、資本家たちは

（注40）聖アウグスティヌス[19]こそ、嘆きの峡谷からのこの性急なる脱出を、西洋文化の規範に逆らうものとして制定した人物である。自殺は反生物学的《アンチバイオロジカル》である。しかし精神病理として考えるなら、この宗教法（ドグマ）制定以前には、一定の合理性および疑似順応性を備えていたのではないか。自殺が天国での報酬を差し止めるのだと、いつそんな風に西欧が考え出したかと歴史を辿るのも一興である。昨今では宗教文化は衰退の途上にあり、天上世界とやらも他のドグマ群と共に価値を失いつつある。その点では、現代の青春期の自殺はアウグスティヌス以前の「永遠の祝福を目指した飛翔」と同日の談ではなく、やはり不合理で非適応的と見るべきだろう。

（注41）現代の神官たちが因律の構造、そしてその力動を熟知したうえで意図的にそれを生み出している、などと主張したいわけではない。むしろその逆である。因律とは宗教指導者の唱えた幻想のうちに立ち上がるものであって、一般には先導者の信仰告白の形をとるものだ。同じ文化的背景を持つ人々に共同した幻想といってもいい。だから付き従う者《フォロワー》も出てくる。追従する一人ひとりが自分の行為に自覚的であるとは限らない。つまりある特定時点においては確かに適応的な意義があったのだ。そのようなファンタジーが直接に偉大な達成を成し遂げるとか、あるいは暴虐の限りを尽くすとか考えるのは見当違いである。いつの日か、因律も宗教文化も消え去って、何事をなすにも純粋にその目的において適応的な選択ができるようになればいい。しかしどれだけ想像を膨らませても、そのような未来は彼方に遠いというほかない。

何をやろうとも決して秘密の種を明かさない。
今日のルネサンス、物理科学と技術の発展、そして識字率の上昇は、ナショナリズムという名の宗教を、これまでは来世の寄生物に過ぎなかったものを、いよいよ孵化させてしまった。教育制度は未だに乳児期的に幼い。しかしそれでも、大都市への人口集積によって一次集団の解体は進み、教育が流通やコミュニケーションと接続することで二次集団関係は現実のものとなった。禁欲の理想は薄れつつあるが、しかし人類が皆同胞であるとの原像はそれ以上に遠くへ、水平線の果てに去ってしまった。幻滅が時代精神になった。古代の執政官に比べて現代の愛国的神官諸君はどうであろうか。劣化標本にもならない。衆目を愉しませるばかりの国家論や政治談義に明け暮れ、「超越者たち」に奉じる退屈な地方総督として束の間の栄光を求めるばかりだ。公共への奉仕を叫びながら自身の利益追求に過ぎないことばかりやっている。かつて栄華を極めた弁論術も、出世のための詭弁暴論に成り下がってしまった。「金」（一部の精神分析家の御高説によれば「胎便の全質変化」）と「権力」（同じく「父の去勢」）が何よりも重要になった。西欧文化が幼児期後期まで辿り着いたために、若者は天上の恵みよりも世俗の立身出世を目指すことになった。金と権力に背を向けた人々は、反社会的政治家によって分泌された茸ごとく簇生する法律と朝令暮改の制度が絡み合って信仰を突き崩していく情景を見る。「自己責任」と「国家の独立」が合言葉である。それでいて先の大戦で、自己責任も国家の独立も無価値な新興宗教であると明らかになったのだ。そして間国家的信仰である資本主義に対して、新たな仇敵が、共産主義が産み落とされた。両陣営の神官たちは、巧言令色を振り撒きながら火花を散らす。そしていまや貧困階層だけなく、エリートたちもそれに熱心に耳を傾けている。[注42]
最底辺の社会階層では飢餓・不衛生・破落戸根性・無知・疫病が絡み合って、刻みつけられた劣等意識はますます深くなる。そんな中に、例外的に非凡な才能を持った赤ん坊が生まれたらどうなるだろうか。生き延びて青年になることができるのはごく一部であろう。なにか余程の特別な救済がない限り、少年は一般に重い失調か犯罪かの岐路に自分が立っていることに気づく。少し考えれば、教会や国家、あるいは自然科学の分野で出世するのは不可能だと知れてしまうのだから。強制教育や下劣な公共出版物のために、青年はその思いを強くして、なおさら強硬に反抗するようになる。ビジネスの世界で「いっぱし」になるには、自分を踏みつけていった凡百の連中に愛想を振りまかなければならないし、それがいつまで続くかも分からない。しかもなぜそんな苦労をしなければならないのか、突き詰めて考えてみても必然性など何もない。自分の能力を存分に振るうことを妨げるのは、結局のところ利己的な連中が権力を存分に振るうためなんだと悟る。不満に声を荒らげれば、金も権力も無いやつが偉そうなことをいうなと押し返される。少しでも直接的な行動に出れば、今度は隙間なく張られた法の網に絡め取られて、「いと小さきもの」への最低限の保障さえ取り上げられてしまう。選良のエリートであれば弁護士を雇って裁判所を利用することもできるが、しかし準備金と最低限の地位がなければ保護装置の最初の歯車さえ動かない。自己都合の尊重と気の抜けた無関心においては、司法制度は神の如しである。（あるいは人間の如し、だろうか。）むしろ弱き者が学ぶのは、何をどうやっても「刑事司法」の装置に抵触しないで生きるのは不可能だ、ということである。法に全く抵触せずに生きることなど土台無理な話だ。法典範を隅から隅まで知る人間など一人といないのに、公布された途端に皆が知っている建前になる。貧民たちが見返りのない苦労をやめるには、高度選択的に、卑屈なパルチザンのように犯罪的介入をやるしかない。合法の「所得」くらいでは、雨を避けるための屋根も、寒さに耐えるための暖房も、飢えを凌ぐための食

（注42）一九二九年の恐慌《パニック》とその後の狂乱は、それまでの体制のうち何かが、極めて根源的なところで誤っていたことを突き付けている。西欧の宗教文化は、私が今これを書いている時点でもまだ生き永らえているが、それも人間集団の惰性とあらゆる空白への恐怖のためである。大統領をはじめアメリカの神官たちは、経済の振り子なるものがアメリカ的中庸なるところに自然に戻るのを待てという。そう言いながら裏では自分の「顔」を立てようとじたばた動き回っている。日和見主義の結果として一時の善政が現れることもあるだろうが、それにしても仮縫いの継ぎ布を当てる以上のことはやってほしいものだ。巨大産業の指導者の一部が現行体制への不満を公に表明したことに若干の希望がある。金と権力の頂点にある人が宗教の無力さに声を上げるならば、根本的な解決も遠くないかもしれない。

料も「購入」できないではないか。頭の冴えた子供たちが貧困層に生まれたというだけで犯罪組織に吸収されていくのも不思議ではない。マフィアの一員となって初めて社会的地位の追求の機会を得るが、それは同時に体制内秩序に留まったかつての友人たちとは敵対関係に入ることを意味する。一派の内部で新たな仲間を見つける。性指向は稼業《キャリア》に入る前より満足するかもしれない。(注43)

犯罪とは一般に、公衆防衛を謳う法律に故意に違反することであると定義されている。その意味で犯罪は青春期の課題と深く結びつく。「法」の根源にある万古のドグマによれば、人間の生命は純粋無垢の乳児として始まり、そのうちに自由意志を得て、全ての法について知り、社会に損害を加える方法を覚え、自分の行動の結果を判断する能力を獲得し、そして最後に善悪について識別できるようになるそうだ。この素晴らしい一段階に達するその日まで、犯罪要件を満たすような故意を持つことはないことになっている。しかも市民は一人残らずある特定の「暦年齢」でこの段階に達するらしい。(「心神喪失」と「禁治産」だけを例外とするそうだ。）しかし精神医学がこの問題を解決するだろうかと問われれば、渋い顔をせざるを得ない。精神医学者にとっては自由意志という単一の実体はない。さらに言えば法律の整合的な部分に限ってもそれを身につけられるのは市民のごく一部に過ぎないと確信しているはずである。意図なるものの大部分は所詮よくできた合理化に過ぎない、と教えられてきた。しかも行動や思考を動機づけるに際して無価値と判断されるようなものを隠蔽するような合理化である、と。ある行動の責任がどの時点から行為者一人に帰せられるのかについて、精神医学はこれまで十分に考えてこなかった。(注44)

徹底的な内省や他文化との比較研究、そして睡眠現象の研究を通して精神医学者は様々に推論を進めてきた。そうして近頃やっと、対人関係の「本態」や目的についてある程度の理解を獲得した。専門家としての自分の行動が、感情の彩りをもった場においてどのように作用し、そしてどこに流れ着くのかを把握しつつある。しかし一方で社会に生きる人々、特に貧困階層に目を向けると、この学問は未だ暗中模索している。いつか解明されるだろうという目算も疑わしい。「ある人物のとった行動の性質と結末」は、その当人の自覚する動機や目標と一致しないのは明らかだ。物理的な性質に基づけば、コモン・センスによって関係を推論できるだろうという目算もまた広まっている。しかし「心臓に穴が空いている、銃弾が貫通したに違いない」くらいならともかく、「牛が死んでいる、牛勿かれと誰か呪ったのだ」とか「薬飲めば楽になるのが理だ」などとやられては目も当てられない。精神医学の歴史は、自分の五感とコモン・センスが衝突したときにはまず常識の側を疑ってかかるよう伝えている。風流才子の御仁が言っていることならなおさら、その前提事実を注意深く精査するべきだろう。まだ青臭かった頃のワトソン学派を思い出しても悪くない。そして精神医学徒は何より、「善」も「悪」も乳幼児期の躾に萌芽していて、それ以降まで生き残ったものが超自我として残存しているに過ぎないと了解している。そうして、法律に抵触しない悪も多くあることを見出すだろう。あるいは囚人を調べたことがあれば、誰に対しても悪をなしていないのに罪人とされた例の少なくないことを知るはずだ。あの至極厄介な法律なるものを運用している法律家は確かに尊敬に値するけれども、しかし刑法の執行によってひとに良い「結果」が生じるとは到底思えない。専門家として精神科医が法廷に参画する度、悲観主義はますます深くなる。訴訟関係者、傍聴者や扇情的新聞の読者まで含めた社会公衆の全体をみても、やはり良い結果など望むべくもないとの思いを強くする。

(注43) 社会福祉の第一線で働くのが具体的にどのような人たちであるかが、文化などの抽象概念によって包含される集団の様相よりもずっと重要である。本書の四回目の改稿に際しても「人類の福祉に向けて」の章を削除しなかったのはこの主張を残すためであった。司法や福祉行政の執行に携わる職員の採用が、「まず第一に対人関係が極端に困難である人々を対象にしていて、そして基本的には慈善目的で活動している」という核心事項を無視して行われている限り、法や博愛精神について語るのは虚しい。このことが表面的でなく承認されれば、彼ら職員の訓練についても然るべき注目が得られるのだろうが——。

(注44) ある種の事件においては、刑事司法が故意を推定するにあたってあまりに安易であると思われても仕方があるまい。さらに陪審員の叡智が冴え渡る場面もある。過失(「適切な良き意図があること」だろうか?)があると被疑者が直接手を下したのでなくとも犯罪に手を染めたことになる。自動車の危険運転がその一例だ。しかもその過失さえ時には存在を推認されただけであったりする。これにはソロモン王もお手上げに違いない。

生物学のような伝統的科学と同じように、精神医学というこの若い科学もまた、その研究対象を単独に取り扱っても意味が無いと教えている。時空間的な連続性や現象間の相互作用を無視したデータでは、合意的確認にたどり着くことはできない。取り扱う対象を実際の場面から切り離してしまうと、議論の視座も方向性も不確実なものとなってしまう。したがって、国家が公共の利益を持ち出して一人ひとりの市民やその背景にある文化を無視する度、あるいは無知蒙昧なる代表者諸君が制定した今年度分の新法について周知を怠る度、あるいはまた時代遅れ古色蒼然たる法律をもとに国家が国民を起訴する度、あるいはさらに（世の迷信や先入見が裁判であれほど重宝されるお陰で）人間性の初歩さえ訓練されていない人物が法の執行に駆り出される度、―犯罪者に対する処罰の代わりの「治療」、司法に対する「提言」、あるいは重罪犯の「処遇に関する検討と勧告」を主導することに対して、精神病理学者が熱意を失っても仕方あるまい！　一度でも刑法の網にかかってしまうともう希望はないのだと、精神病理学者は落胆してしまう。刑事法制はまこと豪華絢爛の構造を備えており、悪童が「言うことをきかないと痛くしてやるからな」と取り巻きを脅すのに似ている。そんな原始的方策で社会を治めようとするなら、政府に奉じる取次人たちはあらゆる物陰に目を光らせて、自律的判断を停止して（もしかしたら陰ながら切願している通りに）無情に振る舞うことになるだろう。もしも万が一それが現実となる日があれば、もはや国家がその本質を取り繕うことはない。法文上の細かい文言に政府が拘束されることもなくなる。現在の意味について、判例の蓄積という言語的迷宮に足を踏み入れる必要もなくなり、最高裁に居座った古惚けた脳味噌に忖度する必要もなくなる。(注45)

悪意による損害は、その直接の被害者だけでなく、公衆全体にまで拡がるものと「国家」は考える。そして歴史的にこの傾向はますます強くなってきている。この定式があるために、ある種の「行為」が犯罪とされるのだ。この考え方をさらに押し進めれば、加害行為の顚末はもはや直接の加害者や被害者に関係なく、文化そのもの、社会全体にとっての害悪とされるだろう。社会統制のこういった部分を是正する際の困難を、一部だけでも挙げてみよう。「報復による抑止」という法の本質、牧羊や農耕の時代以来の立法における不寛容、個人は自立していて「権利」を有するのだという自惚れとその裏返しの排他的懲罰主義、特権を享受する階級の自由放任主義《レッセ・フェール》―。人間的価値の濫費、搾取、放棄、これこそ私たちの文化における第一の欠陥であり、それ以外の悪の大半もここから流れ出してくる。人間の成長の果実が、その価値を無視されて鉄格子の向こうに掃き込められて、腐敗するか無傷でいるかは運次第、というような現況である。有為の人材が法の歯車に粉々にされても、誰も気に留めない。運良く政治的権力を手に入れても、その頃には擦り切れてしまっていて、生活の方略を学ぶのが精一杯となっている。用済みになったら、あとは転落するのみ。すべて御自分の責任です！ 人生すなわち競争、負け犬に見せてやる涙はない。競争が殴り合いでないだけでも感謝しなければ。こんな社会で、国家は天才を保護し、開花させるだろうか(注46)。

社会組織のどんな立場にあろうと、青年は、自分の指向のある一部は決して満たされないと悟る。因律、法、経済上の制約、人口過密と移動の制限、あるいは通信の発達によって破壊的な相互非難や特権階級の存在、貧困の泥沼が眼の前に差し出されるようになった。そして何よりも、両親に絶対安定と教わった世界がまさに崩壊しつつあること―すべて一塊になって、青年に人生を不可解なものとして刻印付ける。彼は恐怖する。苦悩のうちに、周りの皆が同

（注45） ここで民法について触れていないのは不公平かもしれない。（公衆に対する脅威である公犯 crime と対になる）私犯 tort を取り扱う体系である。近年では、衡平法による訴追が徐々に増えており、家庭裁判所では一般的となっている。衡平法の法廷と刑事法廷の一部では、絵空事（普遍的平等など）を謳うのではなく、より実効的で意味のある解決に向けた努力がなされていることもある。良心的な裁判官の方々までここで攻撃するつもりはない。国家（というよりもそこに巣食っている政治屋）や扇動家、脱法的悪事家階級（現状維持を望むため著しく保守的である）が司法制度の改良に反対している以上、そのような誠実な裁判家はより一層の称賛を受けるべきである。

（注46） 狼の群れは無情であると言い募るのを咎めるつもりはない。しかし生きることとの意義を奪いつつ死ぬことも許さないというのは、自然の厳しさとは関係のない話である。文化の発展によってヒトが他の生物種との「生存競争」から先に進むと、その次にやってきたのはヒト同士の闘争であった。私たちには、互いを蹴り落とすことを止めて、未来永劫の遺産に向けた協働を始める準備ができているように思うのだが―。

じ恐怖を抱いているのだと知る。進みうる道は三つ。その時点の人格の構成と、そして時の運によって進路が決まる。第一は、荒波に飛び込むのを延期して大学に進むこと。真理の追求のうちにいくらかの安全保障感を得ることができるだろう。補償の作用に頼ることでストレスを軽減する。しかしこれも万能薬ではない。既にこれでは放出しきれないものを抱えているのだから。様々な程度の不全適応、つまり精神神経症、不安症、あるいは重いサイコーシスまでやってくる。「高等教育」が人生への参入を遅らせるためだったとき特に多い。第二には、世間体という観念に順応し、所属する階級の偽善に沿って自らを再鋳造することである。機会に恵まれていて、それでいて児童期の人格にすがって生きている場合に多い。低減した自尊感情は物的成功を過大評価することで補填される。危険な緊張を放出するために、人目を盗んだ「二重生活」・ギャンブル・アルコール耽溺などの刺激を求めるが、いつまでも満たされない。いつの間にか青年の潜在能力は枯れて、つまらない小市民となり、一生を青春期後期のパターンに押し込めるだろう。第三には、多数派と対立する集団に敢えて同一化することである。陰ながらの応援、ということも多い。誇大化された敵対派閥と衝突したり、曖昧模糊とした目標を追求したり、誤解に基づいて幻想を肥大化させたりで時間を浪費する。なるほど確かに青年はそのうち「落ち着く」のかもしれない。あまりに美化した表現だろうか。実際には青春期からの退行的解体である。近頃は青年たちの落ち着くまでの過程が極めて不安定になってきている。もう古き良き時代に戻ることはないように思う。

性指向を結び合わせる文化の欠如が近年では特に顕著である。これを加速させているのが、女性の役割の変化、特に家族集団内における変化である。性行為を覆い隠してきた秘密主義と羞恥という名の毛布は、常に悪の温床であった。性を悪いものとする態度を撒き散らし、夫婦生活の不調和が治療可能であるのを隠蔽してきた。いまや結婚生活は途轍もない難事業である。セックスの貧困がごく一部しか改善しないうちに、個人の尊厳・両性間の葛藤・経済上の相互依存・参政権といった問題が山積みになり、これが性の抑制と結びついて、結婚の不全適応を激化させた。そうして歪曲した青年が溢れるようになった。経済の自由放任と法律のために、性指向を満たすことが因律や刑法に触れることとなってしまった。各世代の内部で、伝統的な家庭生活に背を向けざるを得ない者たちがこれから増えていくに違いない。人格の屈曲のために、異性愛に親和しない青年がますます多くなる。現状を思いみれば、その結果が精神の失調と重犯罪である。私がここで扱うのは、普遍的に存在し、そして尋常ならざる力を持った性指向である。この文化を改めるためには、少しばかり知性を動員することが必要ではないだろうか。もしもこれからも文明を自認し、そしてこれからの世界に貢献しようとするならば――（注47）。

この章の結論を述べてしまう前にやらなければならないことがある。ひとが同性愛に引き寄せられていく過程について記述しなければならない。屈折のために生物学的に運命づけられた異性愛を採ることができず、不運あるいは不幸にも、そして法や因律に違反しながらも同性愛という行動型や潜在作用が生じるのはなぜだろうか。同性愛が統合されていく過程には、完全な適応から重篤な不全適応まで幅があるけれども、ひとまずは以下の分類に沿って考えてみよう。性器官能、口唇官能、肛門官能、そして両性愛者、抵抗的同性愛者、および倒錯型の人格である。まず両性愛者について述べておくと、これは性器的満足がどちらの性とも可能な者を指す。自然界に目を向けると、霊長類の雄も種馬も牡犬も、性欲を発散するためには性別に拘ることをしない。動物種が違うとか、あるいは非生物であってさえ、表面幾何学が許容する限り対象となりうる。Stekel はこのような自体官能に基づいた両性愛は人間にも普遍的に認められるものとしている(21)。強制的に一方の性から隔離されたときや、犯罪などの反社会行為を目的とするときなど、場合によって両性愛を実行する者は確かに存在する。普段は異性愛で場面によって疑似同性愛という者もあり、表面的に疑似同性愛で実際には自体官能を求めているだけの者もいる。（このように社会化の不完全な人々は、直接観察に基づくデータを整理する際に混乱のもととなる。）しかし当然のことだが、このような事例を一般化して

（注47）　サリヴァン文書委員会による注：『分裂病は人間的過程である』に収録された部分はここまで。注22を参照。

しまうことには慎重でなければならない。真の両性愛活動はもっとずっと入り組んでいる。すなわち、もとの同性官能あるいは異性官能の構造があって、そこに異性官能あるいは同性官能が追加項 facultative として新たに付け加わっている。こうして理論的には不可能にも思えるような、相手の性別に対するこだわりのなさが性局面において生じる。

（ついさっき性動機を放出したばかりの場合を除けば）思考や着想などの潜在過程も含め、あらゆる身体機構に対する刺激は性興奮のきっかけとなりうる。場にそぐわない性興奮を抑えるなんらかの制止因子が作動するときに限って性指向が抑圧されるに過ぎない。制止因子がただブレーキをかけるだけでなく反対方向に駆動するような性質をもっていれば、性への傾倒が単に先延ばしされるだけでは済まずに、意識的葛藤や身体反応が表れる。以上のことを原則として、問題を切り分けていく。第一に「自体愛」がある。性的（性器的）快楽が当該体部の無痛性操作に結びついており、操作の実施主体は考慮されないような性のあり方である。この場合には主だった対人的指向には無頓着でありながら、一方で性器操作のための手段には好き嫌いが生じる。第二に「異性愛」がある。異性との協働場面においてのみ性欲が自覚されて、文化的にも動物的にも妨げるものが何もない状態を指す。第三が「同性愛」である。同性愛においては、若い時分に対人的指向の見通しが阻害されてしまったために、青春期になって異性のいる場では性欲を持て余しているということが多い。しかしさらに成長するにつれて対象の性との統合も徐々にうまくいくようになり、相手と（つまり同性のパートナーと）性器の刺激もできるようになって、申し分のない同性愛を育て上げていく。それを手でやるか、肛門でやるか、口でやるか、あるいはそれ以外の相互作用を使うかは様々である。

多少とも誠実な対人関係であれば、そこには何らかの形で相手の官能を満たすものがあるし、それが統合をより良質なものとして、さらに新たな満足を生む、という好循環が現れる。性器周辺的な活動、あるいは本来的には性と関係のない快楽までセックスと結びついて存在するようになる。それが性行為の前後左右に、序章・外伝・続編のように結合していくことで、性の指向ネットワークに特徴的なコンポーネントとなっていく。それぞれの快楽が合流はするけれども、しかし飲み込まれてしまうわけではなく、それぞれに特有の快楽が流出してしまうこともない。他器官の感覚までもが性器知覚に付け加わると、他に比肩するもののないような性快楽の追求の可能性が広がる。社会化されたひとであればさらに、性器外領域の刺激によってパートナーが悦ぶのを見て歓びを感じることができる。それは人間の微細な変化を感じ取り、そして互いの友愛が強く結ばれていることを確かめ合うことであろう。これこそ性的成長の本質である。

両者の性器帯に相互同期した刺激が生物学的に既定の交合《コイタス》において入力される事こそ、性適応の真髄といっていい。他の性感帯は、もはや序章・外伝・後日談でなく、あらゆる身体領域を一斉に性に動員するために働き始める。二者の一方が性の快感を受け取る時、もう一方もまた別の方式で快感を受け取る。情況が真に対人的なものになっていると、たとえ自分自身に何か抑制があって快感が欠けていても、相手が感じているのを見てとることで、これが橋渡しとなって自分も快楽を得ることができる。パートナーの性的興奮に自分自身が密かに浸っているというような性欲込みの官能は、非性的官能、いわゆる「変態行為abnormal procedure」と紛らわしいけれども、しかし欲望から生じる葛藤や実践を理解するのに不可欠なステップである。

性器があれこれと七変化するのを目の当たりにすると、それを見たり触ったりしたいのが人類共通の指向であると考えたくもなるかもしれない。しかしこの自然な好奇心とやらを過度に強調するのは貞淑ぶった西欧文化だけであるし、興味ある性器に対してサディスティックで、遂には去勢的とまで言えるようなことをやってのける歪曲したひと、というのも稀ならず見かける。対人関係の研究において、サディズム（およびそれと対になっているマゾヒズム）の存在を決して見過ごしてはならない[注48]。原因は多種多様である。性病への畏れ、あるいは無垢な若花を踏み荒らし、根絶やしに穢してしまいたいという劣情。性器への恐怖を、性病を、暴力を、あるいは悪徳そのものを撒き散らしたいという場合もある。サディズムが猫をかぶっているとそれを突き止めるのは難しい。当人が自らの悪意をはっきり自覚するなどというのは、より一層困難な事業である。

性器外の官能について広く考察するには、まずは口唇の作用について深く理解しなくてはならない。そこでまずは、性にまつわる口唇作用の総称として「哺交 stomixis」という言葉を提出したい。[注49] 総称であるから、友愛の程度、対象の性別、あるいはサディズムやマゾヒズムの有無を全く問わない。哺交は太古の昔より存在したが、食形態の変化も関連してか、現代では特別の位置を占めている。加工済み食品の普及により、噛んだり、しゃぶったり、歯を立てたり、かじったり、すりつぶしたり、なめたり、吸ったりという活動が減り、大量の余剰エネルギーが生じた。これを解消するため、爪や鉛筆や葉巻やパイプを噛んだり、「ガム」[22]や煙草をしゃぶったり、唇や指や口髭に歯を立てたり、歯ぎしりしたり、唇をなめたり、パイプを吸ったりする。口唇の常同運動、例えば口笛やハミング、特に意味のない発語などもそうだ。しかしそのように口唇官能的な人口の多さに比べて、哺交の行われることはごく稀であって、始めて見聞きした場合にはむしろ強い嫌悪感と拒否反応さえ生じるのが一般的である。ほとんどの人々は、余剰エネルギー排出のために食物以外を口に入れる習慣を持ちながら、同時に、通常でないものを口に入れることへの嫌悪感を持ち続けている。あるいは逆に、げてものを好むばかりで普通の食物を疎んじる人々もいる。しかし食についての偏見や食行動の個人ごとの特徴の解析から、口唇がシンボルとしてどのような機能を果たしているか、そして口唇を中心として築き上げられていく自己がどのようなものであるか、少しずつ分かってきている。食に関して積み上げられた知見と、近年の乳幼児期の観察研究の成果を合せると、以下のように考えることも可能ではないだろうか。つまり、幾何構造的に可能であれば、乳児はおそらく自哺 autostomixis[23]を行うものであり、一度はじまったら「おしまいにする」のが困難な習慣となるだろう、と。（キンカジューの幼体は珍しい身体構造をしていて、口を性器まで運ぶことが容易である。そしてまさに右に述べた通りの習慣形成がみられる。あるいは二次性徴によってこの種の遊びができなくなった途端にスキゾフレニア状態となった青年の記録もある。[注50]）現実の乳幼児では自哺はおよそ不可能であるが、空想内部では口唇と性器は早くから結びついているようだ。口唇官能と男根官能の重奏は鮮烈であろう。友愛が生まれる頃になると、自哺をやってみたい、（はるか遡って離乳の経験までやってきて）遺根はとんでもないけれど誰かを吮陽したいというような、（嫌悪を伴う）葛藤や、防衛あるいは解離作用が生じる。仮に吮陽《じゅんよう》までは「性の罪のコンプレックス」をやり過ごせても、その先の嚥精まではどうしても踏み出せない。精液は不味い上に毒である、という考えから離れることができない。しかし哺交が完全に開花するようになると逆に、精液はパートナーの一部として魔法的価値を得て、むしろ御馳走となる。官能への傾倒がさらに強くなると、哺交をとりわけ好むようになり、そして自分の口唇の快感よりも相手の精子を受け止める快感が重視されるようになる。相手が我慢しきれずにすぐ射精してしまうのも、普通であればがっかりするところを、むしろ悦ばしい事件と捉える。あるいは同性愛

（注48）サディズムがマゾヒズム抜きで存在できるとは思わない。その逆も然りである。痛みや苦痛なしには快楽を得られない人間たち、つまりマゾヒストの一部は、自分が興味を寄せる対象にごく洗練された打撃を加えることがある。当人は「そんなつもりじゃなくて」という場合が多い。この観察をもとにすれば、陽性か陰性かを問わず、苦痛に対する過剰な価値づけは根本において共通であると考えるのが妥当ではないだろうか。言葉を替えれば次のようになる。強烈なサディストであっても身体を差し出すことがあるし、あるいはマゾヒストであっても他者を攻撃するため進み出ることが起こりうる、と。

（注49）ここで試みた用語体系は、現在広く使われているものから敢えて距離をとっている。既存の用語は意味が曖昧で、しかも偏見が染み付いているために精密な定式化の妨げとなっている。「哺交」とは性行為における口腔と性器の同格並置apposition(24)である。「繞哺《じょうほ》 parastomixis」とは性欲充塡された非性器領域を興奮（および満足）させるために口唇帯を使用することであって、性器を含めた行為の準備段階として行われることが多い。「互哺 systomixis」とは両者による相互同期《シンクロナス》した口唇／性器刺激である。これに参画する男性は「遺陽 phaledosis」あるいは「遺精 thorodosis」であって、前者はときに精液損失あるいはサディズムに関連した奇妙な信念を形成する。その相手は、男性であれ女性であれ、「吮陽 phaleptic」あるいは「嚥精 thorophagic」ということになって、前者には精液の拒否（嫌悪反応の有無は一意でない）かもしくはやはりサディズムに基づく奇妙な信念を形成する。女性性器が参画する場合、女性は「遺陰 cysthodosis」か「吮陰《じゅんいん》 cystholepsis」ということになる。

（注50）これと関連して、以下の文献を参照のこと。Curt Richter,(25) "Some Observation on the Self-Stimulation Habits of Young Wild Animals," Arch. Neurology and Psychiatry（1925）13:724-728.

を悪罵しながらも哺交の欲求を解離できず、女性相手の遺陽と吮陰の組合せによって欲望を埋め合わせることで自尊感情を保つ者もいる。

肛門もまた、性の官能に想像上あるいは実践上で動員されうる。この行為を指して、ここでも総称的に「臀交pugisma」という言葉を提出しよう。（前段落で述べた通り、ここでも対象の性別、友愛の程度、サディズムやマゾヒズムについては問わない。）[注51] ケンプは過去に、アカゲザルをオスだけで隔離すると肛門ないし直腸を陰門ないし膣に見立てて使用することについて述べている。[注52] さらに人間に関しても、西欧以外の文化圏ではそれが広く行われていて、ときには因律によって神聖とされることすらあると示している。[注53] 私たちの文化においても、若者たちが「操肛proctochresis」や部分的あるいは完全な臀交に遭遇することが少なくない。浅眠状態や他の原因で意識が低下したときに同性愛行為への抑制が緩むこともその一因である。最初は痛いだけで全く感じないこともあれば、初回から高度の快感を得ることもある。強い痛みを感じるような場合はおそらく局所病変や何らかの奇形があるのだろう。一方で初回から強い快感があるようなら、[注54] その時点で既に強い肛門型の偏倚があるのであって、そのような場合には「遺肛proctodosis」の体験を一度ならず繰り返したいと興味が湧き、それに繋がるような情況と指向を一括りにし、遺肛／吮陽行為をパターン化していく。そして自らの操肛行為の追求に対して、葛藤（しばしば胃腸の慢性的不調として表れる）あるいは防衛や解離が生じる。

消化管の両端は共に開口部となっており、陰門と同じように、人体への「入り口」のスキーマとなっている。皮膚と粘膜の境界、およびそこに配備された感覚神経装置は共にごく微細かつ敏感である。吮陽にあたって、同じくらい敏感でそして尺も合うものといったら両の手掌ぐらいしかない。手指や手掌もまた、想像上あるいは現実の性器外への刺激に使用される。（これが前青春期の自体愛行為に結びつくのは、巧緻性が高く快感に直結するためである。その後もマスターベーションはしばしば、その他の性行為の序章・外伝・続編として現れるし、むしろその主目的であることも稀ではない。）他者との性的統合にあたって、それ以外の方法が現実的でないような場面や、あるいはそれだけが自己に辛うじて許容されるというような歪曲の強いひとであれば、最後の頼みの綱として手掌が使用される。例えば行きずりの、大した魅力も感じていない人物に臨むようなときには、手掌は情況を事務的に処理してしまうのに役立つ。性器、肛門、口唇帯と比べて自己との結びつきが弱いためである。

まとめると以下のようになるだろうか。稀なものを除いて、男性には十九ほどの性的・準性的役割があり、女性には十七ある。(注55) 同性官能の男性はこのうち十、同性官能の女性は八つを果たすことが可能である。異性官能に関しては、それぞれが九つを達成可能である。なお一部の活動は受動的な行為となることが多く、その行動を取った側に「女っぽさ femininity」の意識を与える。特に相互パフォーマンスが可能でありながらそうしなかったような場合には、服従に対するごく一般的な防衛反応が生じて、女性的役割を引き受けることを自己が拒絶することが多い。そうであるから、性における受動性に関して、真の友愛（把握や満足の相互性）と、しばしば友愛までも抑え込んでしま

（注51） それぞれを述べると以下の通りである。吮陽的（遺肛的な）人物と遺陽的（操肛的な）人物。特殊な場合として、女性と遺肛的男性。あるいは繞哺と「舐肛 proctolichsis」、もしくは（肛門直腸領域、会陰部および大腿上内側の神経学的連関に起因する）大腿間性交によって肛門帯に配分されるエネルギーが増大することもある。(26)

（注52） Edward J. Kempf "The Social and the Sexual Behavior of Infrahuman Primates," Psychoanalytic Review（1917）4:127-154.

（注53） 異性間で臀交に近い行為を行うことで同性官能のモチベーションを発散できることがある。完全に異性愛的なカップルにおいては、単にそれがもっとも満足な性手法であるとして開発されていく場合もある。

（注54） 肛門官能を刺激するために注射筒や浣腸具などが使われることもある。しかしこのときの快感は肛門を玩弄したことによる直接の結果ではない。このときにもやはり、「内的」過程や外的条件づけが必須であって、幾何的および神経学的要素は快感共起にいくらか寄与する程度である。

（注55） 女性の貝合行為 tribatic performance、およびいわゆる大腿間性交については本文で触れていないが、ここでの数字には含まれている。男女の同性官能、および異性官能の三つの様態において、繞哺および相互マスターベーションでは二重配役 double role が生じる。配役の二重化は受動性について重要な変化を引き起こす。このことについては次章で取り上げる。パフォーマンスの相互性が重要視されるという点では変わらない。

うような「保つべき尊厳」とは何であるかについて、分析をさらに進める必要がある。

[訳注]

（1）いわゆるヒステリーは、古代ギリシア時代から「女性に特有の、子宮《イステラ》が移動することによる症状」とされていたが、一九世紀後半シャルコーによって「男女ともに起きる、精神神経系に原因を持つ症候群」として再定義される。特に以下の五つが典型的（「大 grande」）な徴候とされた。感覚・知覚の半側消失、卵巣痛あるいは鼠径部圧迫による睾丸痛、圧迫によって発作を引き起こすような誘発点の存在、一連の大発作（類癲癇期→大運動発作期→熱情的態度期→譫妄期）、腱反射の減弱あるいは亢進を伴う対麻痺あるいは片麻痺。

（2）Ernest E. Hadley（一八九四－一九五四）アメリカの精神科医。聖エリザベス病院時代のサリヴァンの同僚。一九三三年、サリヴァンと共にワシントン・ボルチモア精神分析協会を発足させた。

（3）欧米人は性交渉の場面で鼻を使うことが稀ではない。（愛撫など）

（4）男性器の勃起には副交感神経優位の状態が必要であるが、射精のためには交感神経優位に切り替える必要がある。

(5) ここではおそらく、勃起していると排尿が困難であることを指している。

(6) マラリア療法といって、マラリア原虫を患者に接種し免疫反応によって梅毒トレポネーマを駆除する治療法がかつて行われていた。非常な高熱を生じるため、治療自体が致死的となることも多かった。発明者はこれによって一九二七年度のノーベル生理・医学賞を受けるが、この翌年にペニシリンが発見される。

(7) 大陸を横断するハイウェイが山中などを通過するところに設置された、旅行者向けの簡易な宿泊施設。飲食が提供され、賭博場を兼ねていることもあった。西部開拓の時代に多く建てられたが、かなり早いうちから淫靡な響きを持つ言葉となっていたようだ。

(8) この部分はおそらく以下の内容を主張している。(順列並び替えの問題)

「同性愛あるいは異性愛の人間は、性交渉の場面で6つの性感帯が関係してくることになる。つまり、自分の口唇、性器、肛門と、相手の口唇、性器、肛門である。この6つに、1位から6位までの順序付けをする方法はいくつあるか。これは6!=6×5×4×3×2×1=720通りである。さて自体官能的な人間であればどうか。自体官能的な人間は性場面に他人が存在しないから、関係する性感帯は自分の口唇、性器、肛門の3つだけである。この3つに、1位から3位までの順位付けをする方法はいくつあるか。同様に、3!=3×2×1=6通りである。」

(9) Franz Von Stuck(一八六三－一九二八)十九世紀初頭のドイツを代表する印象派の画家。一八九五年よりミュンヘン美術院の教授となり、クレー、カンディンスキーなどを育てた。本文で指示されているのは、深紅の布の上に、中年ころの裸の女性が上半身だけ起こして遠くを見ている絵。薄暗く、後ろには滝壺がみえる。

(10) アメリカの各年代の俗語辞典にも収録されておらず、極めて限定的な範囲でのみ通用していた言葉と考えられる。りしをぎる。

(11) ウイルス性脳炎の一種。高熱と脳神経症状に始まり、回復期に嗜眠状態を呈し、後遺症としてパーキンソン症候群を残す。第一次世界大戦前後にウィーンで流行した。

(12) ギリシア神話に登場するものの一つ。「性愛の女神」アプロディーテーと「旅路の神」ヘルメースの間に生まれた子で、男女両方の性器をもつ。(もとは少年の身体であったが、泉に入ろうと服を脱いだとき、泉の妖精サルマキスが彼に抱きつき、このまま一緒になりたいと念じたためにそのまま合体した。)

(13) ここでは、幼子が父親の外性器を前掛けと勘違いしたところ、およびその色調のやや茶色がかっているのをもって木製であると発言したところにおかしみがある。(なおwoodの語自体、男性器を表す隠語でもある。)

(14) 当時、マスターベーションをすると手のひらに毛が生えるという俗信があった。

(15) 青年期にみられる軽い身体違和感や気分の落ち込みなどを指す通用語。マスターベーションのやりすぎが原因でしかもアメリカ人に多いとの俗説があった。
(16) 陰嚢を持ち上げて動かないようにする小さいブリーフ型のバンド。当時は精巣上体炎などの治療に必要と考えられていた。
(17) おおまかには大学進学を目的として通うような進学校のこと。グラマー・スクールはおおむね日本の中学校にあたる。
(18) Otto Weininger（一八八〇－一九〇三）ドイツの文筆家。『性と性格』（竹内章訳）だけを遺して二十三歳で自殺するが、その激烈な女性差別と反ユダヤ主義によって、後に一部で熱狂的に支持された。なお「ヘニド」とはヴァイニンガーの提出した概念で、感情にはあって思考にはないもの、などと漠然と定義されている。
(19) Aurelius Augustinus（三五四－四三〇）北アフリカの神学者。青年期までマニ教を信じていたが、後にキリスト教に改宗した。モーゼ十戒の「汝殺すなかれ」が自殺にも適用されると主張したため、以降のキリスト教では自殺が禁じられるようになった。（聖書そのものに自殺を禁じる文言はない。）
「律法が『殺してはならない』と言うとき、これは偽証を禁じて『あなたは隣人に対して偽証してはならない』と言われた場合のように、特に『あなたの隣人』といった言葉を付加していないとしても、自殺をも禁止しているものとして理解しなければならない」（『神の国』赤木善光、泉治典訳）
(20) キリスト教の聖者は死の前後に甘い香りを放つと信じられている。（末期状態で摂食量が低下すると血中ケトン体が増加するために人体は特有の芳香を発する。）
(21) Wilhelm Stekel（一八六八－一九四〇）オーストリアの精神分析家。精神分析運動の最初期よりフロイトと共に活動するが、第一次大戦前後には離脱する。その後は心理療法全般について積極的な著述、評論活動を行った。『ライ麦畑でつかまえて』にシュテーケルの言葉として「未熟な人間の特徴は、理想のために高貴な死を選ぼうとする点にある。これに反して成熟した人間の特徴は、理想のために卑小な生を選ぼうとする点にある。」（野崎孝訳）が引かれている。シュテーケル自身は糖尿病性の足壊疽のために自殺した。著書に『若き母への手紙』（尾高豊作訳）、『性の分析』（松井孝史訳）など。
(22) いわゆるチューインガムが北米に広まったのは十九世紀末から二十世紀初頭で、これはサリヴァンの幼年期にあたる。なおクンニリングスの含意がある。
(23) 南米に生息するアライグマ科の小動物。体長五〇センチ、体重三キロ程度。夜行性で樹上生活し、長い舌を伸ばして花の蜜を吸ったり舐めたりする。姿形や習性の似たオリンゴ（同じくアライグマ科）と一緒に行動することがある。
(24) もとは文法用語。複数の名詞句が接続詞を介さずに連結されていることを指す。たとえば My brother Willie aroused. における my brother と Willie の関係。

(25) Curt Paul Richter（一八九四―一九八八）アメリカの生物学者。ワトソンの研究室を引き継ぎ、動物の生体計測や内分泌系統について研究した。

(26) 大腿上部内側の皮膚感覚および精巣挙筋などの運動は同一の神経（陰部大腿神経）によって支配されている。このため内腿の皮膚を尖っていないピン等でなぞり上げると脊髄反射によって精巣がわずかに持ち上がる。

第八章

女性の青春期に関する断章

男性と女性の発達には似通った部分も多いから、改めて女性の青春期について書こうとすれば直前二章の相当部分を繰り返すことになるだろう。だからこの章では発達上の相違点をあえて強調してみたい。前青春期までは女子と男子の違いはそれほど大きくない。女子もチャムを持つし、あるいはギャングの一員となって、そのうちに年上の女性に憧れ、英雄譚を胸に抱く。ギャング内での交流を通して性の知識を身に付け、そして実際に体験する。最初は同性官能あるいは自体官能的であるところも男子と変わらない。集団生活に入り込めないときの悲劇もよく似ている。しかしそれでも、大きな違いが二つある。第一に、身体能力について称揚されることが少ない。スポーツをする女性が近年増えているとはいっても、男性に比べて武勇を誇ることも少ないし、感情の点からも重視されない。第二に、セックスへの関心が性行為そのものだけでなく月経や妊娠への興味にまで広がっている。女性の性活動の最初には、解剖学的な点に注意が向いていてオーガズムが全く欠けていることも珍しくない。

グループの中で名誉ある地位を占めたいと思うなら、いくらかの時間を異性関係に割く必要がある。つまり「デートにでかけて」、男の子と仲良くやっているところを周りの女子に目撃してもらわなければならない。うまく行けば恋愛感情が芽生えて、そして特定の男子を愛の対象として選びとることになる。すべて上手く行けば、最後のゴールは美しいもの、つまり近い年齢の異性と安定した関係を築くことになる。一連のプロセスは男女に共通しているように思われるかもしれない。しかしたとえ目指すところが近くとも、青春期の女子が人生全体に対して思い描くことは男子のそれと大きく異なる。女性には女性の生理学があり、女性にだけかかる社会の圧力があり、そしてそこから生じる心理的および感情的特性は当然、男性のそれとは異なったものである。

青春期中期、二つの性がはっきり分かれるような頃になると、親の影響が強くなって先行きが曇る。自分自身が不幸な養育を受けてきたような親ほど、自らの欠陥を過保護という形で娘に押し付ける。いまから娘に性教育をたっぷりとやって真っ直ぐな子供に育てよう、などと母親は考える。この余計な工作、「身を守るため」とか「幸せな将来のため」といって余計な干渉を加えた結果どうなるか。不安が過剰で疑い深い母親は、いつも決まった問題を起こす。つまりこんな言葉を口にする。

「男の人はみんな、けだものなんだから。ちょっとでもすきをみせたら、女の子はみんな、たべられちゃうんだから。わたしの子はこんなにかわいくて、こんなに純真なんだから、わたしがしっかり守ってあげなきゃかわいそうじゃない。」

このような態度は、むしろ真の問題について話合うことを妨げる。諜報や検閲行為を正当化する口実まで母に与えることになるだろう。それまで比較的自由にやってきた女子も、青春期の到来した途端、突然にあれもこれも見張られてしまうようになる。母親が何気ない風を装って「男の人ってこわいんだからね」とつぶやくのを聞かされる。あるいは男の子を改心させて「きれい」にするのが自分の義務なのだと刷り込まれる。そうなると男子とちょっと肌が触れたり軽くキスするだけのことが、何かとても重大な事件のようになってしまう。自分で自分のことを決められるまでに成長したという本来なら喜ばしいことが、こうなると逆に心配の種となって、遂には「わたしはよごれちゃったのかしら」とまで考えるようになる。娘が通常の発達を歩むほど母親の機嫌は悪くなる。娘はそうと自覚しないまま、母親のそのような態度に束縛されるようになり、前青春期的な情況に逃げ込み、閉じこもる。母親の機嫌を損ねるくらいだったら男子とは一切交渉を持たないほうがいい、そうしないと「きずもの」になっちゃうから、と。

極端な母親になれば、娘に声を掛けてくる男は一人残らずみんな怪しい、とまで思い込む。人間の肉体を少しでも思い起こさせるものには全て極端な拒否感を示す。結婚生活の中で自分自身の感情を持つことがなく、ただ流れに身を任せるだけ、何か自分の考えに基づいて夫婦間の出来事に関わるということは一切なかった、ということが多い。夫とは「成り行きで」結婚したかのように振る舞い、不幸な「動物的本能」の結果とうそぶく。あるいは子供を産むための社会制度なのよ、といって正当化することもある。言を左右にして夫婦間のセックスを雲の上のこととして扱い、男の子と接触すれば避けがたくそこに至ると話をする。親がここまでやると、娘は果敢な抵抗者となるか、乱交に走るか、あるいは引きこもってしまうほかない。

干渉の様子がずっと見えにくい場合もある。こんな例があった。強い、しかし無自覚の同性愛傾向の女性で、プライドを保つためだけに結婚して、そして冷感症であるばかりか、夫を「見下し」さえしていた。娘が青春期に近づくと、いそいそと口出しするようになり、自分の不幸を解消しようとした。その母親のもと、娘は「人気者」になることが何よりも大事と考えるようになった。好意を向けてくれる男子が多いほど母親の自尊心が満たされる、というわけだ。男の子と夜デートに出かけたら、そこで何をしてどんなことを言ったか、微に入り細に入り報告することを母親は求め、そしてこの次に何が起こるか、そのときにはどうするべきかを娘に言い含める。母親はそれが自分の「務め」であると思っている。しかしある日、娘が本当の恋をする瞬間がやってくる。それを知って母親は豹変する。深い嫉妬が娘に牙をむく。娘の色恋をなんとしてでも終結させようと動き出す。相手の男子をそれとなく批判するくらいで済むこともあれば、もっと直接的に、冷笑と罵倒を投げつけることもある。娘はこの時点で母親にかなり支配されてしまっているので、自由な選択は不可能である。結婚したいと娘が考える頃になると、母の承諾した男以外には考えられないようになっている。実際に結婚するとしたらそれは「そうしないと世間体が悪い」というようなタイミングであるが、結婚相手として母親が連れてくるのは通常、はっきりと同性愛傾向の男性である。そうすればまた当分の間、娘の関心を自分につなぎとめておくことができる。あるいはさらに、娘のもとに近づいてくる男性を母親自身でみんな魅了してしまって、娘には誰ひとり近寄らないようにさせる戦術さえ生み出すかもしれない。このような母親に対して怒りを向けて服従を打破することはできずに、娘はただひたすら、お母さんはあんなに上品で洗練されていて美しいのに、それなのに自分はなんて不器用で醜いんだろうと思い悩むようになる。そうして自尊感情は大きく損なわれる。

世に流布している信念とは逆行するようだが、しかし一般に、母親から娘への干渉は少なければ少ないほど良い。鬱屈や欲求不満を自分一人で処理できるような立派な母親である必要はない。ただ単に無関心であるのでも過干渉となるよりはずっと良い。自分で判断し行動する年頃になった女子は、まずなによりも同年代の娘たちからなるグループで通用する作法を身につけることが必要である。そして母親の度重なる検閲からは解き放たれるべきだ。

母親だけでなく、父親もまた余計な干渉を加える。幼少期の父娘接着が青春期まで解消されないでいると、男親がいつまでたっても重要人物のままである。そのうちに父親の経験した不幸も全て、娘の身辺事情に対する病的興味となって顔を出すようになる。人生の難所に一つずつ地道に取り組むよりも、父親の「一心の愛情と保護」に身を任せるようになる。娘は他の男性に関心を示すことができなくなる。父親は娘の外出先までエスコートすることも稀ではないから、父と息子の関係よりも影響はずっと直接的である。少しでも親離れの兆しが見えると、やはり嫉妬心が燃え上がる。「節操なしの」男たちから守ってやるなどと言って、娘の行動のあれやこれやに反対して、自分で決断する余地を一切奪ってしまう。そうして、こいつだったらといって父親が認めるような人物は—やはり強い同性愛要素をもった男性である。父親の（顕在あるいは潜在する）同性愛傾向が場を支配するようなら、娘を自分好みの男子の方に誘導することもある。そのうち娘が同年齢の友人たちと喋っている場面にまで顔をだすようになるが、それは我が子を守るためではなく、むしろ男子の気を引くという競争に乗り遅れまいとしての行為である。そこまでしておきながら父親は娘を他の男性にエスコートさせることはやはり認めない。差添え役として表舞台に立つ機会を逃さないためである。娘と一緒に嬉々としてパーティに参上して、ダンスしたりする。

あるいは父親の異性愛的性欲が強いようだと、男の子たちを全て「粗野な性欲の化身」とみなして娘の「番犬」という態度を取り続けるかもしれない。文字通り、やってくる男子をみなやっつけようとする。一見すると娘を守ろうとしているようだが、実際には娘が満足な愛の対象を見つけるための努力を挫いている。似たような状況を最近目にしたが、それも珍しいものではない。ダンスフロアを切歯扼腕した中年男性がつかつかと横切り、男女をぐいと引き離す。——少年の頬が、娘をふと掠めたというだけのことに対してである。

これら直接の干渉に加えて、幼児期に形成される接着がそもそも非常に強力であることも忘れてはならない。高圧的な父親を小さい頃から娘がずっと苦々しく思っていたとしても、パートナーに選ぶのはやはり父と同じようなタイプの男であったりする。

両親が多少とも頭を働かせて先を見通す努力をしていれば、このような道の踏み外し方はしないはずだ。しかしそのような恵まれた境遇にあっても、やはり重篤なトラウマが青春期までに形成されることがある。その場合には幼少期の屈折の痕跡がみえないことになる。

前後よくわからないままに互いの身体をまさぐり合うような行為は、家庭内ではともかく、社会に出れば危険である。この十五年ほどで女性の性に対する「寛容」もある程度育ってきたとはいえ、男子に比べて婚前交渉の禁忌は今でも根深い。禁を破ったことが露見したときには、社会的・経済的な陶片追放にあう。一定数の女子（精神病質者であるなが
ある）は意図的に禁制を破る。行為の意味について理解した上で禁忌を破るものも、十代中頃を過ぎれば少ないが

ら出てくる。繊細で「道徳的な」、周りからは普通《アベレージ》の子《ガール》と思われているような女子が、偶然あるいはその他の理由で規律を破り、周囲から冷たい目を向けられて不安というトラウマを刻まれたとき、一体何が起きるだろうか。もしもこのような状況が妊娠にまで至ってしまったら、衝撃はさらに拡大する。家庭で理解ある対応を受けられる見込みはないし、社会が共感を示してくれることもない。私生児を産むか、よく分からないまま結婚するか、あるいは中絶である。両者に愛の欠片ともあれば、最良の選択肢ではないにせよ、人格に対する破壊的結末が避けられることもある。しかしどんな良性の成果も、家庭であまりにも強く責められれば消失してしまう。性交渉について男女ともに深く考えていなかったとしても、結局のところより深く傷つくのは女性の側である。男からの愛を期待しても叶わないことの方が多い。自分が「一時の慰み」であったと知るのだ。特に年上の男性紳士に誘惑された場合など、まさに災厄と言うほかない。初めこそ父娘接着に似た状況であるけれども、求めていた優しさも庇護も受け取れないまま、必ずそのうち関係が崩れていく。そして女は深いスキゾフレニア性サイコーシスへと転がり落ちる。拒絶体験がそのまま精神失調の原因となるのではなく、自尊感情の荒廃によって同性愛渇望やマスターベーション葛藤が焚き付けられるのだ。この経過は男性にも当てはまるところがあるが、女性の場合にはさらに月経周期という要素が加わる。

月経は通常の生理機能でありながら、女性の精神病理において無視できない役割を果たしている。子宮や卵巣の器質的異常は「トラブル」のごく一部に過ぎない。月経に伴う不快感は相当な割合で心理的なものであって、易刺激性、情緒不安定、軽度の疲労感の現れることが多い。急性倦怠感、全身疼痛、頭痛、嘔気や嘔吐、疲労困憊が生じることもある。かなりの割合で、これらの症状は転換現象 conversion phenomena、つまり感情状態の身体的表現である。月経はセックス・ライフの目覚め、女性としてのあり方と密接に関わっているために、神経症の格好の標座となる。少女にとってセックスがもし忌避されるべきものなら、セックスのシンボルである月経はやはり忌々しいものとなる。症状は女性に押し付けられた役割に対する騒擾である。月経に伴う嘔気、頭痛、こむら返りを対象にした精神分析の結果もこれを裏付けするところがある。とかく月経にまつわる迷信は多い。そうしていつのまにか、成人女性は周期的に機能不全に陥るものという考えが定着した。機能不全のメカニズムには個人差が大きい。こむら返りを理由に仕事を数日休むというような意識的な仮病使いもあれば、あるいは心身の不調を無意識のうちに歓迎して、病弱の身として退行してしばらく看護を受けることもある。

月経が引きつけるのは転換現象だけではない。妊娠と明らかな関係があるために、病的恐怖の標座ともなる。—ほとんどすべての母親、たとえ性について話し合うのを避けるような親であっても、成長しつつある我が娘にいくらかの性の知識を授けなければいけないとは思っているものだ。しかし自意識過剰で性嫌悪的な母親（驚くべき数である）にとっては、娘と性について話をするのは大変な難事業に思われて、実際に初潮がやってくるまで面談は先延ばしにされる。初潮の前向きな影響はすべて、この母親の羞恥心によって流産してしまう。ほとんど一般原則といっていいほどに、世の少女は母親から聞かなくとも月経に関する知識をどこかで得ているものだ。そして母親が憔悴しきったような様子で話を切り出せば、女子は既に手元にあった知識を、不愉快な反応を引き起こすべきものとして分類する。この話し合いを機会に娘の道徳心を強化しようとする母親もいる。こんなことを言われた患者がいた。

「今日からは十分気をつけるんだよ。もういつ妊娠したっておかしくないんだから。もしそんなことになったら、あんたなんか殺しっちまうよ。そんなことであたしの顔に泥塗らないでおくれよまったく。」

ここまで直接的でないにせよ、ごく似たようなことを柔らかく言い換えただけ、ということはよくある。少女は「これから私は、一生つづく他人様には言えないような恥ずかしいことを毎月繰り返すんだ」という観念を抱くほかない。回数が少なければ母親からは結核病みなんじゃないか、「もうすぐ死ぬんじゃないか」と言われ、多ければ、貧血になるから手術したほうが良いんじゃないか、そうしないと死ぬんじゃないかと言われる。どちらにしても医者に連れて行かれる。その結果、少しでも周期に乱れがあると自分自身に猜疑の目を向けるか、あるいは強い恐怖を感じるようになる。月経の停止が妊娠の兆候の一つだということもこの病的念慮を助長する。幼児期に聞いた言葉がふと浮かぶかもしれない、キスしたり手をつないだりでもにんしんするらしい、と。あるいは月経周期が短ければ、マスターベーションでおかしくなっちゃったのかもしれない、と考える。十一歳で初潮を迎えたような子であれば、自分には早すぎたのかもしれないと不安になることもあるだろう。初潮後の数ヵ月は周期が不整であるから、過剰な心配がさらに募る。妊娠をことさら恐れるような事情があるなら、心理的要因で月経が遅れることもありうる。妊娠を希望する無意識（自身の被処罰欲求と、おそらくは相手の少年を処罰したい気持ち）が妊娠時状態に近い身体を作り出す。情報が不十分であると、月経の遅れはすべて妊娠の印だ、ということになってしまう。妊娠の恐怖はもしかしたら便座とか、キスとか、ダンスパーティーでの接触に始まるかもしれない。感情状態が月経周期にどの程度まで影響するかという点に関しては確定的なことは言えないけれども。(注1)

男性に比べて女性では、性のあり方全般、特に本能的欲求について分からない事が多い。月経現象という手がかりがあるにもかかわらず、である。ここまでに示したように、性に対する好奇心やその前触れとなる出来事について男女差はほとんどないが、しかし性に対する実践的な知識となると女性の側に全く欠けていることが頻繁である。既婚女性の性交渉歴を聴取する立場のものであれば、一般的なセックス・ライフを送っていても、オーガズムを未体験の女性が珍しくないことを知っているはずだ。まるでオーガズムが居場所を見つけられないでいるかのように。男性が男性器操作から受け取る性感に比べて、女性が得る性感はもっと曖昧で意識されることも少ない。俗世間、あるいは専門家の間でも、青春期の女性はマスターベーションをしないという考えが支配的である。（それによって疑似科学や道徳運動家の「悪に手を伸ばすな」などの言説から免れたのは幸運であった。）あるいは女性自身さえ、自分がマスターベーションをしたことを自覚していない場合もある。たとえば両腿をぎゅっと寄せたときに感じられる多少の快感などは、意識的な性器操作ではないから、マスターベーションに類する行為だと気付かれにくい。そうして、夫と何年間も交わりながらいつも冷感症であった女性が、あるときふと足を組んだときなんかに「神を賛美する考え」

が浮かんだと感じるのである。体験はまず宗教的恍惚《エクスタシー》と結びつけられる。それがセックスと結びつくのはサイコーシスがやってきた後である。

マスターベーションの自覚だけが葛藤ではない。幼児期に受けた脅迫の残響がこの新しい身体感覚に漠然とした罪の感覚を付け加える。おぼろげな重苦しさが身体愁訴、顔面紅潮、疲労感として表出する。帯下が少し白っぽいだけのことも心配の種となる。根本の原因について考えることなく治療に取り掛かれば状況は悪化するだけだろう。そしてこの異様な疲労を訴える女子に黙って家で休んでいるようアドバイスすると、日中の夢見がちに過ごす時間が増える。白帯下への念慮だけを抑えようとしても当然うまくいかない。若い女性患者に膣洗浄を施行しても、むしろ汚物混入されたという感覚を生み、局所刺激の性感に伴う新たな葛藤が生成されるのみだ。急性恐慌へと背中を押すことになる。

感情的なハンディキャップがそれほど重くない女性であれば青春期の困難もうまく乗り越えていける。マスターベーションも何気ない形で始まるだろう。女子の方が歪んだ情報にさらされる機会が少ないから、これも良い方向に働く。しかしもしも何かが立ちふさがって自体官能が優先されるように変わってしまうと葛藤が露わに出てくる。マスターベーションが意識的であるかどうかや、歪められた情報の有無は関係なくなる。女性の場合、マスターベーションそのものから葛藤が立ち上がるのではないのは明らかである。マスターベーションそのものではなく、人格内部にあるシンボル作用を通して葛藤が立ち表れる。特に対人適応に失敗することの恐怖が大きい。

この頃の女性の白昼夢は、男性のそれよりもずっと官能的なことが多い。マスターベーションとも近い関係にあるが、必ずしも実際の操作は伴わない。一般に女性には、立身出世という形で葛藤を昇華させる機会が用意されていな

（注1）　この因果関係を決定しようとすると、感情状態と身体状況の複雑な相互作用をみることになる。特に後者を前者の枠組みにどのように関連させるかは、現在入手可能なデータよりもずっと精細なものが必要である。

い。自分で稼げるような訓練を受けていても、職業生活が生涯に渡って重要であり続けることは少ない。どの程度意識されているかは別として、仕事（速記者であれ何であれ）は結婚するまでのこととして計画されている。そのためにますます、セックス周りのことが重要事項になる。白昼夢でも第一の座を占めるようになる。建設的空想からは普通、野心が表れるものである。性的白昼夢に耽っていた女性はその後、男性の歓心を買うことに一心の努力をするようになる。

しかしファンタジーにばかり囚われていて現実接触が少なくなると悲惨な結末がやってくるものだ。たとえば父や母に対する固着から逃れようとして少女は白昼夢を見るかもしれない。この状況は重篤な精神の失調につながりうる。青春期の人間にとって第一の失調とはなにか—スキゾフレニアである。

病的な白昼夢はどれも似通った経過を取る。非の打ち所のない少年が自分の世界の片隅にいることに、ある日ふと気付く。自分の気持ちを決して悟られてはいけないとなぜか確信する。そう思いながらも、少年の態度に一喜一憂する自分を抑えられない。少年が何か特別なことをするわけでもないけれど、いつも気になって、そばにいたいと強く感じる。少女の空想物語は、いつも少年がその中心にいるように書き換えられていく。一挙一動が気になって、その少年についてなにか教えてくれるというだけの理由で他人と知り合いになってみたりする。少年のどんなちょっとした一言も自分だけの宝物になる。ファンタジーの中で自分は少年にたっぷりと愛されていて、さらには花嫁姿で、同級生たち皆から羨ましがられていることさえあるかもしれない。マスターベーションを既に知っていたら、性感がぐんと増す。やり過ごしたはずの葛藤がぶり返すこともある。あるいはマスターベーション葛藤が抑圧されていると、眠れない夜が続いて日中も身の置きどころがなくなる。現実世界では、少年は女子の内心に呑気にも気づかないものである。どうして女の子が自分の前でこんなに顔を赤くしているのか、自分がやってきただけでどぎまぎと落ち着かなくなるのか、理解できないで混乱するくらいだ。何かの弾みで少年が声を掛けてくるようなことがあれば、女の子は喜ぶどころか、むしろ震え上がって逃げ出してしまう。一方でもし少年が無頓着なままであると、ファンタジーは徐々に燃え上がって、彼女を何らかの行動へと駆り立てるだろう。偏倚の少ない女子がとる行動は、（少年の注目を得られなかったことにそれらしい合理化を働かせて）新しい愛の対象を探すことである。しかし病的夢中の女子が取る行動はこの真逆で、現実との接触を減らしてファンタジーの方に没頭するようになる。そうしてある日突然に、少年に愛の告白をして、彼をたいそう驚かせる。断られるのはほとんど当たり前で、そうすると少女は放り出されてしまう、病的混沌―つまり日常世界に。(注2) 本当は愛されている、本当は結婚していると考え始めるのはかなり危険な徴候だ。ファンタジーが現実を上書きしつつあって、精神障害にかなり近い。行き着くところはスキゾフレニアである。（例えば芸能人のように、少女と直接の交流がないない相手に愛が向けられることもある。過去に私がスーパーバイズを求められた症例では、映画館のオーケストラの一員(1)、ということもあった。映画館に入るたび、できるだけ前の席に座って、一瞬でもこっちを見てはくれないかと少女は期待した。偶然に目が合うなんてことがあれば、それから何日も続けて彼女はハッピーで、空想世界はさらに増築された。現実検討にさらされることなく、ファンタジーは破綻せずに数年間にわたって膨らみ続けた。それが二十九歳まで続き、あるとき発症した。）

ここまでくれば以下の質問をしてもいいだろう。女子青春期のスキゾフレニア状態を増悪させる因子は何か？　病的白昼夢についてここまでに検討したことが手がかりを与えてくれるだろう。ファンタジーを現実にうまく接続できなかったことによって拒絶されるようなことがあれば、その体験は深刻なトラウマとなりうる。愛が成就したかどうかの問題というよりも、むしろ少女の自尊心や社会的評価の問題である。現代では、大半の社会集団の中で結婚だけが唯一の性的成功の旗印となっている。異性官能的な愛を向ける相手が現実世界にいないとき、自分は性的な敗残者

（注2）　愛の告白が「青天の霹靂に」破られたとき、それが吉と出るか凶と出るかは予測し難い。しかしそれと知らぬ間に現実から徐々に遠ざかっていったような少女では破綻はほぼ必発である。

ではないのだとアピールする必要が切迫して、不本意な伴侶探しに追い込まれることがある。先に述べたようなファンタジーの恋愛事件につながることもあるに違いない。あるいは自分より知的に劣る男性との付き合うことは、体面を保つことには寄与するかもしれないが、しかし結局プライベートなところで男の劣等性に迷惑させられることだろう。もしも社会的圧力によってその頭の悪い男と結婚することにまでなったら女に何らかの精神障害が起きてもおかしくはない。そのような女性はしばしば、馬鹿な男からさらに馬鹿な男へと下り落ちながら、どうして尊敬できる男の一人とも出会えないのだろうと鬱屈と悔しさを募らせていく。遅発スキゾフレニア状態 late schizophrenic disorder へとつながる不全感が大きくなっていく。あるいはスキゾイド人格であれば十五歳とか二十歳年上の男性と恋愛関係をつくるかもしれない。この場合、男性側の態度は父のそれに近い。父と娘の間柄になることで関係性は年余にわたって安定することもあるが、しかし二人の間にはいつも越えることのできない壁、無意識のバリアがある。対等な人間同士としての性的パートナーシップは決して結ばれない。互いに満足な性交をしたいと願うけれども、貞淑と認められたい女の切実な無意識によってその試みは打ち消されて、代わりに反発が生まれる。普通は男性側が離れていくことになる。

ファンタジーの色恋に隠れ込んだ少女にとって、さらにどんな状況が恐慌、つまりスキゾフレニア状態の序幕となるだろうか？　ファンタジーの対象から撥ね付けられることがその端緒となるのはこれまでに言われてきたとおりである。しかしその背後にはマスターベーションを巡る葛藤がある。性の感情がマスターベーションを通じて何らかの葛藤を生んだ後にはじめて、少女は何らかの実際上の行動を起こす。（マスターベーションの「害悪」についての御教説が引き金を引くこともある。）はっきりした増悪因子がなくとも同じことが起きうる。たとえば濃厚なファンタジーに浸りながらも性器操作をしていなかったような子が、ある日突然オーガズムに襲われる。葛藤が急に大きくなる。もう自分をコントロールできない、我を失ったという考えに取り憑かれる。空想上の情事が同性官能を伴うような場合はさらに重大で、特に「あの子にだったら話せる」という形を取るようなときは危ない。ファンタジー内の愛への興味が、内緒話の聞き役、コンフィダント confidante への一層の接近に転換される可能性がある。実のところよく知らない例の男性を求める気持ちが、少女同士の密着へと浴びせかけられることになる。そうやって秘密を友達と共有することでファンタジーを辛うじて維持整備する。コンフィダントとの密着が進むにつれて自分が同性官能に傾きつつあることをどことなく意識するようになる。このことも少女の人格を大きく脅かすものであるから、そこから抜け出そうとして密着を壊しにかかることもある。「なんか嫌な予感」がして、相手が二人だけの秘密を皆に漏らしているのではないか、と考える。同性愛渇望に至る経路は様々であるから、いくつか他の例も挙げてみよう。どうしてもあの子と仲良くなりたいというような憧れの同級生がいるようなとき、次第にその気持ちがせり上がってきて、自分の内心が外面に出てしまっているんじゃないか、そうだとして、それをあの子が気づいて鬱陶しく感じていたらどうしよう、などと考え出す。あるいはコンフィダントが偶然にも顕在性の同性愛タイプのとき、二人の少女を包む状況は同性官能に完全に支配されて、そして葛藤がさらに大きくなる。いずれも実在の対象関係 object relationship を結ぶことができない個人であるから、特にここに性活動が加わったりすれば、葛藤を通り越してある種の同性愛恐慌にまで進んでしまうかもしれない。

スキゾフレニアに至る葛藤の基底にあるものはなにか、という問題に移ろう。まずスキゾフレニアの女性には近親姦空想や近親姦妄想が多い点に異論はないだろう。しばしば強烈な父親固着の表出、父の子を身籠っているとか、あるいは父の代用物である「神」のシンボルが経過中に登場するものである。しかし妄想中に父親の登場した数例に深い分析を進めた私の経験からは、より早い時期に問題の核心があるように思われる。つまり乳児期早期の母親への固着、精神分析家が「リビドー発達の口唇期」と呼ぶ水準での固着である。乳児と母親の間にあるような愛の関係をこそ少女は築こうとしている、とも言える。スキゾフレニアの女性に関する研究が今後進めば、母親との乳児期早期の接着が未解消であって、父を通してシンボルが更新あるいは置換されているのだと将来明らかになるかもしれない。このことに関しては男女の違いはほとんどない。

次に同性愛活動についての男女差を考えてみよう。男女のマスターベーションについて社会がそれぞれ違った態度をとるように、同性官能についてもやはり別々の反応が返ってくる。男性のみが同性愛を経験すると考えられていることもあるようだが、これは端的に間違いである。女性同士にも「ときめき」があることは周知の事実ではないか。一部には「パターン化された」同性愛の女性というのもいて、そういう女性は「男性的」習慣を身に着けて同性官能という暫定生活様式にうまく適応している。女性同士の濃厚な接近は社会から弾劾されることもないし官能的要素が注目されることもないから、男性の場合よりも順応は容易である。職業的に成功した女性であることが多い。（女性を誘惑する目的で「男性的」装束をまとう豊麗な同性愛女性もこれに近い。）そのような倒錯 inversion には、男性的特徴の誇張ないし粉飾と、そのことに対する偏屈なまでの潔癖性がみられる。この点からもあくまでの性の対象を求めているのであって適応した男性になりたいわけではないことが分かる。男性が同じようなことを女性的な装束や所作について行ったら「犬も食わない奴《ビッチ》」ということになる。

空想を肥大させて遂には同性愛恐慌に至る女性と、男性的所作によって社会にうまく適合する女性。この二つを両極端として、女性の同性愛には無数のバリエーションがある。たとえば顕在性エピソードの度に意識的あるいは無意識的葛藤を繰り返す女性や、「ときめき」の度に足がすくむ思いをする女性たちである。いつまでも満足な異性愛に適応できず、持続的で不定形の同性官能に苦悩し続けることになる。ここに性一般に関して放埒な女性がいるとしよう。どうやら同性官能に傾倒しているけれども、男性全般に対する憎悪とか過去に失望したことの腹いせもあって情欲的な日々を送っているらしい。そういう女性は頻繁にパーティを開いて、取り巻き連中との淫奔を、一晩で複数の男と媚態を交わしたりする。特定のパートナーがいながらも集団活動《グループアクティビティ》を持ちかけたりする。それでいて他の女性の視線を感じるや否や、男たちがいかに自分に夢中かを示しながら「わたし女の子が好きってわけじゃなくて、ただ性欲がすっごく強いの」と言う。そういう女性が寄宿制の女子校とかカレッジの女子寮などに入ると、一帯が不穏な空気に包まれる。そのうちに年下の女性を誘惑するまでになれば、同じ屋根の下に暮らす潜在的同性愛者たちの生活は緊張をはらんだものとなる。
女性同性愛のメカニズムについてはまだ研究の不十分なところばかりである。男性の倒錯ばかり注目されてきたこともその一因であろう。精神分析によって、同性愛の起源が母親への接着と父親への同一化である、というところまで遡ることができた。しかし私の知る限り、放蕩的同性愛者を説明するための努力はほとんどされてこなかったし、それどころかあらゆる種類の性的乱脈のメカニズムについてもその理解に寄与するものは得られていない。最終的に売春にまで至るこの一連の過程は、基本的には症状形成 symptom-formation として理解されるべきだと思う。そうであれば、近因として何らかの増悪因子が、そして遠因として人格のより深いところに何らかの経験因子があるはずである。神経症の治療と似て、理論的には、精神分析によって解決が期待される課題である。当人が変化を希望しないために治療用の情報収集には苦労するだろうけれども。(注3)
性生活が偏倚したまま発達すると、人格にはある特定の変化が生じる。つまり本来であれば性と無関係な目標や願望までが性に巻き込まれてしまって、そしてこの基礎部分が奇妙であるせいでいつまでも青春期型の人格に留まることになる。ここからは、そのようなタイプの人間について、暫定的に三つに分類してみようと思う。もちろん二つ以上のカテゴリーに当てはまることもある。性格破綻した退廃乱倫の女と如才ない八方美人が一個人のうちに背中合わせとなることもありうる。
第一に、一見したところ異性愛によく適応しているようでありながら実際には男性の視線を集めるために自分の興味を捻じ曲げている女性。ギャング・エイジの最終段階といってもいいが、しかし生涯そこより先に進むことができない。二、三の男性から特別な存在として愛されることが主要な関心となる。自分から与える愛はかなり少ないのだが、それでいながら男性には多大な情緒的保障と物質的見返りを望む。幼少期に貞節を強く教え込まれていたりする

（注3）　女性同性愛は器質的、先天的であると言うよりも、心因的起源を持つものであるという意見に私は賛成したいと思う。

と結婚するパートナーをこれと決めるのが著しく困難になってしまう。もっといい男がいるかも知れない、という考えが常に頭の片隅に残るのだ。結婚できたとしても、相互不可侵の家訓でも採用しない限り、絶えず不満を抱えていることになる。周りから注目されていることがどうしても必要で、それなしではいられない。男性たちの視線がプラトニックでなくとも一向に構わない。ナルシズムが人格内部で膨らんでいく。同性官能への傾倒があるために女性の視線をも求めるようになるけれども、それが手に入らなくなった途端に不安に襲われる。このような女性は、自分の性的魅力が失われたとき以降、絶えず身体の不調を訴えるようになる。

仮に異性愛を規範的なものとするなら、成人期に到達できない女性にはもう二種類あることになる。第二のタイプが、パターン化されない同性愛的および自体官能行為を特徴とする前青春期的適応──つまり「ときめき」がちな女性である。年齢的には成人となっても、きっと満足な性的適応を身に着けられないままとなるだろう。特に男性に対してセックスへの「憤慨」を表明することさえあるかもしれない。異性といても落ち着かず、その代りにファンタジーの中に引きこもって、いつも同じ前青春期的状況の内側で、男性はただ非性的存在としてのみ存在を許される。長年「ふらふらと」大きな破綻もなくやっていくこともある。あるいは女性ばかりの職場を目指してキャリアを選ぶかもしれない、たとえば教員や秘書業などである。社会的経済的圧力から一部は結婚する。しかし結婚しても性的ハンディキャップは克服されるわけではないから、性交渉をすべて「妻の責務」として耐え忍び、みずからの冷感症をもって「純潔」の証拠にしようと努める。女性に向けて愛情が咲くこともあるだろう。そういうときにはエーテルのような友情が灯る。あるいは同性官能が母／幼児関係を基盤に立ち上がってどんな性衝動の意識も否定されてしまうかもしれない。性欲の不格好な「昇華」があって、それによって重篤なマスターベーション葛藤や同性愛渇望が生じやすい。それでもなおセックスなんて何でも無いですと猫をかぶる。そんな生き方を何年間も続けているうちに、ある時ふと、最良の日々はもう過ぎ去ってしまって、二度と戻らないのだと気付く瞬間がやってくる。その途端、彼女は失意の谷底に突き落とされて、喉を掻きむしるような焦燥に覆われる。性のあらゆる断面が狂暴に身体を襲う。そのままパラノイア状態に陥ってしまうこともある。一般には他者危害よりも抑鬱と疑念的態度の目立つパラノイアである——精神病院の外で生きていけないこともない。パラノイアではなく強迫性人格となった場合には、性生活の「天真爛漫」が特徴となる。幼児期早期の親との結びつきをいつまでも抱きしめている。合理化の言葉は以下の通りだ。「お母さんに喜んでもらうのが一番の幸せ」、「ひとりぼっちにするなんてかわいそう」。

第三のタイプがモダンな女性である。キャリアを積んだ自立した女性であって、心に秘めた野望は「男の中の男」となることである。大いなる「野心」を胸に男性との競争に繰り出す女性はいつの時代にもいた。そういう女性はもっとも男性的な職業に就こうとするものである、医師や弁護士、あるいはビジネスの世界へと。多くの場合、偏見と無理解に晒され、女性差別からなんとか身を引き剝がそうと苦悩し、そしてその事自体にある種独特の満足を得る。ずば抜けて優秀な女性は男ばかりの世界でも成功し、同僚の男性たちから一目置かれるようになる。しかし大多数はそうならず、女性差別にもがき苦しむうちに道を見失い、男性に対して苦々しい感情を抱くようになる。「女性差別のせいで自分は敗北した」と考えるようになる。押し付けられた女性像に反対を表明する点では見るところがあるが、そういった女性はしばしば能力面では平均的である。能力相応の中程度の業績を出したとしても、女性一般に向けられた感情を背景に、同程度の男性の業績よりも多く批判される。このような女性の人格がどのように形成されるかについてはこれまで精神分析の文脈において繰り返し言及されてきた。特に初期の文献としては、『性理論三篇』におけるフロイトの記述がある。女性の性はその発達過程に男性と大きく異なる点があって、クリトリス（ペニスと似た意味を持つ）から興味の中心がヴァギナに移動する時がある——ヴァギナだけが真に女性的なものである、という仮説。そして女性が男性との生理的差異を自覚することによって「去勢コンプレックス」と「ペニス羨望」が生まれる、女性の心的発達は生理的適応に似た水準で調整を経なければ達成されない、とされている。

青春期の愛が順調に育って、結婚したいと思うこともあるだろう。しかし結婚はキャリアを積むことを難しくする。個人的野心は捨てるか、少なくとも大きく変更せざるを得ない。子供を産むとなればなおさらだ。男性的役割にこだわりの強い女性であれば適応は困難である。（兄弟に嫉妬したり、両親は女の子を望んでいなかったと考えるようになることもある。）婚外にフリー・セックスを打ち立てることで解決が図られることもあるかもしれない。おそらく女性が二人組になって同性愛の連合《ユニオン》をつくり、慣習的家庭生活の代わりとすることだろう。しかしいずれにせよ大多数の女性は安定した性的パートナーシップを築くことができない。孤立した個人となる—そして同性愛から離脱しようと消耗して、いつの間にか例の性的放蕩のグループに合流している。不全適応をきたした女性の過半数は自分より頭の悪い男と結婚するか、あるいは同性愛構造の境界上をまるで薄氷を踏むように歩いていく。一般的に言って、平均的能力を備えて生まれた女性であっても平均的教育を受けただけでは「男になる」ことはできない。神経症が男性全般に対する「喧嘩腰」の表れであることも珍しくない。精神病の表現をとればパラノイアということになる。多少ともマイルドな表現型が熱狂的宗教改革者、自由思想団体free thinker organization、そしてフリー・ラブfree love[2]の先導者である。現代社会が比較的に寛容であるために多くの人間が重篤な精神の失調からは免れているけれども、しかし女性は社会適合した不全適応とでも言うべきものに苦しんでいるのではないか。モダンな女性は通用的な存在様式を辛うじて獲得したが、暗く重い対立感情を抱えて生きなければならなくなった。良妻賢母の規範に沿った女性たちよりもずっと不幸かもしれない。

　最後に、女性青春期は決して簡単には汲み尽くされない問題であることを改めて述べておく。冒頭にもあるように、考察を完全なものとするにはさらに突き詰めた検討が必要であることは否定しようがない。そこでひとまず本章では、青春期の女性に対して両親が及ぼす影響を指摘し、人格的困難が析出するときに社会的圧力が最後の一押しとなってしまうことを提示し、そして女性がそれぞれの困難に対して取るだろう反応について考えるためのいくつかの素材を提供することとした。

［訳注］

（1）一九三〇年頃までの無声映画の時代には、映画館に置かれたリードオルガンなどで伴奏音楽の即興されることが一般的であった。一部にはサロン・オーケストラが置かれ、ヴァイオリン・チェロ・ピアノの三重奏を基本として、キノテークと呼ばれる編曲集をもとに小音楽が演奏されていた。

（2）社会的な因襲を批判しながら社会改革を進めた人々を指す。特に宗教からの自由を唱える活動をfreethoughtと呼び、性のあり方の多様性を唱えたものをfree loveと呼んだ。後者には避妊法の普及啓発も含まれる。アメリカでは十九世紀後半に活発となり、奴隷制廃止や女性参政権獲得の基礎となった。

第九章

睡眠、夢、スキゾフレニア

睡眠とは、よく知られていながらまるで理解されていない人生の一相である。この日中活動の彼岸についてこれまで多くの生理学的仮説が提出されてきたけれども、今のところ検討に値するものは三つである。第一は、睡眠現象を神経細胞の膜透過性が律動的《リズミカル》に変化するため起きるとする説である。現在の生化学の知見ではこの仮説の真偽を決定することはできないから、これは置いておこう。第二の仮説はニッスル小体 Nissl substance に所定量のコロイドを充填するために睡眠が起きるとする説である。ニッスル小体とは神経細胞質中に現れるコロイド状物質であって、覚醒中に消退し睡眠によって急速に再充填されることが近年明らかになった。大脳の神経細胞を機能させるだけのニッスル小体を保つには定期的に不活発な時間帯を作る必要がある、と考えるのは多少とも確定的なデータに基づいている。第三の仮説はパブロフ学派による抑制的条件反射の説である。「内的抑制と睡眠は全く同一の過程だ…抑制とは、私たちの解析によれば、部分的睡眠である。(注1)」睡眠をトータルな活動として捉える点でこの説は以下に私が提示するものとよく合致している。(しかしどの説を採るにしても、睡眠を単に神経学的現象としてしまうなら不明物の不明な断片によって不明なものを「説明」する愚を犯すことになるから、よく注意しておかなくてはならない。)

睡眠もあくまで活動《アクティビティ》であるから、その生理学的側面に注目するだけでは不十分である。睡眠中にそれぞれゆっくりと稼働するコンポーネントは多くが発達早期に獲得されたものであって、つまり覚醒中の経験と同じように生後体験によって大きく修飾されうる。

赤ん坊を寝かしつけるのを一度でも体験してみると、大人たちが「寝つき」のためにやっている環境調整や事前準備の数々が不可欠でないことがよく分かる。現代の私たちは「眠りに落ちる」ために必死になってほとんど儀式典範と言っていいものまで作り上げている。その一方で乳児は、自分の所作について過大な価値付けを免れているために、何もすることがなければ素直に眠り込むことができる。（良く適応した大人と同様に）空腹、性興奮、そして恐怖の三つを除いて睡眠を中断するものはほとんどない。（恐怖と結びついた睡眠障害は精神病理学にとって特別に重要である。(注2) 入眠困難と中途覚醒の重篤なものについて無自覚の性欲が問題になっていることは稀で、むしろ性興奮を「不適切」に満たしてしまうことに対する恐怖が根本にあることが大半である。）

なんらかの不全適応、飢餓、性興奮、あるいは（現実ないし空想上の）身体に危険の及ぶことが遷延すると非常に苦しい合併症を生じる。すなわち「疲れすぎて眠れない」ことになる。この過重疲労 overfatigue はあるいはニッスル小体の消尽かもしれないが、いずれにせよ睡眠という小休止を不可能にしてしまう。精神活動はまとまりを失う。（「休憩しよう」くらいのつもりで身体を横たえていればそのうちに回復し、そして眠りに引き込まれていくものではあるけれども。）

疲労現象の本質が何であるか、これまで長く研究されてきたものの成果はほとんど出ていない。私自身も一般論以上のことを付け加えることができない。しかし少なくとも、各生物体に割り当てられたエネルギーが底をついた状態が疲労であるということは確かなようだ。その原因が過剰な身体活動であろうと、あるいは気分を害する事の連続や、「仕方がない」対人関係であろうと変わらない。疲労の結果として現れるものは退行とよく似ている。頭を働かそうにもぼんやりと不確実で、ひどく煩わしい気分になる。運動の微調整が億劫になり、それが必要だとわかっていてもなお面倒になる。過去の体験をうまく組み合わせる能力が著しく減退する。参照枠組みの運用が特徴的な減損を被る。

参照枠組みの混乱についてもう少しはっきりさせるために、麻酔下の意識減弱という特殊な場面を取り上げてみよう。特に笑気麻酔[2]が良い。つまり十分に即効性であってしかもその効果が客観視されないためである。麻酔導入時の夢幻状態は気味が悪いくらいに生々しい。生きていて初めて触れるような、絶対かつ重要なものがあるとひらめく。かつて私は歯を抜いてもらった時、感覚知覚の真実に触れるような体験をしたことがある。—麻酔機がかちかちかちと音を立てていた。音を拾う聴覚が変化していく。減速していく鼓動と音を揃えていった。麻酔機の音が次第に大きくなり、耳をふさぎたくなるほど、そのうちに突き刺すような爆音になった。心拍の狭間だけ音は消え去る。不気味なほどに意識は明彩だった。「しめた、聴覚機構が細胞内液体流入によって賄われることの証明だ。脈波の頂点で最大、動脈圧最小点で細胞が中毒になれば麻酔薬に抗して機能を保てないに違いない。」夢幻状態にあって私は、感覚生理学の驚異の一端を発見した気分であった。ちょっと考えれば分かるような関係情報、観察所見、生活体験が世界から消え去ったかのように無視されていた。ごく狭い範囲の感覚素材以外に、何一つ参照枠組みがなくなっていた。全て麻酔機の「設定」次第である。施術が終わったとき、大発見が幻だったと気づくと身を捩るほど悔しかった。

（注1） Lectures on Conditioned Reflex, by I. P. Pavlov (translated by W. H. Gantt)（『大脳半球の働きについて』）; New York: International Publishers, 1928より。一見して明らかなように「条件反射」はあまりに複雑であって、近年の安直な「神経学化」のトートロジーで扱えるような代物ではない。

（注2） レマルク Erich Maria Remarque[1]の All Quiet on the Western Front（『西部戦線異状なし』）; Boston: Little, Brown, 1929は、大砲の轟音や機銃掃射に長期間曝された兵士がどのような経験をするか、その特筆すべき記録である。書かれているものは一つ残らず精神病理学の貴重な資料だ。銃弾が頭上を飛び交う塹壕戦の最中も兵士は眠れるものだが、そうなるのは（合理化に基づく）一連の機械的習慣動作を身につけているためである。心身の安全を保障するものが一切何もなくなったような事態、これまで見たことも想像したこともなかったような罪の巨塊を前にしたとき、それまで運命だとか神だとか言われていた参照枠組みは変更を迫られる。レマルクの記述はその点について鮮烈な素材を提供している。

疲労困憊や睡眠欠乏に引き続いて起きることは、このような麻酔下での体験と少なからず結びついている。疲弊した心身で大切な仕事をやろうとしても、麻酔中に似て対人関係が後退しているために混乱ばかり生じる。超自然的な具体性ばかり稚拙に混じり合って、他者と力を合わせることもできなくなり、さらに無生物の扱いも雑駁になっている。いずれも意識清明であるときの記憶違いや見当違いとは異質である。

睡眠時間を削って何かに打ち込むことが、実のところ葛藤の収拾を後回しにするために行われていることもある。スキゾフレニアの切っ先に立った人物などはまさに好例であろう。執心しているものがその瞬間には人生最大の深刻かつ喫緊の事案で、そうであるから眠ることもできなくなって、そうして振り回されているうち、体調がすぐれない程度だったものがあっと言う間に谷底まで転げ落ちる。睡眠の失調はスキゾフレニアの発症に前駆するものであって、逆に言えば「一晩ぐっすり眠れば」災厄をかなり先送りすることができる。

睡眠現象の本質が近づきがたく混沌としているのは、一つには睡眠中に他者との関係性が切断されるからであり、そしてもう一つは覚醒の瞬間に意識状態が大きく変わってしまうからである。このような困難がありながらも、乳児の行動をよく観察しているといくつかの本質的な示唆が得られる。以前に述べたように、子供たちは睡眠に向かうとき、たとえば指しゃぶりのような、発達的により早期の行動パターンを再登場させることがある。相互作用帯である口唇と自己の一部である親指を接触させることによって自己/外界の断絶が解消されている、と考えることはできないだろうか。乳児期にあったような宇宙的一体感が再獲得されて、その外部にある事物との関係性は消滅させてしまえる。こうして出生直後の根源的なところにまで退行することができる。あるいは夜ベッドに向かう頃、ペニスを勃起させて性興奮の兆候を表した青年たちは、たとえ禁止されていたとしても床の中では勃起ペニスを握っていることだろう。必ずしも手を動かす必要はない。そうやって性の宇宙的充足に立ち返る。指しゃぶりやペニス握りほど明らかでなくとも、多くの眠前儀式 sleep ritual ではシンボルを介して外世界の排除が行われている。当事者が「深く考えている」ことはほとんどないにもかかわらず、それなしではとてもやっていけない大切な時間となっている。

この仮説に合わないよう思われる行為も確かにあるけれども、その多くが困ったときや退屈した時の所作に起源をもっているようだ。デイビッド・レヴィーによれば、わずかな不快感に伴う身体動作の多くは上肢の哺乳時「修飾」動作から発展するものであって、そうだとすれば眠前儀式にみられる挙動はやはり世界補完行為のアナロジーだということになる。いざ眠ろうとしている人間はこうして「外」と結ぶものをシンボルとして解消し、睡眠という情況に進んでいく。

これまでの睡眠研究の成果を私は以下のように捉えている。一つ目は、強い指向を日中に解離しておくためにも睡眠が必要であるということ。二つ目は、質のいい睡眠は指向を発散あるいは空想的に満足させて解離をより適切なものにするということである。眠前儀式に最近何かが追加されたというなら、発散および満足のため意識的にアレンジされたものが何かあったことになる。この二点と浅眠状態の対人活動に関係があることを見出すのは難しくない。解離の頁で既に述べた通りで、睡眠中に「しゃべる」現象も同じように説明される。そしてこれと同じ説明が夢にも当てはまる。

解離された指向と結びついた事件が日中にあって、それを引きずっていつもの寝る前の行動に「意味」など探してしまうと、入眠することが難しくなってしまう。普段だったら無意識にやっていることまでいちいち意識に上って、そのせいで眠れなくなる。ちょっと「うとうとする」くらいのことはあるかもしれないが、得体の知れない何かに起こされて、かえって目が冴えてしまう。凄絶な叫びや呻き声を響かせて、それからびくんと目を覚ます。目を覚ます過程で、解離作用と解離された指向のバランスが再調整されて、どんな記憶も消されてしまう。眠っていた間のことは何も覚えていない。「眠っていた」ことさえ分からないかもしれない。

これが繰り返し起きると、睡眠にまつわる過程の一切がひどく損なわれてしまう。「悪い夢」のせいで消耗しているようにも見えるが、しかし本人は何も心当たりがないという。そしてある日に突然、うつらうつらしているようなとき、普段は解離されていたシステムが急襲をかけてくる。ひどく露悪的な、毒のあるシンボルを通して。一度そんな体験をしてしまうと、眠ること自体が途轍もない恐怖に変わって、可能な限り一秒でも先送りしたくなる。つまり睡眠を避けるために脇目も振らず勉強したり読書をするのだが、それでは体は弱るばかりで、しかも恐怖はますます募っていく。そしてあるとき遂に、たとえば夢遊病のような事態になって解離されていたものが情況を支配するようになる。スキゾフレニア発症への一つの扉がひらいてしまったことになる。

あるとき三六歳の聖職者が病院に送られてきた。申し分のない家柄で、学生時代の成績や働き始めてからの経歴も立派だった。その彼が胃腸の調子が悪いと言って一般病院を受診し、それから私たちの病棟に紹介されてきたのだった。最初に不調を感じたのは六か月前で、それ以降は下り坂だった。近医では粘液性大腸炎 mucous colitis(3) と診断されていた。消化器の不調と平行して、私生活上の危機、性的な不全適応が数年間にわたって続いていた。内科の病院を受診したのは腹痛が「頭から離れなくて」精査加療を求めたからだという。入院すると病棟の皆にとても良い印象を与えた。しかし夜は眠れず、ある晩「起こされて」、毒を盛られているとパニックになった。当直の研修医が診察すると、夜半にもかかわらず目はぎらぎらと冴えていて生命を脅かすくらいの強い恐怖に追われていた。不定形の被害観念 persecutory notion に囚われていた。しかし朝になるといつもの落ち着きを取り戻して、明るく協力的な紳士に戻った。翌日の深夜過ぎにまた飛び起きて、ひどく混乱し、著しい支離滅裂を呈した。朝になると元に戻った。三日目の夜、混乱は一層強くなり、それで精神病院に送られてきたのだった。日が明けて、正午近くに彼を診察した。夜中には恐怖に震えて意思疎通も困難で、はっきりと幻覚状態にあったのだが、診察したときには意識清明であった。良識あるジェントルマンといった様子で、自分の来歴や既往症を順序だって述べるのだった。夜間の出来事について聞くと、型通りの言い訳を並べて矮小化して、「たぶん悪い夢」だから「忘れてください」とのことだった。その晩また目を覚ますと、混乱はさらに強くなっていた。朝になれば「普通の一日」が始まるのであるが、その頃から、少しずつぎくしゃくした様子が見え隠れするようになり、奇異な言葉遣いが時折混じるようになった。そしてある夜、例の混乱が眠りにつく直前にやってきた。翌朝診察すると明らかなサイコーシスであり、あまりに不穏で、疲れ切った様子であったから、一晩ぐっすり眠れれば状態はきっと良くなるだろうと保証してやった。その次の日は、懸命に「正常」でいようとするところを除けばまずまずだった。それでも翌日、転がり落ちるようにスキゾフレニア性のサイコーシスに至った。一連の経過は、解離されたシステムの暴発を防ぐために男性が懸命の努力をした結果とも考えられた。もしも同じことを睡眠の最中に実行できていたなら、もっとずっと長く、おそらくは中年期の半ばころまで問題なくやっていけたのではないか。そうであるから不幸な人々ほど睡眠剤に頼るのであるし、あるいは精神科医でさえも、重圧のかかったひとを安全に眠らせる方法を熱心に求めるのだ。

しかし薬理物質によって解決を急ぐよりも、まずは、「自然な」睡眠保全因子と阻害因子について考えてみよう。端的にいえば、夢についてである。（一部の論者は、夢が「不完全に知覚される、周辺的あるいは内的刺激」であって、広い意味では「二次的なもの」であることの「証明」に躍起になっている。それをどう解釈すればいいのかわからないけれども、きっと大層な意味があるのだろう。[注3]）私の知人がある日、小臼歯を抜いてもらおうと歯科医院に向かった。歯科医が「手をかけた」とき、笑気はまだ十分に効いていなかった。—曖昧模糊とした背景から黒い巨石が「浮かび上がって」、そしてなぜか、岩は変色した自分の歯であると閃いた。黒い岩を見ているうちに、身体に遠心力がかかるのを感じて、気づくとボルチモア・アンド・オハイオ鉄道の急行に揺られて、出口の見えない、カーブしたトンネルの中、風を切っているのだった。ガラス張りの展望室、親友と内緒話—。歯牙に回転力が加えられたために

（注3）空気の抜けた研究者たちは「実験計画」から「得られたデータ」を考察している。夢が人格の働きの一側面であることを反証したつもりになっている。そうして夢が「非協同的な得体の知れない神経細胞の束が蝙蝠的確実性でやる活動」から「全ての善良な神経細胞諸君がたまたまに一時不具合を起こした活動」にまで単純化を果たしたつもりになっている。そのうちに「シナプス失調」とでもいいだすだろう。

転回する歯輪の夢でも見たのだろう、「もちろん軌跡《オフ・コース》ではなく」ただの夢、廻り廻ってそんなことをいう研究者がいたら金輪際すみに置けまい。哀しいかな、アンチ・フロイトの教授連にいたっては自分のところの大学院生を「被験者」にしてやっと夢や睡眠を「研究」している有様である。そのうちの「より一層科学的」な一団は、展望室にガラスは嵌め込まれていないからトンネルに入ったら大量の煤が云々と「指摘」したり、あるいはその親密なる友人とはさぞ仲が良かったのだから同伴旅行を「夢見る」相応の理由があったんじゃないですか…などと口を出す。

七のふくよかな牝牛と七のやせた牝牛をファラオが夢に見たころ(4)、いやそれよりも前からずっと、夢は皆にとってずっと確かな生活体験であった(注4)。フロイトの『夢判断 Traumdeutung』(11)が出版されることで、もう一度、現代という時代に夢が確たる事実となるだろう(注5)。Moore(注6)は、精神分析的な夢の解釈が果たして正しいと言えるかという課題に取り組んだ。「誰もが経験するような日中のうとうと」、つまり眠りに落ちる時と眼が覚めていく時に起きることを手掛かりにして、夢がやはり日中の出来事に影響されるらしいことを明らかにした。さらに「夢の内容」と「考え方の傾向」の関係が日中の「知覚刺激」と「それに与えられる意味」の関係と同一であると結論している(注7)。

睡眠中の潜在作用には二種類ある。一つは、体の外で起きるイベントが生体に与える影響を最小化するもの、すなわち睡眠を阻害するような知覚をすべて脱色し無効化する作用である。もう一つは外の世界で起きるものに「気を配って」「あるべき」関心を生み出す作用である。具体的なメカニズムは置くとしても、睡眠がそれによって中断された活動と無関係でいることはできない。

第一の潜在作用は夢として再想起されるような痕跡を残さない。しかし第二の作用は、睡眠維持のために多少の加工を受けて部分的に再想起される。こうすると奇妙な夢体験はそれ自体がトータルな活動であるとするべきではないか。第二章で「管制された」作用と分類したものがあったけれども、思い出してみるとその多くは論理的思考であって、主に言語的シンボルを使用し、それぞれに精緻な文脈構造を備えたものであった(注8)。たとえ原始的なものであろうとも、この文脈構造は個々の言語シンボルの一部となって「外の」現実界に対する重要な参照機能を果たす。ここまでに議論してきた通り、睡眠とは「外」をできる限り切り離すことであるから、夢に論理的言語が出てきたと報告されることは滅多にない。睡眠中には精緻な言語操作や参照機能が薄れてより自閉的（「純粋私的purely personal」、あるいは宇宙的に完全）な方向に逸れていく。時折、言語シンボルを含む夢があると、言葉はひどく簡潔であったり「ナンセンス」であったりする。つまり言語シンボルが通常の用法をされていない。しかしながら一部のデータには、私の結論と明らかに合わないものもある。

たとえば親しい人物が居眠りしていて、声をかけて起こしてやろうとしたら真っ当な返事が返ってきた、というような場合はどうだろう。眠っているにも関わらず、情況にぴったり合った複雑な言語活動を行ったことになる。そしてまたすぐ眠りに落ちる。後で目を覚ましてから聞いてみても、自分が何をやったか覚えていない。あるいは（声掛

（注4） James Stephens[5]の"Desire"（Etched in Moonlight; New York: Macmillan, 1928）、Thomas de QuinceyのConfessions of an English Opium Eater（『阿片常用者の告白』[6]）、Robert Louis StevensonのAcross the Plains; New York: Scribner's, 1892[7]、Samuel Taylor Coleridgeによる驚くべき"Kubla Khan"[8]（これに関してはJ. L. Lowesが心理過程の精緻化されていく様子について、素晴らしい評論The Road to Xanadu[9]を発表した）、あるいはドストエフスキーの『罪と罰』における馬の夢[10]─いずれも非常に興味深く、それぞれ言及するに値するものだが、ここでは置いておく。夜の雄馬と夜の雌馬についてのみこの後で取り上げる。

（注5） 最新の版がA. A. Brillの翻訳で近日入手可能となる。

（注6） Psychological Monographs（1919）27:387-400にあるT. V. Moore "Hypnotic Analogies," Study IIを参照のこと。

（注7） 精神の失調と夢体験の間にある関係は、私の心に長く焼き付いていたものである。入手可能なデータからは夢の内容だけでなく、睡眠の本質についても定式化が可能なように思う。本章ではその可能性の一つをカテゴリカルな方法をとって提示する。特にスキゾフレニアの途上に現れた少なくとも相似形の素材について議論しよう。

（注8） 過去の経験をことごとく巻き込むものであるから、この水準の潜在作用は大脳機能の相当部分を動員しているのではないかと推定される。言語操作（発話、聴覚認識、および筆記）に関係する領野はヒトに備わった能力のうちでも際立ったものである。抽象的な視覚概念化および認識に働く機構も関係しているのだろう。

けに複雑な要求があったり強い感情を伴う言葉が含まれていたりして）返事したことで目を覚ました場合も、覚醒に引き戻された直前の会話しか覚えていないことが多い。つまり睡眠について考えるとき問題になるのは、睡眠維持に寄与する程度によって外世界での条件反射が脱価値化される働きである。入眠によって中断された活動の背後に何があったかはあまり重要でない。

対人活動中の居眠り dozing は理論の上で興味深いところがある。条件反射を誘発するものが身辺にたくさんあるかぎり人間は睡眠を維持できない、という仮説を補強してくれそうだ。さらに言えば睡眠の深ささえも条件反射を誘発するものの数に関係しているのではないか。言葉を換えれば、未収拾の葛藤が何もない情況で眠りにつければ非常に深い睡眠を得られる、ということになる。しかし実際問題として、少なくとも幼児期以降にこんなことはとても期待できない。年を取るほどに、睡眠に充てるはずだった時間に色々と事件が起きるようになる。そうなると睡眠を中断して臨機応変に対応しなければならない。こうなると睡眠は、事件発生を伝える知覚刺激の記憶と、そしていかに対応するかの「事前計画 sets」を内蔵したものとなっていく。事前計画の分量が大きくなるほど睡眠は浅くなり、疲労回復効果は薄くなる。[注9]

睡眠に相対深度があるという点について異論は少ないだろう。しかし満足のいく標準化尺度はまだ作られていない。[注10] 眠りの深さを測るための定量的基準が開発されるまでは、まずは暫定的な方法でやっていくしかなさそうだ。私の考えでは、睡眠深度はそこに含まれる作用のタイプと結びついたものである。ごく浅い睡眠にはほとんど論理思考といっていい作用が働いており、最も深い睡眠には原始的潜在作用のほか何もない。この特徴があるために深睡眠中の夢は通常のところ思い出すことができない。（深睡眠から叩き起こして人工的に再想起させると、幼児期後期に「実際に」体験したシーン、慣れ親しんだやり取り、あるいは当時のファンタジーにあったシンボル体系が再現されている。）本人がどう捉えているのかは別にして、ゆらゆらと休息に身を横たえるなかで、解離された指向ネットワークは幼児期の水準にまで引き下ろされている。以下ではシンボル概念を明確化することで、夢の取扱いに関していくらかの貢献をしてみよう。

「シンボル」を導入するにあたって、エドワード・サピーアの言葉を引用するに勝る方法はない。「すべての活動は、文字通りに機能的であるか、あるいは象徴的《シンボリック》であるか、あるいはその二つの混交であると考えられる。…［例えば誰かに向かって拳骨を振り上げるという］シンボルは、それが象徴するものとの類似性が明白であるという点で一次的シンボルといえる。…［赤白青に染めた旗布とアメリカ合衆国のような］二次的あるいは参照的シンボルの実例として、言語はその最も複雑な例である…。」(注11) 精神病理学においてはシンボルとは、一次的にせよ二次的にせよ、一人ひとりの内部で彼をなにか別のものに結びつける存在である。ひとは成長する中で、多量のシンボルを蓄積させていく。それらがこれまで繰り返し言及している一連の経験凝集物を作る。「シンボルの倒立ピラミッド inverted pyramid of symbols」とでも呼ぶべきものの頂点に、乳児期体験という初期シンボル群がある。そしてそこから未来

（注9） 睡眠の「事前計画」には十分な注意が払われるべきである。情況の収拾を難しくするような対人関係がどうやって作られるか、あるいはそれがどのように解離されるかについては第三章で述べた。睡眠に際しては非常に大掛かりな（解体ではなく）解離が必要である点についてはよく考えなければならない。解離のうちに働くトータルな活動の速度は通常遅いけれども、ときに急速である。適応的な夢想の結果としてがばりと起き上がるのは、日中の心配事となにか共通項をもつ収拾劇があったためである。

（注10） これと関連して、H. M. Johnson のチームによるメロン工業研究所のレポートを参照すること。[12] 睡眠の特徴とされている身体活動量の低下が実のところ相対的なものである事実は、読者にとって新鮮な驚きかもしれない。「被験者となった二十二名の男子学生のうち…体動頻度の最小は二十五分毎、最大のもので七と四／三分毎、もっとも典型的には十三分半毎であった。」

R. D. Gillespie, Sleep and the Treatment of Its Disorders; London: Bailliere, 1929 も参考のこと。[13]

（注11） "The status of Linguistics as a Science（『科学としての言語学の地位』）," Language（1929）5:207-214.

上方に向かって底面は広がっていき、そして大部分のところ言語を介在して、シンボルを利用した抽象概念の定式化が洗練されていく。逆立ちしたピラミッドの頂点と底面の間には広大な領域があって、複雑になっていく統合の無数の足跡が残される。シンボルのどれ一つをとっても、「シンボル作用の全体」や「作用の根本にあった具体物」は使用者の過去に多彩に織り込まれている。

それぞれのシンボルを活用できるかは、（全く同じとまでは言えなくても）類似した起源のプロセスを見つけられるかどうかにかかっている。たとえば私が一人で「私の自己 my "self"」について思いを巡らせるとき、呼び出されるのは無数の他者との交わりである。（一挙同時に思い出されるというのではないにせよ）myself という言葉に目一杯に取り憑かれているというよりは、アクセス可能な記憶から過去の対人関係を取り出して検討していることになる。この過程で自己という言葉は「頭に浮かぶ」やいなや意味範囲をじわじわと拡げていく。極度の疲労下では広がり方はごく僅かであるけれども、もしうまくいけばその意味の豊かさが霧の晴れるように実感される。つまり何か特定のシンボルの多義性を考えるのは、果たしてどのような情況でそのシンボルが呼び出されるだろうかと考えることにほかならない。シンボルの相当部分は、それが精緻化されてきた歴史そのものである。意味に表れた歴史過程は、シンボルの意味全体と齟齬をきたすことはない。(注12)

ここまでの議論を夢見ることとの経験に当てはめるとしたら、深睡眠のなか現れるシンボルは原始的なものにごく接近するのではないかと考えることになる。（セネステシスに関係するものを除いて、潜在活動は二次的あるいは参照的シンボルであると思い出されたい。）眠る直前の情況に関係なく、その最中にはたらくのは幼児期ないし児童期前半にあるようなシンボルの動き方であろう。そしてまた、ほとんどの言語活動は（もとより非一貫的な言語シンボルの意味ではなくて）言語シンボルとその発展過程がともに由来するところの情況にこそ基づいている、と分かる。大半の言語活動が非効率的である原因はここにある。(注13)会話という手段に対して世間は多大な信頼を寄せているけれども、精確で包括的な情報が伝達されるのはごく限られた条件においてのみである。会話とは、満足な情況を作り出すかあるいはそれを満足に収拾するため補助的に使用されるに過ぎない。さらに言えば語彙や文法的順序の多くが「感動」を伝達するための屈折 inflexion などに従属している。[14] この印象派的「誤用」が言語シンボルの曖昧性の根本であって、これを回避できるのは厳密な定義を経た学問語だけである。それ以外の言語シンボルは、非一貫的というよりもむしろどこまでも曖昧でオーバーラップのあるところに問題がある。強迫的思考者は現実世界に言葉でもって暗幕をかけてしまう名人であるけれども、彼らにとっては言語に備わったこのような性質は耐え難いものである。

そうするとシンボルの個人史内の変化、すなわち「シンボルの過程」を検討しなければいけないことになる。この発展過程が潜在するものの大部分、そして顕在する活動についてもやはり大きな部分を占めていることがここまでに明らかになったと思う。シンボルの作用や効果の範囲は、そのシンボルが使用者の人格内部でどのような史的発展をしてきたかによって決定される。活動を構成するそれぞれの要素の史的発展があって、シンボルの活用もその中で決まっていく。だから睡眠が深くなると、眠る前の情況を収拾するために幼児期ないし児童期の日々を特徴づけたシンボル活動が呼び出される。（眠る前の情況がどうであろうともこれは変わらない。）シンボルは既存の情況にあった「意味」の史的同一性によって決定され、そして活動はより早期の「意味の断片」と結びついたプロセスによって決定される。これが「夢の作業 dream-work」となる。この二つが互いに作用することによって『夢判断』で「顕

（注12） 人格の失調状態に対する精神分析的治療において、これは第一級の事実である。シンボルは症候となることもあるし、夢の登場人物となることもある。いずれにせよ、それらの活動によってシンボルの「全体の意味」が明らかにされると、解離されたシステムが意識のもとに再統合されたり、あるいは情況を意識的に収集することが可能になる。

（注13） 論理言語学の手法を発展させることが C. K. Ogden と I. A. Richards による高度に体系化された研究、The Meaning of Meaning（『意味の意味』）; New York: Harcourt Brace, 1923（序文 I. P. Postgate、補遺 B. Malinowski および F. G. Crookshank）の主題である。同書で示された言語の精密な参照的用法と、本文で以下に議論することの関係性についてよく注意すること。

在内容と潜在内容の対立」とされたものがやってくる。(注14)

単に非論理的かつ理解困難であるというだけで、想起された夢というのは、それ自体で有効妥当な生活体験の一つである。この点で、夢にそれ以外の生活体験と異なるところはない。睡眠中にさまざまな活動がある中である特定の夢だけが思い起こされるのだから、それはやはり当人にとって相当の重要性—つまり収拾すべき必要があって、しかも睡眠中に解離が追いつかなかったのだ、と考えるのがよい。夢にある強い情緒的色彩は、優勢なシンボル体系のうちに表れた年代に与えられた色彩と同じように有効妥当である。（何が優勢であるかを決めるのは簡単でないけれども。）一般に、老成したシンボルと戦慄terrorを伴うような夢があったときは、人生が重大な局面にあることが疑われる。もう少し敷衍してみれば、夢の中のどのような不快感情も人格内部の強い緊張を示唆するものと考えられる。その時点の日中生活に結びついたシンボルを纏った夢、しかも悲惨な夢を見るようなら、人格の解体が切迫しているとほとんど確実にいえる。スキゾフレニアによるサイコーシスが目前に迫っている。急激に妄想状態になって夢を現実と勘違いするまでになってしまうことも珍しくない。現実世界に、夢を基材にしたリンクが一つ付け加わる。ここでまた新しいデータの一式を提示してみよう。詳細な情報を得ることができた、何人かのスキゾフレニアの患者の素材である。このデータには夢の流れと相似形のものがありながら、文脈構造がずっと緩やかになっている。

五年ほど前、私たちの病棟に、二十三歳の男性が移送されてきた。（この症例については過去に詳しく報告している。夢、浅い睡眠、スキゾフレニア状態の結びつきを私に確信させた患者である。(注15)）—症例は同胞二名中第二子、父は引っ込み思案な政府職員、母は過度に信心深く、子供たちに対して支配的だった。兄は戦争を機に母親から離れ、休戦協定の後にも帰ってこなかった。(15) 徴兵された時、患者はまだハイ・スクールに通っていた。このころの不調について以下のように語っている。

「最初のサインは、戦争が始まった前後でした、えっと、一九一七年です［患者が十七歳のとき］。なんだか意識を失ったような、外は靄がかかった夜でした。僕は家にいて、すごく怖くて動けなくて…二回生か三回生のころです…頭の中のものを全部、振り落とすことができなくて、それで横滑りに振り落とされて。怯えてました、大変なことが起きて、しかも自分が悪いってずっと考えてました。」

兄は「宣戦布告のあったその日に」徴兵されていて、「靄」がやってくる半年前から不在だったらしい。この間も患者は学校に通えていたし、卒業もしている。しかしこの期間を心穏やかに過ごしていたわけではないようだ。

「あの夜以来、いつも恐怖が頭から離れませんでした。何が怖かったのかはわかりません。軌道から外れたみたい

（注14）目を覚ますと夢の奇異で不整合な感じが失われて、その代りに「合理的」で常識的な偽の「思い出し」が生じる。そのため二次的精緻化の「メカニズム」についてはごく慎重に取扱うべきである。これが解離されたシステムに強く影響されることは充分ありうるけれども、それ以上の確かなことはいえない。ここで立ち入って語るべきことでもない。

（注15）"Peculiarity of Thought in Schizophrenia,（『分裂病における思考の奇妙性』）" Amer. J. Psychiatry（1925）82:21–86より。ここで述べているのは症例G. H.である。これと関連して、同論文に報告した他の五症例も参照すること。症例E. K.はやや欠陥的な十九歳男性に生じた一過性のカタトニア。症例V. H.は二十二歳時にスキゾフレニア状態を呈した「顕著に荒廃した」男性。症例S. F.は第七章で取り上げた十八歳男性。症例W. Q.は二十三歳男性で予後は思わしくなかったが、研究に値する豊かな発語があった。症例I. D.は長大な手紙を何通も遺している。三十五歳時に初めて異常を指摘されて、その後カタトニア状態に至った（文書のいくつかを上記論文に収録した）。"Affective Experience in Early Schizophrenia," Amer. J. Psychiatry（1927）83:467–483には症例Q. R.の短い報告を載せた。私が初めて診察したときに二十二歳、発病して二年が過ぎたところであった。"The Onset of Schizophrenia（『分裂病の始まり』）" Amer. J. Psychiatry（1927）84:105–134には、四例を詳細に報告している。"Tentative Criteria of Malignancy in Schizophrenia（『分裂病における悪性度の規準試案』）," Amer. J. Psychiatry（1928）84:759–787には五例のサマリが含まれている。

な。なんていうか、傾いてるみたいな感じで。周りの人たちは嫌いじゃなかったし、今でもそうです。でもそのときは、やるべきことにだけ没頭したんです。」

卒業後、兄を追って海兵隊に入る。（似たようなケースの経験から私は、この選択が青年をぐっと安定させて、重篤なサイコーシスに至る可能性をかなり下げただろうと思う。）しかし航行中に腸チフスを発症し、海軍病院に収容されて、母に引き取られた。長い休養の間、ずっと母の看護を受けている。除隊してもなんとか仕事を見つけられたが、上司は明らかに普通でないタイプの男であった。患者は真面目でよく働いたので、そのうちに十人前後をまとめるサブリーダーを任された。部下が言うことを聞かないとか茶々を入れてくるようなこともあって、気苦労は増えた。そんな頃のある日、鉄道に乗っているとたまたま、あるふしだらな女が近くに座った。女は、若い男からちょいと巻き上げてやろうと考えたらしい。そっと近寄ってきて、青年を誘惑した。二人の交わりは早漏 ejaculatio praecox に終わる。そんな事件からしばらくして、例の上司が自分の男性能力をあてこすっているような気がしてきた。さらに自分がホモセクシュアルと疑われていると感じるようになる。そして徐々に混乱が強くなって、ある精神病院に運ばれた。そこで患者は、精神分析のテクニックを弄する、若い精神病質の医者の手中に陥った。（その医者自身、とある専門施設で治療を受けたことがあった。）それだけをやっていたわけではないが、しばしば医者は夕方になると患者を自室に呼び出して、マンドリンをお互いに弾きあったりした。[16] この医者は患者に、同性愛がどれほど強烈な影響を及ぼしているかと強く説いて聞かせた。そのうちに患者は恐慌状態になって、最終的に私たちのところへ移送されてきた。治療は長期間にわたった。印象的であったのは、患者の言動がスキゾフレニアに近づく時ほど、行動の様子は、まさに眠りに就こうとしているかのようになることであった。発言中のシンボル構造によく注意を払うと、夢についてこれまで報告されてきたものとかなり近い並行関係にあることが分かった。

転院して患者の状態はとても良くなった。しかしもうしばらくだけ病棟で経過観察するようにとの私たちのアドバイスに反して、母親が無理に連れて帰った。その結果、退院後すぐに再発してスキゾフレニア性の遁走を呈した。どこかで仕事を見つけてお金を貯めて、結婚した兄に会いに行こうとしたらしい。貸していた小銭を返してもらおうとも考えたようだ。

「でもお金なくなってしまって、だからフォルドの街に向かったんです［兄が式を挙げた街で、義理の父もここに住んでいるのであるが、しかしこのときには隣町フレダに引っ越ししていた。患者が忘れていた可能性もある。］(17) そうすればお兄さんを呼び出せるだろうし…［電話を受けたのは義理の父であるR氏だった。氏は患者の不調について事前に話を聞いていた］…それで駅で会うことになりました。行くと…［R氏を含めて］四人いて…四人《フォー》メイソンです。それで会館に行きました…それで…［そこからさらに］Rさんの家に向かいました。最初に会館に行って、Rさんと…そのとき、何かの組織と裏でつながってるんじゃないかって、なんとなくそんな気がしました。ずっと尊敬していました、あの人たちを。あれこれ考えて。それでかなり変わってしまいました…あの日から…メイソンと会ったあの日から…メイソンの会館に行った日です。えっと、Rさんと一緒に行ったんです。Rさんのことはとても好きでした。あの人が僕を連れてってくれて、だからあの人のために働きました［最初の出奔の後］。それで僕は…ある意味あそこでRさんと結婚したんです、初めてあそこに行ったとき、Rさんと…メイソンの会館に行ったときです。Rさんがなにかやって…それが僕にはなんとなく分かって…その後で家に行って、そこでこの娘に会って…それ以来会ってないです。」

「この娘」という興味深いシンボルについて、一言付け加えておく必要があるだろう。病院に戻ってきたとき青年は、「あそこで誰か女の子と結婚だかなんだかを済ませていた。」しかし永遠の契りを交わした女性というのは、その娘自身ではなく義理の姉の友人であって、その女性とはフレダにあるアパートメントで会っていて、出会いは遁走のすこし後である。「娘」に関する患者の発言は、とても全部をここに記すことはできない。しかし以下の発言は注目に値する。

「あのひと［R氏］は素晴らしかった。［質問：それで、その気持ちがRさんから、その気まぐれな女性に移っていったの？］そうです—兄にこんな気持ちを抱いたことはありません。でもRさんに対してそういう風に感じたんです。なにもかも、始まったのはメイソンの会館に行ったときでした—僕はなんというか、見たというか、そこにあったというか、神聖な—フレダではみんなから尊敬されてました。」

ここでちょっと立ち止まって、周辺的な事柄についても検討しておこう。青年が物心ついたときには、父親はすでに情けないくらい母に押さえつけられていて、家の中では影が薄くて、いるかいないか分からないくらいだった。その一方でR氏は存在感のあるハンサムな男性であったし、経済的にも成功していて、地域社会にも顔の利く人物であった。青年の母親はいつまでたっても息子を子供扱いしたし、父親はか細い声でぶつぶつ言うだけであった。そんな世界にあまりに長く浸かっていて、良い父親の代用物、つまり前向きで、力強くて、それでいておおらかに優しいような存在を見つけられないでいた。青年はフォルドに出てきたとき、小銭一つ持っていなかった。心もひどく荒んでいた。文字通り「家出」してきたのだった—しかもこの直前に母親は、病院から息子を奪い返すと、クリスチャン・サイエンスだとかの胡散臭いところに息子を連れて行っている。[18] 一緒に祈りましょうと言われて青年は憤慨し、お祈りくらい一人でやれるさと捨て台詞を残して集会所から飛び出したのだった。その日は近くのホテルに泊まり、翌朝、押し黙ったまま船に乗り込む。そうしてサヴァナの街へと向かった。以下に語られたストーリーは、必ずしも荒唐無稽ではない。

「サヴァナで仕事を見つけようとしました、でもだめで、求人なんかひとつもなくて…それで…だから…お金がなくて…それでフォルドに行きました。」

そしてこの二つの問題が両方、迅速かつ適切に、R氏によって解決されたのである。メイソンの会館に連れて行ってもらい、「悪行」の告白を聞いてもらって、さらにはR氏の家に泊めてもらった。そうであるから、繰り返しになるけれども、この親代理物との「結婚だかなんだか」には頷けるところもあるのだ。

「お義父さん［R氏］は泊まっていってもいいよって言ってくれて…駅まで来てくれて…それでベッドに入って―お義父さんを呼んだんだ…Rさんを…あの女の人には前にも会った気がする―それでベッドに入ってまだそんなに経っていないのに、多分だけど…起き上がって…お義父さんを呼んで、それであの女性の名前はなんですかって聞いた。あの夜、お金も払わないで飛び込んでしまって、みんなに迷惑だったんじゃないかって心配で、でも家から出なくて、それで二階の窓から飛び降りました。それで、歩き始めて。ベッドに入った時［一文無しであることに］すごく気分が悪くて、それで起き上がって、そこを出た…そうしたいわけじゃなかったけど、そんなの嫌だから、アラバマの辺りまで歩いた。」

「フォルドを出て、もっとずっと歩いて、エクスターって街に着いて、鉄道の駅があって…赤い光が駅を囲むみたいに…それでそのとき、ここは僕のためにある場所だって思って。カンテラの赤い炎が…それで、次の街で鉄道から降りて…道の向こうから男の人がやってきて、君がその線を超えたら、君が見るのはきっと、その赤い…と…道端の白い砂…赤く灼けた砂…それで野原の向こうを見たら、川みたいで、おっきなボートが見えたらいいのにって思って…そのとき砂は赤く灼けて…あれは夢だったんでしょうか、それとも本当だったんでしょうか。」

ばらばらの記憶を掻き集めてフォルドまでの道のりを言語化することはほとんど不可能だった。

病院に戻ると彼は、継ぎ布を当てるように段々と回復していき、なんとか病棟内寛解となった。退院して、この青年は兵役に就く。スキゾフレニアとなった後に時折みられることだが、航空学に傾倒した[19]。部隊配属されてから、スキゾフレニアらしい現象が様々あった。あるとき、発電部門で仕事をしていて、ボイラーに石炭とガソリンを投げ込んだこともあった。青年は全身熱傷を負った。(政府も巨額の修理費用という大火傷を被ったわけだが。)熱傷から回復すると職務を外されて、精神科で経過観察の必要ありと判定された。一か月もすると両親まで怖じ気づいてしまって、また病院に戻された。初めて入院した日から、四年半が経っていた。診察すると、妄想が多少とも空想的であるとの自覚はあったが、やはり日中の大半は宗教的な沈思黙考にぬくぬくと引きこもっているのだった。

「僕はクリスチャンとして生きていくのです—今まで読んだもの、聞こえたもの、全部足し合わせると、これだけが生きる価値なんです。全部が完璧だとは思いません。サタンの方にばかり近づいていて、神から遠ざかっているように感じることもあります。でも…いつか敵を征服するつもりです。」

幻聴や幻触として、誘惑する悪魔の気配がいつもあるらしかった。幾多の女の声が囁きかけてきた。声には二種類あって、その片方だけが善い女性であった。緊張が頂点に達した時「声が、最初は霊体化して、だけど夜に僕に身体を押し付けてくるようになると、もう完全に肉体があったんです。」「僕のベッドに、一度に六人とか七人で潜り込んでくるんです。」(聞くと、少年が這い込んでくることもあったらしい。)見えざる手に弄られて、それが激しくなって、オーガズムに達してしまうことさえあるのだった。一方で同室者からの性的な働きかけには一切動じなかった。

「セックスは、いいものっていうか、破壊的じゃないですか? 結婚した男女がまぐわうことだけが、神様がお与えになった道理のはずです。それ以外で、真に満たされることはありません。神様の思し召しと違えば、真の満足ではないんです。世界中があまりに性に傾いています。戦争のせいです。セックスはそんなものではないし、そんなに注目されるべきものでもない――子供を生むためにだけ行うべきです！」

特に緊張の強かった時期にこの発言があったことは注記しておこう。マスターベーションに関連して「大変な危機」が背後にあったと考えることもできるのではないか。

「声はひどくなっていきました。何十も一緒に、重なって。その後に説教師の声が、ごぼごぼ聞こえてきて。ごぼごぼっていうか、何か唱えるみたいに、ですか。うまく言えません。その後に、信じられないくらい大勢で――『かなた誓いを破りし』って。聖歌を、交互に歌いかけあうみたいな感じで…」

そのうちに「クリスチャンとしての理想」を最優先するようになった。そしてそういう考えの一つひとつが、テレパシーで「病棟のひとたち」に漏れ伝わってしまうのだと言った。しばらくするうちに耐えられなくなって、一切の交流を拒否して自室に引き籠るようになる。――このテレパシーは、どうにかして自分の「こころのうち」が「汚れていない」ことを周囲の人間に知ってもらうとか、あるいは保証してもらう窮余の一策だったのかもしれない。

スキゾフレニアの遁走は夢遊病（夢中歩行）とよく似た幕間劇にも思えるけれども、大きな違いがある。つまり遁走中には「普通の」意識状態でないにもかかわらず、一定のまとまった行動を取るし日中をそのまま過ごしたりもする。あるいは「遠くへ行きたい」と落ち着いて家を出ていくことさえある。そしていつの間にか遁走の始まった元の場所に戻っているのだ。このようなことは夢遊病では決して生じない。

「スキゾフレニアの遁走」と「遷延した夢遊病」の違いは、スキゾフレニアとヒステリーの根本的な違いに起因するのではないだろうか。ヒステリーにおいては、自己は丸ごと解離されるか（たとえば多重人格やある種の憑依現象）、あるいは解離されたシステムの準自律的活動である症候の意味を自己が無視してしまうか、どちらかである。しかしスキゾフレニアでは、自己が全体として解離されることはない。解離の際の個人史を参照することの苦しさも、決して無視されることがない。ヒステリー患者は身体的苦痛を苦しんでいるのみであるが、スキゾフレニア患者は現実あるいは空想上の他者との交わりにおいてひとりの人間として苦しんでいる。個人史のもとに幻覚があることを患者が断固否定するようだと、幻覚には見当はずれな意味が与えられることになる。ヒステリーとスキゾフレニアにはこの点できわめて本質的な違いがある。解離されたシステムと自己の分離は、ヒステリーでは必ず生じるが、スキゾフレニアでは決して生じない。スキゾフレニアの遁走、この大がかりな自動症において、自己が眠っていることはない。個人史的要因にはっきりと意識が向いている。

遁走のとき、自己は確かに作用しているけれども、しかし意識が「くまなく発現している」わけではない。逆説的であるが、自己は意識的に作用していながら自己意識的ではない。（自己意識の定義については第二章を参照すること。）遁走と自己意識減弱について、それほど珍しくもない夢を例にとってみることでうまく記述できるかもしれない。これは私の同僚の一人が、自己理解を深めていく過程に起きた出来事である。障害を抱えた患者と話をすることに非凡な才能のあった男で、遅ればせながら自分の同性官能的な指向に気づいたころの話だ。当時、後に結婚することになる女性と知り合ったばかりだった。心中に渦巻く思いを満たすためには、時に同性愛の暫定生活様式を取らねばならないかもしれない、と彼は感じていた。そしてある晩、こんな夢を見た。―草のびっしりと繁茂した緑地に立っている。きれいで、すっきりしたところ。ふと気づくと、巨大なコンクリートのダムが天頂まで反り立っているのを見上げていた。眺めを楽しんでいると驚いたことに、水がじわじわと緑地から、ダムの底面から滲み上がってくる。見回すと、辺り一帯が浸水している。さっきまでの驚きが恐怖に変わって、戦慄、半狂乱になっていく。ダムの上から誰かが呼んでいる。（「婚約者かもしれない。」）もがき苦しむ。恐慌である。あの上に行きたいと強く願った、あの固いコンクリートの壁の上に。せり上がってくる水面を跳び上がった。必死に逃れようとする無謀な挑戦だ。そしてベッドから体が跳ね上がって、月光の注ぐ寝室の床に墜落した。恐怖を追い払って、「現実に戻って」、そしてかすり傷に気づくまで、すこしの間があった、…そしてまた眠りについた。自己は、夢の最中に終始保たれている。しかし自己意識は、つまり私的現実を評価するための妥当な参照システムは、夢世界から離脱してしばらく後にやっと戻ってきたのである。遁走中の意識状態はこのような「夢からさめた」直後のそれに近い。ただし悪夢のときには意識減弱がより強くて、患者が「現実とまったく接触を失った」ときや「眠り」ながら苦吟しているときのようになっている。

スキゾフレニアの遁走には様々あるけれども、そのどれ一つとして亜急性サイコーシス中の偶発事件ではないし、あるいはサイコーシスの遷延でもない。多くの場合、遁走の後には多少エキセントリックであろうともなんとか生活できている日々が数年間は続くものである。中年以降に必ず重篤なサイコーシスがやってくるというわけでもない。不全適応とされるものの多くがそうであるように、遁走のうちに起きる出来事の一つひとつも、見通しの暗い情況をなんとか好転させようとする試みであるようだ。この点について、また別の患者の病歴を通して考えてみよう。病院にやってきたときその患者は二十三歳、「サイコーシス」を起こしたからではなく、どこかの診療所で外来治療にそぐわないだとかの判断をされて、それで紹介されてきたのだった。「神経質《ナーバス》であります」といって、自発的に治療を求めた。最初の数日間は穏やかで、やや受け身ながら協力的だった。現症をみるための定型的な面接を何回かやっているうちに、少しずつ表情もほぐれてきて不安そうな様子は和らいだ。そうして以下のことが明らかになった。尋常でなく偏狭な宗教的環境に育ち、十六歳以来ずっと、性に関する葛藤があったという。マスターベーションをやると病気になるんじゃないかという漠然とした心配をずっと抱えていた。幼年時代は孤独だった。両親は遊んでくれなかったし、「一緒に遊んでも大丈夫な子」がいないからと言われて近所の子とも遊ばせてもらえなかった。物心つく前から教会の日曜学校に通わされていた。就学は六歳。ボーイ・スカウト入団を希望したけれども親に却下される。当然、どんなギャング集団にも交じれなかった。単位を落とすのが怖くて、ハイ・スクールは二回生のときに中退している。この頃から自意識過剰になり、視力が落ちたような気がして、そして相手の目をみて喋ることができなくなった。マスターベーションをするようになったのは十四歳のときで、黒人少年に教わっている。マスターベーションへの葛藤が生じるのと同時に夢精が始まった。母親に話すと、健康に悪いからという理由で「絶対ないようにしなさい！」と言われた。十八歳、家庭用の通俗医学書で「性的活動はどんなものであれ有害である、しかし子を生み増やすためには、時には自己犠牲を果たさなくてはならない」と読んだ。自意識過剰はマスターベーションのせいだとも書いてあった。そのときに何が問題であるかを「悟った」。医者のところに行って「全て告白して」、包皮切除術を受けた。しかし何も改善はなかった。神様の御業のためにだとかいって、家族は街から街へと引っ越しを繰り返した。二十歳の頃にシドニーという少し大きな街に移って、そこではかなり調子が良かったらしい。しかしその次の引っ越しで小さい街に移ってからは「胃の問題」が出てきて、あちらこちらの医院を回った。一回だけ入院になって、診断のためにいくつか検査をしたが異常はなく、医者からは週に一回マスターベーションをして、難しいことは考えるなと言われた。四ヶ月後、家族はまた引っ越しをして、そこで青年は「初恋」をする。このころ姉が知ったようなことを言ったためにまた不安に襲われて、そしてまた病院巡りが始まった。性交するようにと勧めた医者もいた。しかし青年は納得せず「悪くなる一方で」、また別の医院に足を運んだ。そのうちに精神病院に紹介されてきたというわけだった。

初診医によれば、入院になったときにはまるで落ち着きがなく、医者が「僕を狂ってると決めつけて」いると言ったらしい。精神病院に幽閉されるのではないかと疑心暗鬼になっていた。身体の不調を夢精の後遺症であると考えていることについては隠そうとしなかったが、精神的要因がありそうだと伝えても納得しなかった。一方的に、自分は適切な治療の機会を奪われていると不満を言うばかりであった。私が青年を初めて見たのは入院して二十一日目のスタッフ・カンファレンスのときである。そのときの発言を以下に一部抜き出してみよう。

「精神科のクリニックが僕をここにやったのは誤解のせいです。内科医が自分たちのところに紹介したものだから、精神科医は、体には問題ないんだろうって決めつけて—意志薄弱だとか、そういうのだろうって思われたんですよ。そう言っちゃえば簡単なんでしょうね。(注16)————精神的にはなんにも問題はないです。僕の考える能力についていえば、だって理性とか、そういうのは大丈夫ですから。」

何年にもわたって性衝動の葛藤があったことなどまさに「こころ」の問題とは思わないのか、と訊いてみた。ありません、と返ってきただけだった。青年が訴えるのは「あんまりの神経過敏、自意識過剰、それが自分の臓器に悪影響を与えるんじゃないかってこと、眠れなくて、悪夢ばかり見て、ほとんどそういう問題」であった。「気を紛らわしておくこと」に絶えず努めていて、ハード・ワークもその一部であった。無名の群衆に紛れてしまえば「神経質も、自意識過剰も…そのせいで目を見て喋れない」ことも気にならないけれど、といった。病院にいて一番怖いことは何か、と聞かれたときにはこうも答えている。

「ここにいるせいで本当におかしくなってしまうことです。—僕が思ってたのは何か身体に悪いところがあるんじゃないかってことだし—それでもしかしたら死んじゃうかもしれないって。気の持ちようだとも、多少は思いますけど—」

(注16) 面接の逐語録を文章化するにあたって、三点リーダ(…)は当該箇所で省略された語句のあることを、連続ダッシュ(——)は会話中の小休止を表示している。文意を明確にするため、必ずしも発話されたとおりの順序には並べていない。

別の医者から、どうやってその憂鬱から気をそらすのか、というある種の深遠な問いかけがあった。これに対して重要な応答を返している。

「お父さんに言われたみたいに、そんなのは蹴り出して考えないようにします。お父さんは『意志の力』で払い落とすんだって言ってましたから。」

（払い落とすってのは、どうやって？）

「没頭です…具合が悪くなればなるほど、いつもより一生懸命にやるんです。」

ここには例の見慣れた無誤無謬説が現れている。狂気ではなくこれは天罰であると抗弁し、そして性にまつわる動機・思考・行動をすべて抑制ないし解離しようとしていた。（「僕の考える能力についていえば」と留保したのは多少とも内省があったためであろう。）患者があくまで身体に問題があると拘るようだと、本丸の葛藤に手を付ける以前にこの防衛言説を撃破するという厄介な仕事をこなさなければならない。患者の言う「ここにいたらもっと悪くなる」が真実かどうかを問い直してみるのが良いだろう。こういう青年では、防衛線を下げることがすなわち性欲の成就、つまり「狂気」への序章であるかのように認識されてしまっている。珍しいことでもないが、まだ幼く右も左も分からないうちから「意志の力だ」「根性だ」などと言われて育ってきた青年であることについてよく考えなければならない。これを放置すれば青年の視界は永遠に暗いままである（注17）。患者にとって性欲求の漏れ出すことは「狂わせる」もの、死に至る病と決まっていた。これは道徳教育の成果であろうか、それだけですべてを説明することはできないようだけれども——。

その後も「ひどい体調」は続き、身体症状以外は何も語らなかったので、仕方なく尋問のような面接をすることになった。三時間かけて、以下のことが明らかになった。青年は、父親のことを大好きで、そして一方で母親を忌々しい存在として嫌悪していた。姉の言うことはいつも必ず従うようにと母に毎日言いつけられていた。その母親が自分にマスターベーションを止められなくなる呪文をかけたのだと青年は信じていた。十六歳を過ぎてから多少とも気持ちが落ち着いたのは、姉が「野性」に動かされて「一番悪い種類の」男を追いかけ回していることに両親が狼狽しはじめたころからである。その間だけは、姉からも両親からも干渉を受けることがなかった。何回か「恋に堕ちた」こともあったが、いつも年下の女の子で、「思慕の対象」に積極的になったことは一度もなかった。（唯一の例外は十三歳のときにみた映画のヒロインで、マスターベーションはその翌年から始まっている。）

「学校をやめてからは、ずっと働いてました。恋したのは日曜学校にいたときです。十一歳の子です。でも一度も、いやほとんど、話しかけたことはありません。まだ十一歳だったし、だから彼女が大きくなるまで待とうって思ってました。その子のことは何年も考えてました。話をしたことはほとんどないです。なんというか、すごく怖いような気がして。でも誰かが彼女の名前をふと口にするだけで、愉快な気持ちになったり、顔が赤くなったりして。どうしてそんなふうになったのか分かりません、あの夢精くらいしか。影響したのかどうか—性交渉どころか、ちょっと性的な話だってしたことなかったし—マスターベーションのときに彼女のことを考えることもありませんでした。その頃どれほど落ち着かなくて、そわそわしていたか、今でも覚えています。」

（注17）　大昔の精神科診療所で行われていた「精神医学の実践」を思い出す。E. Mayo がこんな言葉を記録している。「そういう〝おかしなやつ〟にはワッセルマンをとって、陰性だったら気にするなって言えばいい。それでもうじうじするなら脳病院だ。」不幸な人生を送ってきた人々に浴びせかけられてきたあらゆる悲しい言葉のうちでも、最も残酷なのは「気にするな」である。

この後に遁走の経緯が説明された。

「まだ働いてましたけど、家を出ました…夕方六時には出勤しなきゃいけなかったんですが。でもその頃は神経過敏でそれどころでなくて。あの、その頃はデザインの勉強もしてたんですけど、先が見えなくて。勉強すればするほど、なんか擦り減っていくような…はっきりした目標もなかったし―ときどきそれで、おかしくなって…勉強を止めて、マスをかきました。それでまた落ち込んで。それで、壁掛け時計を殴りつけて、このままじゃだめだって思って、家を出て、線路に沿って歩いて―一晩中ずっと―四十三マイル、ずっと。何を考えてたかは覚えてません。とにかく家にいたくなかった。周りから見れば正気じゃなかったってことになるんでしょうね。でもあの夜みたいな気持ちになったのは初めてじゃありませんでした。誰かがこっちを見ると、それだけで神経細胞がすり潰されるような感じで。睨み返すなんて、とてもできませんでした。家を出る前の晩、お母さんがお小遣いくれたんですけど、たった五十セントで、それで腹が立ってました。家でずっと両親や姉が喧嘩しているのも嫌でした。それで、線路に沿って歩いて、チェイスの街に出て、狭い路地に入って、時代物のガス灯なんかがあって、それもさらに突っ切ってボリングの街［某州都］に出ました。歩きながら色々考えましたよ。お母さんが食事に毒を盛ったんじゃないかとか。そうなると神経がどうなるだろう、とか。――貨物列車に潜り込んで、一日眠りました。気味悪いくらい、何も起きなくて。朝になってそこらの農家の人に出くわして――仕事もらって。――それからほんと吐き気がしたんです。ほんとに胃が悪くなって。このまま死ぬんだと思いました。ほんとに具合悪くて、今日は働けないって言いに行って。あんまり信じてくれなかったですけど。あんまり恥ずかしくて、自意識過剰になってて、顔を上げられませんでした。――それで、そこを出て、山の方に歩いて、また賃仕事を探しに―採砂場とか、破石場とか。仕事を探しに。頭が半分も動いてないような感じで。――知らない男の人が声かけてくれて、車で街まで送り返してくれて、その人の家のガレージで一晩寝ました。朝起きると、ほんとに気持ち悪くて―多分たくさん吐きました、覚えてないですけど。それで、このまま死ぬんだと思いました。その後、近くの工場主を紹介してくれるって連れてってもらったんですけど、その人は留守だったか何かで、覚えてないですけど。それで、貨物列車がチェイスを出るところなのに気づいて、家に帰らなきゃってなって。それでまた線路に沿って歩いて—そのうちにどっかの街について、電信局に入って家に電信を送りました。農家のとこを出たのは覚えてます、全然知らない街を歩き回って、今でもどこだったのか—。敷石がなんか異様で、踏んだら飛び出してくるんじゃないかって感じでした。商店に入って、アイス・クリームと焼き菓子を買って、そしたら反対側に、めくらの人がいて、すこし分けてやって—それでまた歩きだして。多分、電信局の事務員が僕が出した電信依頼の内容を読んだんでしょう—家出してたぶん一、二週間くらい経ってたのに—その時、家に寄りたいからちょっと待っててって言われて—そのときにお父さんに電話でもしたんでしょう、お父さんが迎えに来てくれたんです。」

睡眠と夢についての概説を、特に不愉快な夢が果たす意味に注目してここまで進めてきた。その中には「悪夢」、その延長にある「夢遊病」、これと結びついた自己意識の障害、さらには亜急性サイコーシスや目立たない不全適応の前後に生じるスキゾフレニアの遁走があった。ここからは睡眠、夢、スキゾフレニアの関係についてもう少し踏み込んでみよう。まずは、スキゾフレニアの治療が膠着状態となったときの薬理的介入の試みについて簡潔に述べておく。

体内に吸収されると恒常性をかき乱すような化学物質が数多く知られている。スキゾフレニアによって前にも後ろにも進めなくなったような個体において、統合作用を人工的に攪乱したら好転のきっかけとなるのではないか、と数年前に私は考えた。特にアトロピンという強アルカロイドは、致死量となる大量投与を避けつつも自律神経系（旧脳系）に多大な攪乱を生じさせることが可能である。[20] 特異体質さえなければ、系統発生的に古い神経系だけでなく「新しい」神経系にも作用させることができる。つまり量を調節することで新脳系に作用させて譫妄 delirium を惹起して、しかもそれを安全に数時間にわたって維持することができる（このことはモルヒネ中毒消去のための使用経験からも示されている）。そこで私たちは、完全な膠着情況にあったスキゾフレニア患者三名に、アトロピン投与を試みた。

アトロピン作用が自律神経症状（口渇、皮膚紅潮など）の範囲に収まっている間は、患者にとってただ不愉快な「内的」体験以外の何物でもない。すなわち虫垂炎発作だとか、いや、あるいは「感染巣除去術」だとか、ウマ血清の髄腔内投与だとか、諸々の、古今東西に流行した刮目すべき「画期的治療法」の数々による苦痛と同じである。しかし投与量を増やして譫妄を起こさせると、過去の治療術には見られない確かな変化が生まれて、膠着状態が解除されたのであった。アトロピン中毒療法を試みた二人の報告した現象について以下に記しておきたい（なお三人目の発話障害は改善されず、欠陥状態にあると示されることになった）。投与初期にはアトロピンによる感覚障害があって、その後に長大な明晰夢が現れた。夢のシーケンスは独特で、際立って明彩な、まるで悪夢のようにありありと思い出すことができるものであった。いずれの患者の夢にも、それぞれにとって特定の対人関係のあり方を代表するような人物が登場した（片方は紋切り型の中国人を報告した）。二人ともにおいて、アトロピン夢から得られた素材は、患者の人格上の課題を明らかにするために有意義なものであった。（この二例のその後の経過について私自身は追跡できていない。）しかし残念ながらアトロピンの作用の主座は大脳になく、副作用も重大かつ厄介であったし、理想的な譫妄惹起剤とはとてもいえなかったために、化学治療に関する私たちの試みは別の路線を取ることになった。

数年前、五十一歳のジェントルマンが超重症の急性スキゾフレニア恐慌で運ばれてきた。同胞三名で男兄弟はなく、姉が二人、いずれも未婚。母親はかなり前に、父親もこの事件の一年前に亡くなっていた。正常分娩。乳児期も幼児期も特記事項なし。ごく聡明で学業優秀。性格は明るく、周囲に気配りができて、自分勝手なところもなかった。初めの職場では七年、転職して十七年働き—発症した。父が死んだ折には「たくさんの責任が降り掛かってきた」。また、子供の頃に面倒を見てもらっていたクララ叔母の訃報を初期の急性症状の最中に受け取っている。入院六日前、自分が校長と会計係を兼任する特殊学校の理事に宛てて手紙を書き始める。入院五日前、姉二人に以下の手紙を送る。

「もうあまり長く教師でいることはできないようです。とても弱っていますが、少しでも良くなるように精一杯がんばります、魂を征服するか、されるかの戦いです。クララ叔母さんの体調はいかがでしょうか。全快を祈っております。」

入院二日前、理事の一人に宛てて手紙を書く。一見したところ意味をなさない文章を、何枚もの便箋に綴っている。そのうちの一通の書き出しを以下に示す。

「如何に事物は結合するか。多種の人獣では。」

その後に整数列が1から100まで続き、その次に一つ飛ばしで2から112までの数列があり、さらに二つ飛ばしで3から書き始めたが、82と誤記したために終わりが100になっている。三つ飛ばしの数列がまた100まで、四つ飛ばしで書いたものも100までである。次の便箋をみると、「終焉 last」「少年 lad」「無念 sad」の反復で紙面が埋め尽くされている。

二日間一睡もせずに居間をうろうろと歩き回った。そのうちに犬の吠える音や幼児の泣き声が聞こえるようになり、殺気立ったエンジン音まで響いてくるようになった。友人の呼んだ往診医が近所に文書を出していて、自分を監視するよう指示しているのだと言った。叔母の訃報は偽情報だとも言い張った。虚言症で、怠惰で、無価値で、意地汚い穀潰しだと自己批判した。自分が下宿先の女主人を誘惑して寝取ったのだとも言った。

入院時点では動脈硬化の傾向があるのみで身体的な異常はなかった。時々どもりがあって、考えているままを言葉にするのが難しいようだった。質問することといえば、どうやって性エネルギーを制御できるかとか、去勢手術を受けた方がいいだろうかとか、そんなことだった。入院初日の夜、混乱が昂じ、大声を出して興奮して、ひどく反抗的になった。翌朝には少し落ち着いたけれども、見当識の混乱は強くなっていて幻覚が活発であった。「性エネルギー」をどうにかするため手術してくれと医者に次々と縋りつき、「野蛮な本性」が抑えられないのですと訴える。興奮は持続し、特に夜に激しく、身体は消耗していった。曰く、「激情が生殖臓器を駆け抜けた。」そして幼児期から続いている、繰り返し見る夢についてまくしたてた。月に一、二回、いつも雄々しい種馬の夢をみるという。その姿形、動きやギャロップのリズムにうっとりと見惚れるのであった。馬に跨って、駆け出すことができたらと欲した。そして「卑しい気分になって」ウマの生殖器に触ろうとするところで夢から醒めて、夢精しているのだった。日中の夢想もいつもここに行きつくらしい。この繰り返される夢と身体反応から逃れることが生涯の闘いであった。考えまいとするほどにウマの想念は強くなった。自分のことを、獣臭くて、病的で、非人道的な欲望を抱えていると責めた。ウマのことばかり考えているようでは結婚も無理だとも口にした。みんな自分のことを街娼だとか娼館主と思うだろう、と。苦しみを吐き出す間、緊張はずっと強かった。呪文をかけられている、催眠術をかけられていると思い込んでいた—急性症状があったときに呼んだ医者のせいだと考えていた。(注18)行動が混乱し、すこしの変化にも対応できず、さらには赤面症にまでなって、病棟作業にもほとんど参加できなくなった。「罪を浄化する」といって服を脱ぎたがり、物を壊すようになり、何をするにも抵抗した。付き添い人には感情的にぶつかっていた。食事はとれず、経管栄養すらも吐き戻してしまうのだった。

第十三日、患者の身体の損耗が激しく、治療上の策も尽きたかと思われた。暴力的なまでの葛藤、錯綜した観念論と性渇望をどうにか解かなければ患者が死んでしまうのも時間の問題だった。その時に初めて、この閉塞状況から抜け出すための化学治療剤として、エチルアルコールを使うことを決めた。(身体状態が不安定であったためにアトロピン投与は不可能だった。)エチルアルコールは比較的に毒性が弱く、学習された活動に対して特異的かつ可逆性の抑制ができる。このケースに最適だった。そして投与したところほとんど即座に大きく改善し、そこから四ヶ月で

「回復」して退院した。（不調のきっかけになった「催眠術」は、とある魅力的な移動書籍商にかけられたものだったと後に判明した。[23]）退院後は元の職務に復帰し、少なくとも数年間は問題なく過ごしている。

有史以来、人類はエチルアルコールを飲用してきた。Elliott Smith によればアルコール類の歴史は「オオムギの貯蔵が可能となると同時に」始まっている。文明の発展に及ぼした影響は甚大で、「単に馬鹿騒ぎの引き金となったり、友情や陽気な感情を高めたり、あるいは不和を煽り犯罪へと人々を駆り立てるだけではなく、ほとんど全ての宗教儀式に導入されるまでになった」（注19）。アルコール飲料の使用頻度には大きな個人差があるけれども、しかし人間の居住するほとんどすべての地域でひとしく製造されている。そうであるから、エチルアルコールは単に悪いもの、あるいは一部少数のスキゾフレニア症例のための化学治療物質と捉えるよりも、人類一般の活動にとって欠かすことのできない重要資源と捉える方がよいのだろう。アルコールは強迫的代用の有効性を減らして、クレペリンが言うところの病的抑制から解き放ってくれる。他者の「反応」が気にならなくなる、すなわち参照プロセスが弱くなり、対人関係がシンプルになる。（過剰摂取は各器官の統合を損ない、環世界を乳幼児期的に変えてしまう。中毒が更に強くなるようだと身体機構は麻痺し、薄明期現象を伴う夢幻様状態になり、最後には昏睡する。）

（注18）入院直後にあったこの発言を伝えてくれた、友人であり元同僚の Paul J. Ewerhardt に感謝したい。私が初めて診察した第四病日には状態はさらに悪化していて、簡単な話を聞くことさえ困難であったためである。面接室の扉が開くのに間髪を入れず、「悪魔の存在」を言って患者は入室を拒否した。悪魔云々ではなく、その意思決定があまりに一瞬で完了したことに私は驚いた。ドアが空けた瞬間に入室拒否を宣言したから、こちらの姿形を吟味した結果ではないのは明らかだった。（私の机の上にあった銅の小像、雄々しい雄馬をみて、患者は悪魔のサインを感じ取ったらしいことが後になって分かった。）

馬一般、牡馬、去勢馬、あるいは牝馬のもつシンボル作用は、多くの場合きわめて重要である。一例として、Amer. J. Psychiatry（1927）84:105–134（『分裂病のはじまり』）内の症例75、特に一三〇頁の最終パラグラフを参照のこと。[21] また、筆者とハドリーの共著で近く発表される“The Symbolism of the Horse”も参照のこと。[22]

（注19）G. Elliott Smith, Human History; New York: Norton, 1929

対人関係をシンプルにする作用があるために、アルコールはこれまで数えきれないほどの青年、児童、および精神病質者に、躓きながらもなんとか前に進む活力を与えてくれた。不幸な人間たちが、アルコールに酔ってよろめいて、それで大切な仲間や、共に暮らす人々を深く傷つけることも決して稀ではない。しかしそれは飲酒行為の直接の帰結ではなく、むしろそのような状態を生み出した側、すなわち文化の全体構造の所産である。パラノイアに近い中高年者とか、同胞に凶器を向けるような人間であってもこれは変わらない。アルコールそれ自体の害悪というより、文化が一塊となって何を産み落としたかの問題である。一家団欒などというステロタイプさえなければ、友人を無理にこしらえて巻き込むこともないし、独り身の人生を堂々と歩んだはずの人間たちである。愛のためではなく、生活の便宜のためですらなく、ただ「正常であること」を証明するために結婚した現代の紳士淑女にとっては、酒席の失態なんてものは無自覚の渇望に比べれば全く些末なことであろう。社会の多数派にとってアルコールは近衛兵として身を守ってくれる存在であるが、しかしその作用は実際のところ、社会という統制を緩めることであり、学習された抑制パターンを酒で薄めているにすぎない。

酒というデバイスによって統合を保っているようなひとが周りから快く受け入れてもらうことなどありえない。むしろ冷たい視線を浴びるだけだ。結果として酒飲みは社会的に零落していき、対人関係のより単純な階層へと沈下していく。アルコール中毒が「どのような生活を理想とするか」まで変えてしまうことはないから、大量飲酒者は自分が零落していくことに煩悶するし、その分だけ情況は逼迫していく。悪循環に巻き込まれて、ひとはもがき苦しみ、抜け出すことができなくなっていく。（大量飲酒あるいは持続飲酒が中枢系に及ぼす悪影響は当然あるとしても、）アルコールへの依存 addiction to alcohol によって転落していくことは、基本的にはやはり文化に起因していると考えざるを得ない。いまアメリカ合衆国では、潜在する文化パターンの問題に手を付けることなくアルコールの販売を一律に禁止している。個人をいかに社会に合流させるかという点で、興味深い社会実験である。(24)

アルコールが対人関係に及ぼす影響について結論付ける前に、（第七章で述べたような）「無意味な」行動を促進するデバイスとしての側面を確認して、スキゾフレニア状態の発症との間に時折見られる関連についてコメントしておきたい。

ある日、「アルコール幻覚症」(注20)の患者を病棟に受け入れた。三十二歳の男性である。父は荒廃した農夫、みるところの一つもないような人間で、重度のアルコール中毒で見当識も全く失われていた。病弱だった母は十年前に亡くなっている。身寄りは二歳年上の姉だけだった。（本人を病院に引っ張ってきたのもこの姉である。）患者は十六歳の時に家を出て、隣町のさる未亡人の家に下宿するようになり、十人いた子供たちに混じって、一番年上だったために長男坊のように扱われていた。

不完全にしか聴取できなかったけれども、男性の来歴は以下の通りだった。乳幼児期には変わったところなく、学校に行くようになっても特に目立つところはなかった。第八学年まで進んで、それから働きに出た。母親が死んだ頃から酒を飲むようになり、すぐに量が増え、それ以来現在までずっと飲酒している。「大体は休みの日」に「飲みに行く」のだと言った。（しかし女主人によると、そんな時でも家に帰ってこないなどということは一度もなく、一緒に生活した十五年間のうちで家を空けたのは二回きりで、後述する六日間と、徴兵されていた十八ヶ月間だけである。）最初は騎兵隊に配属されたが、視力が悪いために外されて、その後は海外に派遣されて、何回も交戦した。徴

（注20）「真正の」スキゾフレニアと「アルコール幻覚症」を鑑別しようとするのは精神科医にとってもっとも実り少ない作業の一つである。Bleuler の説によればアルコール幻覚症には「生々しい肉体的幻覚と感情障害」がなく、もしこれが強い場合にはスキゾフレニアが疑われる。ここで肉体的とされているものの大部分は性的な起源をもつものであるから、アルコール症者にとっては解離されたシステムによる収拾のためにそれら幻覚や感情障害を必要としないのだろう。なお、スキゾフレニアに「感情障害」があるという主張について筆者は同意しない。それ以外にも多くの論点があるけれども、ここでその議論をするべきではあるまい。今後出版予定のスキゾフレニアに関するモノグラフに出る予定である。

兵期間を終えると元の生活に戻ったが、煙草が増えた以外には何も変わっていなかった。

戦争の始まる直前、二十六歳の時に「尻の軽い女」と結婚したが、六日間しか続かなかった。そうしてまた下宿に戻り、女主人に「結婚生活の悲喜こもごも」を話し、そして以降は一切口にしなかった。（その証拠に姉はこの結婚について何一つ知らなかった。また、妻だった女性は、捨てられてから男が渡仏するまでの間のどこかで梅毒をもらっている。）海外派兵中には同僚の兵士たちとたいそう仲良くやっていた。いつも一緒にいて、いつも一緒に飲んでいた。しかし徴兵期間が終わってからも続くような友情ではなかった。元妻はもう一度やり直そうとしたらしいが、命にさわる病気があって、願いが叶わないうちに死んだ。「訃報を受け取った時、そんなことは信じない、どうせ見舞いに来てほしくて誰かにそう書かせたんだろう、と言っておりました。」その後、女主人の長男が嫌がるのも構わず同伴させて、訃報が本当かを確かめに出向いた。

働くことについては真面目で、「休みの日」にだけ飲むのは本当らしかった。そのうちに「どうやっても売春婦以下の」別の女と知り合って、結婚して、子供を二人あげた。女は男を「骨抜きにして」、分割払いでたくさんの家具を言いなりに買わせた。そのうちに支払いが厳しくなって、「女とどうやっていったらいいのか分からなく」なる。結局は育ての親である例の女主人に助けを乞うて、その指示に従って身一つで飛び出して、女からの手紙も全て無視するようにした。

二回目の結婚を解消して以降は、かなり快適な生活だった。しかしそこに二つの事件が重なり、その結果として男は精神病院に入院することになる。一つは過重労働である。男は一日に十八時間も働かないといけなかった。周りの労働者たちも疲れ切っていて、びっしょりと汗をかき、濡れた体は冷たかった。規則に反して大量のウィスキーを仕事場に持ち込んだ。次が「休み」という日に、昔の同僚たちのところに出向いて酒を飲みながら、最近の連中は働きながら飲んでいやがるのかとか、そんなことを酔って口走った。その晩、家に帰って寝るが、押し潰されるような夢をみて飛び起きる。これが第二の引き金になった。仕事に行こうと家を出た瞬間、自分が「内通者」で「屑野郎」と思われていると閃いた。工場についても、男たちが何人か集まって話をしているというだけで、自分の陰口を叩いているのだと思い込んだ。つまはじきにされてしまう、と。それが二日続いて、そのうちに「でてきたところをやっちまおう」と聞こえるようになって、家から出られなくなる。職場辺りを根城にしていた悪童集団が、自分にはいい顔をしておきながら「ちくって」、それで「のしちまおう」と計画している気がした。幻覚がさらに激しくなって全く眠れない夜が一週間続いた。そして八日目の夜、働き詰めてくたくたになっていたところに、突然に何もかもが明らかになるような感覚があった。自分が「闇酒売り《ブートレッガー》」、「地廻り」に、そして「ちくり」を疑うかつての友人たちに命を狙われていると確信したのだった。[25]

　入院が決まったと伝えて安心できるようにしてやると、男はよく眠るようになった。少しずつ具合がよくなって、発端になった夢を思い出せるようになった。ただ、最初の夢を思い出すと急性の幻覚症に襲われることがあった。あまり多くを語らなかったものの、母や姉が淫売と罵られ、彼自身もまた汚い言葉を投げつけられるらしい。面接を重ねるうちに「自分を安売りした」ことによる解離された指向の一式があって、それが自分に対する迫害として降りかかっているのだと自ら心中を打ち明けた。その後にぐんと良くなって、退院した。女主人はそれからもごく賢明に支えてくれたために、青年は身の回りの物事を「再検討」することができた。ある程度の内省を得て、さらに二年ほどかけて自分の気が確かであることに自信をつけて、その後に再々婚する。今度はうまくいった。そして現在、初回入院から五年経って、子供が二人生まれている。

　サイコーシスの発症について、彼は以下の通り報告している。

「その晩は疲れ切ってて、でもなんとなく大丈夫だろうって思って、早く家に帰って寝るってのをしなかったんです。それでいきつけの店に行って、いつもの連中と飲みました。前にも言ったかもしれないんですけど、そこで飲んでたときに密告したとか以前いわれたので、その日は、前に飲んでたときのことについて話したんです、仲間たちと。それで、その後は家に帰って何時間か寝ました。結局すぐに夢を見て起きるんですけど、あんな夢は初めてでした。X［女主人の長男］と寝る夢です。」

聞き出した範囲では、直接の同性愛が夢に現れたのはこの時が初めてだった。解離されていた願望が危険な高さにまで積み上がっていて、それが崩れ落ちたのだった。身持ちの悪い女との結婚、「倫理的」な結びつき、密着した友情。そして酒が最後の一押しになった。

アルコール過剰摂取による不全適応についてみてきたが、ここでもう一つ、ごく現代的な悪行について取り上げよう。睡眠薬の乱用である。無資格の医者もどきが渡す場合もあるが、たとえ免許を持っていても、無見識な医者が漫然と処方していることもある。劣悪な労働環境に置かれた医師が薬ばかりに頼っていることもある。緊急事態においてパラアルデヒドやシクロバルビタールを処方することに対して異議を唱えるつもりはない(26)。しかしなお、これら処方薬が逃れ難い困難にひとを突き落としていることも動かしがたい事実である。エチルアルコールも含めて、なにか化学物質を服用することで困難が本質的に解決されるなどということはまずあり得ない。単に非適応というだけでなく、後遺症のせいで問題がさらに複雑になってしまうことすらある。一時的に疲労を取り除いてくれる代わりに、翌日には生活動作の効率性が大きく損なわれる。残念なことに、現在流通している睡眠薬の多くはヒヨチンのような不快感を残すことがない(27)。しかし用量が増えるほどに身体毒性は増し、精神の失調も増悪する。困難を先送りにしてくれるために、習慣化 habituation をきたすものであるし、その薬がなければ生きていけないという信仰 belief まで現れる。そうなると睡眠薬は選ばれし霊薬へと格上げされて、ほとんど宗教儀式的規則性をもって摂取されるようになる。時間や内服量を厳粛に守ることに実のところ大した意味はない。敷石を一つおきに踏もうと心に決めるのに似ている。プラセボの四錠で、どっぷり依存したバルビタール二十グレーンと同じくらいぐっすり眠るということも起きうる。[28]（翌日に例の不快感がないので気づくだろうけれども。）

睡眠薬を漫然と長期処方することは決して正当化されない。ひとを薬物によって手助けすることが許されるのは、尋常でない疲労など、破綻が差し迫っているときだけである。そしていずれにせよ一定期間にわたって不眠という人格上の困難が続くようであるなら、化学治療物質以外の方法を採るほかない—例を挙げれば午後の水泳、按摩療法、水布療法、食事法の変更など—特にコーヒーを大量に飲む場合には、飲用時間を変更させる必要がある。[29] あるいはまた、本質的な治療に必要な人格の再編成を可能であるのにやろうとしない患者についての問題もある。この問題については第十一章で取り上げるとして、ここでは精神科医諸君に以下のことを思い出していただきたい。医療者がただ黙っているだけでも十分に協力関係を作れることが多くあるのだから、患者にいつも何か薬剤やプラセボを処方しなくてはと圧力を感じる必要はまったくない、と。

この題材を取り上げるにあたって、習慣形成がとりわけ問題となる麻酔薬、特にアヘンアルカロイドであるモルヒネとヘロインについて触れないわけにはいかない。凄惨な依存症と荒廃につながるコカインもここに含めておくべきであろう。(注21)

人格の失調状態のうち、麻薬依存こそ最も重篤なものであると私が主張しても、それほどの異論は出てこないと思う。モルヒネやヘロインが一度でも「癖になって」しまった者だと「治癒」することは稀である。「中毒者」になってしまうと、ほんの僅かな期間も満足な生活を送れなくなることが多い。元々の人格の構造を保っているものはほとんどいない。ほとんど全ての社会的に望ましい痕跡も刹那に消え去ってしまう。(注22) 青年たちにとって最悪の受難かもしれない。性の問題に比べれば、薬物がらみでスキャンダルとなることは少ない。ゴシップ喰いや、その太鼓持ち、フォロワーの連中が寄ってたかってくることもない。そしてやはり性に比べれば、暴力や脅迫が蔓延しているというわ

（注21）　コカイン依存はそれ単独でも重要な問題である。たとえば暴力犯罪の一因となることが知られている。

けでもない。淫行で血祭りに上げられる政治家や警察官に比べれば、薬の売人はそのような私刑のターゲットにはなりにくいようだ。しかし精神病理学のデータに基づいて、対人関係の破壊の程度にあえて順位をつけるなら、麻薬中毒はリストの先頭に来るだろう。そのだいぶ下に金目的の殺人がある。「外人」（例えばニグロ）による性的暴行とされているものなどは、それに比べれば対人関係の破綻はずっと少ない。

こんな提示のやり方だと、ひとの成長とはなんであるかとか、あるいはそれがどのように障害されるのかということの全体像が混乱してしまうかもしれない。そこで次の章では、ヒトが生まれてから死ぬまでの過程に対して、精神医学をいかに実践するか、ということを考えてみたい。生の過程は、青春期後期や成人期になればほとんど無限の多様性をもつ。しかしこの多様性のうちにも、いくつかのものが互いに判別可能な形でまとまりをなしている。これらを指して「タイプ type」と「タイプ情況 typical situation」という用語を準備してみよう。新しい出会いのたびに現れる一つひとつ独特な生の情況を見据えることのできる読者諸君であると信じたい。万能の一般法則には意味がないと気づいている医者ほど逆に、新しい出会いのたびに生まれる対人関係から手がかりを得て、自分の行為を体系化することができるし、訪ねてくる患者の役に立つことができるものである。そういう人間の果たす役割は間近に見て研究するに値する。どの程度その医者が成功するかは、彼が自分自身を、患者の立場にどこまで置き換えることができるか、しかもそれを意識的かつ理知的に行えるかにかかっている。このことは改めて取り上げておくだけの価値がある。

この章では睡眠、夢、そしてスキゾフレニアについて述べた。（精神病理学に対する私の興味は、この最後の項にある。）精神病理学、いや人類の福祉のあらゆる側面について、それを学ぶ者には二つの道がある。一つは、作り物の、理性を装ったドクトリンに身を固めて、そこに引きこもってしまうことである。そしてもう一つの道は、理想や自由を追い求めてもがき苦しむことである。そんなことは「不自然」に違いないし、絶えず自らを厳しく律し、自己監査を永遠に続けることにほかならない。しかし病的過程の本質をなんとか捉えることができるのは、それぞれの破綻を確固不変の症候群として考えるときではない。外延は多少曖昧であるにせよ、その中核にある概念は何であるかと自身の経験に照らし合わせながら考え尽くすときである。

（注22） これはアメリカ青年層から得られたデータを検討した結果である。より広範囲の結論を得るには、東洋人の麻薬依存に関する個人的および社会的影響のデータが必要である。なお私の「感想」に過ぎないのだが、ドラッグを流通させる側に対しては、死刑適用を可能とする立法措置に賛成したい。

［訳注］

（1） Erich Maria Remarque（一八九八－一九七〇）ドイツの小説家。一九二九年に第一次大戦の従軍経験から小説『西部戦線異状なし』を発表、翌年にはハリウッドで映画化される（サリヴァンが本書を執筆していた時期にあたる）。反戦的な作家としてナチス政権の迫害を受け、妹は強制収容所で殺され、作品は焚書された。

（2） 笑気はかすかな芳香と甘みのある気体で、鎮痛作用がある。一七九九年より吸入麻酔薬として使用されるようになった。

（3） 粘液質の排便を伴うような腸管過敏性を指して使われた用語。

（4） 創世記第四十一章に、王の夢に出てきた七頭の牛がその後七年間の国運を表していた云々のエピソードがある。

（5） James Stephens（一八八〇－一九五〇）アイルランドの小説家。本文に挙げられている短編の概要を以下に示す。

中年の夫婦。夫が道端で魅力的な男性と知り合い、会食する。夫はそのことを妻に嬉々として話す。その夜に妻は、北極海を航行する船に取り残される夢を見る。

「船員たちは走って逃げていく、速度は限りなく早く、狂人のように。気づくと、雪原のなかでもう黒い点くらいに小さくなっている。そして消えてしまった。振り返ると、もと来た道には何もなく、ただ白い。怖ろしい静寂と、冷たさ。」

そして妻が目を覚ますと、隣で寝ていたはずの夫は冷たくなっていた。

（6） Thomas De Quincey（一七八五－一八五九）イギリスの著述家。学生時代より阿片吸引に親しむようになり、退学、交友関係の破綻を経て、後にその経験を『告白』に回想し名声を得る。この中に「阿片の苦痛」と題された、幻覚状態について述べ

た部分がある。（野島秀勝訳）

「人間の顔が、動揺する大洋の表面に現はれ始めたのは、此の時であり、海は天の方に向けられた無数の人面を以て敷きつめられてゐるやうに思はれた。或は哀願せる、或は怒れる、或は絶望せる数千、数萬と云ふ人面が、幾代、幾世紀もの間の人面が、波濤の中に打ち寄せた。」

（7）スティーブンソンによる旅行記の一つ。一八八〇年前後にイギリスからニューヨークに移り、さらに移民列車によってカリフォルニアまで運ばれた体験が記される。この中に A Chapter on Dreams と題された章があり、後の『ジキル博士とハイド氏』の構想へとつながる夢断片が現れる。

（8）Samuel Taylor Coleridge（一七七二－一八三四）イギリスの詩人。フビライ・ハンの宮殿を描いた幻想詩 Kubla Khan は阿片夢を書き留めたものと言われている。以下に冒頭部を示す。（訳注者による訳）

ザナドゥに於てクブラ・カンは命ず
おごそかな悦びの堂をたてよ
アルフ、聖なる河、流れよ
ひと知れぬ洞口を抜け
陽を知らぬ海へ
二重五哩の豊穣の土地
城壁と塔をめぐらせよ
燦然と宮庭ひかり、川よ湾屈し
世々の香木は咲き
森は丘の如く古く
胎内に新緑の光点を抱け

（9）John Livingston Lowes（一八六七－一九四五）アメリカの英文学者。コールリッジの読書記録をもとに、Kubla Khan の成立過程について詳細な考察を残した。

（10）第一部五節で主人公が見る夢。痩せた馬が荷馬車につながれていて、酔った男たちが馬を殴り殺す。夢からさめた主人公は馬を可哀そうに思って、自分にそんなことができるだろうかと悩むが、結局は主人公もその後に老婆を殺す。

(11) 一九〇〇年発表。この著作におけるフロイトの主張は要約すれば以下の二点である。(1) 夢は偶然の産物ではなく願望充足の結果である。(2) 願望が夢の形をとるまでに圧縮・置換・象徴化・二次加工などの変形が生じる。

(12) 一九一三年に設立された産業研究所で、後にカーネギーメロン大学に改組される。

(13) Robert Dick Gillespie (一八九七-一九四五) イギリスの精神科医。ドイツ語圏の学説が中心であったヨーロッパの精神医学界に、マイヤーの思想などアメリカ精神医学を導入する役割を果たした。

(14) 「屈折」とは単語が文法的要請から形を変えることを指す。どのような文法要素が屈折を引き起こすかは言語ごとに異なる。たとえば英語で過去の出来事であれば動詞末尾に -ed が付くが、北京語の動詞は時制による変化がない。あるいはフランス語で複数名詞につく形容詞は末尾に -s を加えるが、日本語では複数を表す名詞に係るとしても形容詞は変化しない。

母語話者にとっては無意識ながら、このように言語ごとに特定の事柄への注目が必要になることを「強制された観察 forced observation」と呼ぶ事がある。比較的短期間のうちに変化する語彙に比べて、文法形式は千年以上にわたって不変でありうるために、話者集団に対してより深い影響を及ぼすものと考えられる。

(15) ここでは一九一八年十一月十一日の第一次大戦休戦条約を指す。この前後でアメリカは債務国から債権国に変り、空前の好況期に突入していく。

(16) 前出のブリルはマンドリンの家庭教師で生計を立てていた時期がある。ここで登場する無名の医師はどうやら彼のことを指しているらしい。

(17) 以下のほとんどが架空の地名。

(18) キリスト教系新興宗教の一つ。健康不安など抱えた上流婦人を標的として十九世紀末に信者層を拡大した。

(19) リンドバーグによる初の大西洋単独横断をはじめとして、本症例の舞台となった一九二〇年代は航空学の華やかだった時代である。

(20) ベラドンナの根から精製されるアルカロイドの一種。副交感神経の遮断作用がある。少量では鎮咳や眼科治療のために用いられた。多量に投与すると錯乱を伴う意識障害をきたす。

(21) 同論文より当該部を示す。(中井久夫訳)

「症状の顕著な改善に先立って次のような夢があった。彼は全裸で右側に板塀があり、左側には巨大な馬がいて、後には水をいっぱいにたたえた桶があった。この三つが三角形をつくり彼をぎゅうぎゅうづめにしていた。この夢を見てほどなく疎通性が出てきた。」

(22) この論文は知られている限り発表されていない。
(23) 二十世紀初頭まで、絵入りの書籍カタログを手に戸別訪問し新刊書の予約を取り付ける職業があった。
(24) アメリカの禁酒法時代は一九二〇年から三三年である。(表面的には宗教的動機からの運動が実った形での立法であったが、その背景にはドイツ系住民への差別感情や原料穀物の価格抑制を求める経済的動因があった。) 禁酒法が施行されたことによって密造酒の製造が急拡大し、警察と癒着したギャングが法外な利益を独占した。アル・カポネが支配していたシカゴなど都市部の治安が大幅に悪化した。この一連の経緯は、当時の市民社会における法制度の威信を失墜させたと言われている。
(25) 密造酒をブーツに隠して運んだことに由来する俗語。広義には「低劣なもの」全般を指す。
(26) パラアルデヒドは不快味のする液体で、睡眠剤として使われた。シクロバルビタールも同様に睡眠剤として使われていて、味はしないが、連用すると情緒不安定をきたす。
(27) アトロピンと似た作用を持つアルカロイドであるが、中枢神経系には鎮静的に働く。睡眠薬として使用された。
(28) 一グレーンが一三〇〇ミリグラム。当時の文献ではおおよそ五〇グレーン以上で急性中毒を生じるとされている。
(29) 一九五〇年代頃までの精神病院で広く行われていた養生法。敷布を冷たい水に浸し、横になった患者の裸にぴったりと巻きつけておく。この水布の上からさらに毛布を巻き、保温しながら数時間を過ごす。

第十章

人格および情況のタイプ論

本章では、人格がどのようなタイプに分類されうるかを検討する。個々人を独立単位《ユニタリー》として扱うような、世に広まっている方法をあえて採ってみることで見えてくるものもあるだろう。ここまでにやってきたような、生活史を網目模様と捉えること、そして個々人をその結び目と考えるやり方は一度おいておく。今世紀初頭にマイヤーが次のように言っている。「決定的に我々は植物を分類するごとく個人を分類する観念を放棄すべきである…旧来的かつ擁護不能の人間観からの解放の過程において、実際の類型学および構成の理論のすべての試行に対する偶像破壊の態度がおそらく唯一の安全な施行であろう。」しかし続けてこうも述べているのだ。「特殊類型の存在はしかしながらコモン・センスにとって明白である。」（手段を目的と取り違えるようなこと、あるいは話の辻褄をいじったり、こじつけをしたりする唯一の生物がヒトであるという話もあるくらいだから、くれぐれも警戒を怠らないようにしたいものだ。[注1]）

さて、タイプ論が科学であるためには実際のデータに基づいた解析の産物でなければならない。人間を他の生物種から区別するのは、きわめて複雑な情況においてもそれを統合する比類ない能力を発揮する点である。そうであるからタイプ論とは「統合に向けた力動」のエッセンスを取り出す作業ということになるだろうか。近年ではオータコイドや大脳旧皮質の作用、すなわち気質 temperament によって個体を分類できるとする考え方が有力である。[注2]近いところでは、知能テストで測られるような新皮質機能と五感の統合作用による分類もある。気質については下記のように分類されていて、

多血質 sanguine
胆汁質 choleric
憂鬱質 melancholic
粘液質 phlegmatic

これとは独立に以下の区分がある。

（白痴）［Idiot］
痴愚 Imbecile
境界知能 Borderline Intellect
通常 Normal
優等 Superior

知能と気質を組み合わせた分類に加えて、知覚の優位性および「心象 imagery」[注3]について以下のサブカテゴリーがある。

視覚型 visual

聴覚型 auditory
触覚型 tactile
嗅覚型 olfactory
味覚型 gustatory
その他の特殊感覚型 other special sensory field

形態学者であれば、むしろ物理的性質によってタイプ分類を試みるだろう。クレッチマー Kretschmer[注4] は人間を大きく「細長型 leptosome」と「肥満型 pyknic」に分けた。Draperも述べたように[注5]、これは極めて粗雑な分類であり

（注1） ラスウェル前掲頁より。マイヤーの引用は Adolf Meyer, "An Attempt at Analysis of the Neurotic Constitution," Amer. J. Psychology（1903）14:354-367より。提示されたタイプ論については本文を参照のこと。本章を理解するための参考文献としては Proceedings of the Second Colloquium on Personality Investigation; Baltimore: Johns Hopkins Press, 1930より、appendix Cが有用であろう。

（注2） タイプ論の全体像については、Bibliography of Character and Personality; Cambridge: Sci-Art Publishers, 1927が優れており、計三三四一タイトルが収められている。また、A. A. Roback, Psychology of Character; New York: Harcourt Brace, 1927も良い[1]。

（注3） 一例として、W. Jaensch, Grundzüge einer Physiologie und Klinik der psychophysischen Persönlichkeit; Berlin: Springer, 1926を参照のこと。さらに一連の重要な研究として H. Klüverによる Genetic Psychology Monographs（1926）1:71-230、Psychological Bull.（1928）25: 69-104、Proceedings of the Ninth International Congress of Psychology; 1929, 264、Psychological Review（1930）37:441-458[2]。

（注4） E. Kretschmer, Physique and Character（『体格と性格』）; New York: Harcourt Brace, 1925.

（注5） George Draper, Beaumont Foundation Lectures; Baltimore: Williams & Wilkins, 1928および Disease and the Man; New York: Macmillan, 1930.

ながら、各種疾患の分布傾向と無視できない相関を示すらしい。(痩せ型の人物には消化性潰瘍が多く、肥満型には胆嚢疾患が多い。さらに第三の形態である「闘士型 athletic」には、悪性貧血が多いことが知られている。)そして次に、あくまでもトータルな活動を扱う精神科医であるならば、これと似たような二分法、すなわち内向型 introvert と外向型 extravert の分類が思い浮かぶだろう。

あるいはまた、交流が相互作用帯を通して行われることに着目すれば、以下のような分類も可能である。(これはアブラハム(注6)の追求したところに近い。)

吸搾オーラル sucking oral
噛齧オーラル biting oral
噴発アナル expulsive anal
保入アナル retentive anal

生化学や物理学の先を目指すと、いよいよ文化というものに着目する必要が出てくる。ひとについて考えるなら、シュプランガーの挙げた四つの「基礎的な価値方向」がよい指針となるだろう(注7)。

経済的 economic
理論的 theoretical
芸術的 artistic
宗教的 religious

価値付けのプロセスではなくて、既にある文化的遺産に対する姿勢をみるなら、タイプ分類はW・I・トマスの提唱した形をとる。(注8)

実利型 philistine
無頼型 bohemian
創造型 creative

ここからさらに進んで、右の基本姿勢を下支えする「欲求」(五感に相当するもの)について、トマスは以下の「四大欲求 four wishes」を挙げている。

新奇体験 new experience
安全保障 security

(注6) 不完全ではあるが、アブラハムの著作はJohn Rickmanによる Bibliography on Psychoanalytical Psychiatry:1893-1926,British J. Medical Psychology (1927) 7:358-374に多く挙げられている。[3] 完全な著作目録は Bibliography of Scientific Publications of Dr. Karl Abraham, Internat. J. Psycho-Analysis (1926) 7:182-189を参照すること。本文に関連するのは Internat. J. Psycho-Analysis 4:400-418、6:247-258、7:214-222の三報である。
(注7) E. Spranger, Types of Man (『生の形式』); New York: Stechert, 1928.
(注8) 一例として、H. S. Jennings, J. B. Watson, A. Meyer, W. I. Thomas, Suggestions of Modern Science Concerning Education; New York: Macmillan, 1925を参照のこと。幸運なことにW・I・トマスとズナニエッキーによる The Polish Peasant in Europe and America; New York: Knopf, 1927のリプリント版が入手可能である。これは社会科学の基礎となるべき大著である。

認知表彰 recognition
応答返報 response

またフロイトが提唱した生の本能 life instinct と死の本能 death instinct の二つもいくらか参考になる。

これらの枠組みの数々は、目の前に座った一人の人間を検討するにも多くの方法があること、そして視点によっては、種差や個人差というものも実際にはかなりのところ重なり合っていることを教えてくれる。さてしかし、もっとも単純素朴な分類はどんなものかと考えてみると、どうやら人間を大きく三つに分類するものであるようだ。すなわち「自分が惹かれていて、向こうもこちらに惹かれているような相手」、「自分は惹かれているけれども、向こうはそうでもないような相手」、「自分が惹かれない相手」である。もう少し踏み込んでみると、いくら興味ないといっても多少は意識するわけであるから、関心の有無というよりも程度による分類である。まず「すき」「きらい」の二つがあって、それが精緻化される中で第三の「きょうみない」が生まれるのであろう。ここで個々の情況とむすびついたタイプ論について話を進める前に、物事に対する基本態度による分類についてもみてみよう。

外世界にどう関わるかという観点のタイプ分類を広めたのは、ユングの大きな功績と言っていい。[注9] 外向型と内向型の基本的区分があり、そこにさらに四つの「精神機能 mental faculty」、すなわち思考 thinking、感情 feeling、直感 intuition、感覚 sensation の区別が加わる。また、観察のとき「そのひとらしさ」が発揮されているかどうか、つまり意識的あるいは無意識的な人格表象 personality manifestation による修飾も考慮される。（なおユングの紹介者である Hinkle[注10] によれば、想定可能な組合せのうちいくつかは存在しない。[4]）しかし現実には、ユングの分類法をもってしてもすべての個人をうまく分類できるわけではない。

出来事に対する態度によって人間精神を区分するという考え方は、多くの研究者にとって衝撃であった。完全に分類してしまおうとするのでなく、いくつかの極を結んだ連続線上に個々人をプロットすればさらに正確かつ有効であろう。実際上の問題はどこに線を引くかである。(McDougall は外向型の態度こそ基本であって、内向はホルモン作用に過ぎないという説を発表した。内向型の被験者にアルコール投与実験をしていたからだろう。ホルモンの産生が増大するほど正常の外向型から逸れて異常な内向性を示すのだ、と主張している。(注11) しかしこの仮定をもとにした様々な試験、たとえば被暗示性や拒絶性の計測では、重要な知見は得られていない。)

外向型の人物は、第一印象に基づいて行動を開始する。一方で内向型は、受け取った情報を自分の価値観と様々に照らし合わせることから始める。外向型は他者を含むような環世界に飛び込んでいくことが多く、情況は比較的にシンプルである。反対に内向型は少人数とのみ関わり、その一つひとつの関係が入り組んでいる。外向型は物事を解決に向かって一続きに提示する。一方で内向型は、対人関係を取りまとめるときにも、より複雑なものを含みこんでいくことによって情況を掘り下げる。外向型は自己認識をそれほど発展させることはなく、外的な環境要因に率直な感受性を向ける。内向型は自己を精緻化し、他者との関係性はその分だけ抑制されていく。(注12) 外向型にとって世界はいつもシンプルに存在していて、内向型は錯雑した事柄にいつも気を使っている。外向型の社会生活は「子供が他者理解に失敗するとしたら、それは成功と思い込んでいるためである」というピアジェの言葉にそっくりである。(注13) 無邪気な自己中心性が続いているといってもいい。(5) 一方で内向型は、まだ幼いうちから自分を理解してもらうことなど不可能だと考えるし、さらには誤解されることへの警戒さえしている。あまりに入り組んだ自己中心性のために、ちょっと

(注9) C. G. Jung, Psychological Types or the Psychology of Individuation (『タイプ論』); New York: Harcourt Brace, 1923.
(注10) Beatrice Hinkle, The Re-creating of the Individual; New York: Harcourt Brace, 1923.
(注11) William McDougall, Outline of Abnormal Psychology; New York: Scribner's, 1926.
(注12) ひどく大摑みに表してみれば、外向型は「さてどうしようか」とつぶやき、内向型は「どこから?·どうして?·どこへ?·」と自問する。
(注13) Jean Piaget、前掲頁。

意見を言ってみるだけのことが大変な難事業となってしまう。外向型にとって何人かで力を合わせて行動することは心惹かれる活動だ。しかし内向型にとっては苦痛なばかりで、できるだけ人付き合いを減らして、その代り難解深遠なデータ、機械、工学あるいは自然科学の真理探求に没頭することを好む。

外向型と内向型について社会性および非社会性の点で検討すると、まず以下の分類が可能である。

社会的 social
非社会的 unsocial
反社会的 antisocial

そしてこれに、他者に対してどのような態度をとるかの区別、つまり「支配的 dominant」と「服従的 submissive」の分類が加わる。こうすると、政治学や犯罪学の知見にも通じるような、以下の通り六種類の政治タイプ political type が得られる。すなわち、支配社会的 dominant social、支配非社会的 dominant unsocial、支配反社会的 dominant antisocial と、服従社会的 submissive-social、服従非社会的 submissive-unsocial、服従反社会的 submissive-antisocial である。

さて、これまでの章で官能的関心について下記の分類を行った。

自体官能 autoerotic
同性官能 homoerotic
異性官能 heteroerotic

そしてここにも、先に述べた政治タイプの分類が重なってくる。しかしいずれの組合せをとるにせよ、そこに影響してくる非性的要因について無視してはならない。非社会的であればすなわち自体官能である、というような単純な話ではない。[注14] だからここでは顕在する性活動に基づいて以下の分類を採る。

自体愛者 the autosexual
同性愛者 the homosexual
両性愛者 the bisexual
異性愛者 the heterosexual
倒錯性愛者 the perverted sexual[注15]

倒錯 perversion と言ってしまうと、まるでフロイトのように性行動の偏倚を人格障害の症候であるとか、あるいは治療すべきもののように扱うことになりかねない。だからここではマイヤーの言ったように「神経質の全体像の描写を起点とし、類型を選択または彫出し、なにより各々を区別し命名する」こととしよう。[注16] この権威が提唱したのは以下の区分である。

（注14） W・I・トマスの「四大欲求」は、混沌とした社会生活の全体を見渡すものである。対照的な見解として J. C. Flügel, "Sexual and Social Sentiments," British J. Medical Psychology (1927) 7:139-176 を参照のこと。[6]

（注15） ある一群の人々にとっての性の満足は、身体感触と微妙にからみながらも性そのものではない操作と密接に結びついている。つまり物神《フェティッシュ》、嗜虐《サディスティック》、糞便食《コプロファジック》、飲尿《ウロファジック》、死体愛好《ネクロフィリック》、鑑尿《ウロラグニック》、あるいはその他シンボル作用を取り込むことで性指向が歪曲しており、性器・口唇・肛門・皮膚の感覚刺激からは遠く隔たっている。

精神衰弱 psychasthenic
神経衰弱 neurasthenic
心気質 hypochondriacal
ヒステリー構造 hysterical constitution
癲癇構造 epileptic constitution

そして「精神病医 alienist にとってより一層重要となるのは明らかな精神錯乱に近い類型である」として以下を挙げる。

非抵抗タイプ unresisting type（容易に発熱や中毒に至る）
躁鬱タイプ maniacal-depressive type
パラノイアタイプ paranoiac type
荒廃タイプ deterioration type

ここまで失調状態を強調した分類を提示してきた。次に、破綻のプロセスに着目したマイヤーの術語群を示そう。(注17)

（1）「アネルガシア型の事象配置 anergastic set of facts」—組織破壊による器質性欠損を示唆する活動、例としては動脈硬化性痴呆。

（2）「ディセルガシア型の事象配置 dysergastic set of facts」—代謝系の失調が是正（修復反応）的な神経組織の障害をきたしていると示唆されるもの、例としては急性あるいは慢性の感染症に惹起された譫妄。

一次的には器質性でない配置については下記の通り。

（3）より奇妙で太古的なタイプ、辺縁群 para-group を構成するもの。

（a）「パレルガシア型の事象配置 parergastic set of facts」、散在あるいは固定化された白昼夢や夢想体が一般活動を巻き込むもの。(注18)

（b）「パラノイア the paranoiac」、なんらかの支配的な体系的妄想のもとで基本姿勢の破調のみがあるもの。

（4）「サイメルガシア群 thymergastic group」、感情（理知 nous ではなく気概 thymos）に失調があるもの、躁鬱精神病において観察される現象。(7)

（注16）マイヤー前掲頁より、強調は筆者。「〔類型論に関する〕医学にとって最良の基準は、適切あるいは有効に機能するかという点である。」各タイプの詳細については同論文を参照のこと。

（注17）「精神病理学に奉ずるならば、我々は事象の組合せで特に繰り返し出現するものを単離しなければならない。あるものは純粋培養の中で、またあるものは交雑の中で…国際的術語体系の獲得のため、精神生物学的活動の全領野を包括する術語を創り出さねばならない。そしてエルガシア ergasia こそ、その言葉である。ギリシア語 ergazomai、すなわち「はたらき」「うごき」…この術語こそ、精神生物学の扱う統合された活動全般についてその能力と行動を表すのに最適である…」

（注18）マイヤーはスキゾフレニアではなくパレルガシアと言った。前者にはあまりに色濃く早発性痴呆のイメージが染み付いていて「予後に関して不当な偏見を抱かせる」と考えたためである。

（5）「メレルガシア型の事象配置 merergastic set of facts」、「小精神病 minor psychosis」（精神神経症、あるいは「婉曲に〝ノイローゼ〟と呼ばれるが心因的にしか了解されないもの」）

（a）神経質 nervousness、全般性あるいは不定形のもの

（b）神経衰弱 neurasthenia と呼ばれる易刺激性の衰弱。生理学的「神経の疲労」ではなく、落胆反応に基づくもの

（c）心気症 hypochondriasis

（d）不安発作 anxiety attack

（e）強迫反応 obsessive reaction および反芻緊張 ruminative tension states、儀式性代用や偽性義務や疑念への傾倒

（f）代理性の記憶欠損ヒステリー状態 dysmnesic substitutive hysterical disorder、ここには「ヒステリー性の」回避、代理行為、没入体験、さらには良性解離まで全てを含む

（g）癲癇性、類癲癇性者にみられる痙攣状態、およびその等価体

（6）「発達欠損配置群 defective development group of facts」、あるいは「オリゲルガシア群 oligergasias」または薄弱精神群 oligophrenias、二歳時水準までは白痴、七歳児水準までは痴愚、八から十二歳水準であれば軽愚 moron とする。

稀とはいえないこれらの失調を分類してみると、あらゆる全体情況において作用する五つの因子群があることが分かる。すなわち第一に中枢作用として神経因子 neurogenic factor、第二にオータコイド・循環・排泄作用として臓器因子 organogenic factor、第三に食餌・気候・毒性物として外性因子 exogenic factor がある。第四因子と第五因子は対になっていて、それぞれ「特定の人生体験およびその記憶、あるいは関連する指向」である心理因子 psychogenic factor と「遺伝性あるいは少なくとも吸収固定された反応あるいは行動の傾向性で、ほとんど修飾不可能であるも

表4

対人情況

統合のために優先される指向群に基づいた区分

Ⅰ．親族 Kinship ―（部分的に）外部的に担保されるもの
- ⑴ 存命の血縁者
  - ⒜ 母
  - ⒝ 父
  - ⒞ 兄姉
  - ⒟ 弟妹
  - ⒠ その他の重要な親類
- ⑵ 所帯
  - ⒜ 配偶者
  - ⒝ 長子
  - ⒞ 中間子
  - ⒟ 末子
  - ⒠ 付帯構成者
    - (i) 夫にとっての義母、あるいは妻にとっての義父
    - (ii) 義理の兄姉
    - (iii) その他の関係者、血縁あるいは婚姻関係に基づくもの
    - (iv) その他、無関係のもの
- ⑶ 後見人、その他

Ⅱ．代位 Subrogative ―専門家への依頼
- ⑴ 財務に関するもの
- ⑵ 法律に関するもの
- ⑶ 医学に関するもの
- ⑷ 科学に関するもの
- ⑸ 宗教に関するもの

Ⅲ．友情 Friendship ―原則として完全内発的に担保されるもの
- ⑴ 同性
  - ⒜ 年齢の近いもの
  - ⒝ 年上
  - ⒞ 年下
- ⑵ 異性
  - ⒜ 年齢の近いもの
  - ⒝ 年上
  - ⒞ 年下
- ⑶ 混成 mixed ―男女混合グループ couples

Ⅳ．協働 Accommodative：Associateship ―共通の目標あるいは相互依存のために生じる比較的持続性の適応
- ⑴ 職業のためのもの
- ⑵ 娯楽のためのもの
- ⑶ その他

Ⅴ．上下 Ordinate ―主従関係、組織的統制などに基づくもの
- ⑴（所有者―奴隷）
- ⑵ 領臣―奉臣
- ⑶ 親方―奉公人
- ⑷ 上司―部下
- ⑸ 部下―上司
- ⑹ 奉公人―親方
- ⑺ 奉臣―領臣
- ⑻ 奴隷―所有者

Ⅵ．形式 Formal ―時空間的接触、接近、偶然などに基づくもの
- ⑴ 社会的に日々繰り返されるもの
- ⑵ 職業上のもの
- ⑶ 娯楽上のもの
- ⑷ その他

の」である構成因子constitutional factorである。[注19] さてここで「ひとはひとの中に生きる」ことの原則に立ち戻って、暦年齢上の成人に関して、いかに全体情況の変更が難しいかをみていこう。

さて、表4の各情況はそれぞれを取り上げて考察するだけの価値がありそうだ。これまで相当の考察が加えられてきたようなテーマも含まれている。[注20] 最初の親族関係が、人格にとっての控え壁になる。母と息子の関係は乳児期から幼児期、児童期、青春期と進む間に発展したり、あるいはしなかったりする。発達が停止すれば深刻な問題となる。母と娘の関係にはさらに別の課題があって、健全な発達が一層難しい。注意が母一人に向けられるのではなく、父母の両方にかかるようになれば、多少とも見込みがある。

人格の発展を制約するような相互作用のうちでは、父親の影響がもっとも大きい。父娘関係において特に著しい。あるいは父と息子の青春期以降の関係性も無視できない。幼児期に両親が夫婦喧嘩ばかりしているようだと、父親は唾棄すべきものの権化であると息子は感じとる。「去勢不安」と呼ばれているものの少なくとも一部は、夫への反発心から母が息子の性器を汚らしいものと扱うときや、息子の性器の様子をだしにして父が母を攻撃したときに萌芽する。そしてこの不安が実際に大きく膨れ上がるのは、青春期に母親への性的関心のシンボルが更新されるときだ。避けがたく近親姦の禁忌を犯すことにつながるためである。[注21] さらに「エディプス・コンプレックス」などと様々に呼称されているあの社会的構成物を通じて、父親の抱えている羨望や嫉妬が、性の原罪について息子の持つ「なんとなくの感じ」―文化によって背負わされたものに他ならない―と組み合わさる。[注22] 結果として、周りから軽蔑されているもの、脆くて不安定なもの、絶えず保護を要するものとして自己が固定化されてしまう。そうであるから、青春期以降に周囲の男性に盲従や敵対ばかりすることがあるとすれば、それは父親とのかつての関係に並行するものと考えるのがよい。

同性の兄姉に対する関係は、成熟したものにならないことがある。その関係性を中心として父親に対する指向ネッ

トワークがつくられていくことについては既に述べた。異性の兄姉は、異性の親に対する感情の丁度良い置換先とな

（注19）　要素群のそれぞれ及び上記の観点についての命名はマイヤーによる。推理をあまりに広く適用してしまって、何もかもを心因論で片付けてしまわないように注意しなければならない。Georg Groddeck, The Book of the It（『エスの本』）; New York and Washington: Nervous & Mental Disease Pub. Co., 1928［Monograph #49］は優れた文献である。[8]

著名な神経学者であり精神分析家でもある Smith Ely Jelliffe は、「器質性疾患」の内科学に精神病理的検討が欠けていることを指摘し、腎炎、腫瘍形成、脳炎の症状、あるいは「明らかに器質性の」各種障害について、先進的な仕事を果たした。“Psychopathology and Organic Disease,” Arch. Neurology and Psychiatry（1922）8:639-651; “The Neuropathology of Bone Disease,” Transactions of Amer. Neurological Assn.（1923）49-419; “Somatic Pathology and Psycho. Pathology at the Encephalitis Crossroads,” J. Nervous and Mental Disease（1925）61:561-586; “The Mental Pictures in Schizophrenia and in Epidemic Encephalitis,” Amer. J. Psychiatry（1927）83:413-465; and “Vigilance, The Motor Pattern and Inner Meaning in some Schizophrenics’ Behavior,” Psychoanalytic Review（1930）17:305-330.

（注20）　家族関係に関しては精神分析の領域に優れた文献が多くある。（一例として A. A. Brill, Psychoanalysis; Philadelphia: Saunders, 1912、および J. C. Flügel, The Psychoanalytic Study of the Family; London: Internat. Psycho-Analytic Press, 1921）、また「文化人類学的」著作も豊富である（Edward Westermarck による History of Human Marriage（『人類結婚史』）; London: Macmillan, 1921; あるいは Robert Briffault による The Mothers（『母たち』）; New York: Macmillan, 1927）。非行児の補導について扱ったものも増えてきている。ごく実際的な小著としては Ideal Marriage: Its Physiology and Technique（『完全なる結婚』）by Th. H. Van De Velde（translated by Stella Browne）; London: Heinemann, 1928 があり、近年の「ハンドブック」類、Wm. H. Kniffin, The Business Man and His Bank; New York: McGraw-Hill, 1930 では、取引銀行の信用を保つための対人関係について述べられている。[9]

（注21）　この感情が先天的かつ人類共通であるとの主張はとても受け入れられない。フロイトの「原始群族の仮説 Urhorde theory」はやはり空想でしかないし、乳幼児について既に実証された事実に反している。[10] 近親姦の禁止は個体発生初期に学習されたものであると示す観察所見は、今後とも積み重なっていくだろうと思われる。これと関連して E. E. Hadley, “The Origin of the Incest Taboo,” Psychoanalytic Review（1927）4:298-316 は興味深い参考文献である。

（注22）　“The Oral Complex” 前掲頁を参照のこと。

りうる——例えば母に向ける未熟な感傷を、少年が姉に対する感情として置き換えることができれば、近親姦の畏れは多少とも和らぐことになる。(注23)また、長男は父母から独特の待遇を受けるものであるから、兄として弟や妹に接するときの態度もやはり独特のものとなっていく。

弟が前青春期で、数歳上の兄が青春期中期というような兄弟では、ある独特かつ重大な相互作用が現れて発達を混乱させることがある。特に弟が児童期にあったときに兄が「きつくあたって」いた場合、突然の形勢逆転が生じるようだ。前青春期に入ったことで弟は同類愛的な友軍を得て、一方で兄は青春期の不愉快な禁止事項の数々に手足を縛られていく。「がきっぽい弟」の「無邪気さ」が羨ましくて兄は憂鬱になる。年のさらに近い兄弟（あるいは姉妹）であれば、前青春期に顕在性のフランクな性活動に向かうこともある。年上の方から誘いかけることが多いようだ。その結果がどうなるかは早期教育や両親の立ち振る舞いによる。年少者から報告がなされたような場合には、重大となることが多いかもしれない。

年の近い叔母や叔父、姪や甥との関係は一般原則に従う。つまり最も近い血縁者に対する情動が年余にわたって張り付くと、成人期人格において相当する部分の発達が阻まれる。妹が年の離れた兄に恋をするようだと後の結婚生活はかなり複雑なものになるだろう。恋した相手が叔父や甥であっても同じことが起きる。結婚は破綻するかもしれない。精神の失調になだれ込んでいくこともある。

長期にわたる性適応を求めるような関係、例えば結婚などは、ひとの成長にとっての関門である。二人組の精神病理こそ人格の精神病理である、という地点に達する。ここまで論じてきたあらゆる偏倚が、自分に合った配偶者を見つけられなかったというだけで表面化してしまう。対人関係のほぼ全てのステップが、これら法的ないし超法規的な所属関係の内側に据え付けされる。母や娘と事実上の結婚をしているような男もいれば、あるいは妻が息子や義父と結ばれていて、さらに息子はその妹と結婚している、というような家族も珍しくない。あまりに出身階級の離れた夫婦であれば、二人の間に社会システムの壁が立ちはだかることもある。母に向けるべき情動を父親が被って、父親が女体化し、そしてこの女体化が父の男性化された反抗 masculinized rebel と絡み合っていることもある。両性愛的不分明や前意識的同性愛をもった妻が超男性的に夫の性能に疑いをもって、夫は父に対する幼児期的な情動を抱えたままで、結果として娘が「超女性的」幼妻として組み敷かれることもある。愛情を外に追いやったような「便宜上の結婚」もある。自分の性的魅力に女がなびかないのを見て決まったような結婚もある。そういうときには、結婚そのものが女にとっては母性的でないことの言い逃れになるし、無意識に同性愛の放蕩にふけるようにもなるだろう。あるいは逆に、性快楽に訴えないで求愛行動を完遂したことで父親適性を証明したつもりになっている男もいる。パートナーが歪曲を覆い隠すための理想的存在—理想的畏怖の対象—でなくなった途端、性交渉の完全忌避、全面冷感症あるいは全面インポテンツ、あるいは不安混乱を伴う性の混乱が始まるものである。愛によって結ばれているという感覚は、多くのカップルで、少なくともどちらかがファンタジーによって埋め合わせをしていることの成果である。

結婚をめぐる精神病理では、親として子を育てる行為もやはり問題になってくる。子供のことを生命の麗しい果実と感じられる場合もあれば、あるいは単に「罪深き」性の告白、「制御不能の人間本性」に課された懺悔の重荷と受け止めてしまうこともある。(注24) 後者の場合、女児を得ることは男児よりもなお一層の苦行である。男児であれば最悪でも不全麻痺となるかあるいは精神病となるか、あるいは犯罪者になるかであるが、女児であれば「穢れ」を家に持ち込むかもしれないのだ。子供は一切合切の何物にでもなりうるのであって、奴隷、絵具を塗ったダイヤモンド、愛玩

(注23) 近親姦には罪の勾配《グラデーション》がある。姉と弟が愛し合うのはたかだか意識的なレベルでの罪悪である。姉と性関係に入ってはいけないというのは前青春期に「教えられた」ことであろう。これと反対に、母親とのあまりに近い関係は無意識の最深部で撥ね付けられる。真の近親畏怖は無意識のうちに学ばれる。

(注24) 未婚の母に浴びせられる憎悪非難と、それと対になった婚姻の神聖視—これは一見すると宗教的問題であるけれども、実のところ「弱き性」のためと謳われて法実装された経済システムである。この有難い御貢献によって、妊娠出産はいまだに社会経済的ステータスへの重い一撃である。

動物、あるいは守るべき宝物になったかと思えば、あるいは人間の生命に値しない存在にまで堕とされることもある。「教育」を通して僧侶のごとく清廉潔白になることもあれば、双方の親類から兵站を受けながら夫婦間抗争の後列に配備され、出動命令を待つ一兵卒になることもある。この意味での教育は、片方の親が幼少期に受けた激烈な躾の残照であることが稀ではない。そうした厳しい躾への逆張りとしてもう片方の親が陰で甘やかしたり「自由にさせたい」などと過度に気遣ったりすれば混乱はますます強くなる。[注25] 子供が親の生活の中でごく小さな一部分しか占めていないこともあれば、逆に関心の焦点であることもある。ほとんど一般法則と言っていいくらいに、親は過ぎ去った日々の野心や羨望の踏み台として子供を利用する。だから親が将来の機会を保障してくれるなんてことはないし、一人前になるまでの頼みの綱となってくれることもやはり期待できない。

第一子には二重の不幸がある。まず初めての子供であるから父母の親権行使はひどく稚拙である。そして次に、家族が歴史の暗がりに押し込めてきた巨大な文化パターンの一塊を、生まれた瞬間から背負わされる。祖父母もまだ死んでいないだろうし、叔父や叔母もいる。ほぼ例外なく、父方家族と母方家族の両方から偏見と疑念の視線を浴びせかけられる。男児であれば、成長するにしたがって父親とは病的に近いか、あるいは病的に遠くなる。女児であれば、本当だったらできたはずのことも女である自分にはその資格が与えられていないと気づき、さらなる荷物を背負い込む。女性として過度に攻撃的ないし社交的な陽性態度、あるいは人前に出るのを過度に避ける陰性態度が上塗りされる。

三人以上子供がいるような環境で中間子として育つことが順調な人格の発展のためには最適である。つまり家系を「完全な」ものとするには、四人以上の子供があるのが最低限でも必要である。少なくとも二人が長子でも末子でもない環境に育つことができるからだ。これはほとんど精神生物学における一般法則といってもいい。

末子の置かれる関係には特有の困難がある。母親からだけでなくて、他の兄弟姉妹全員からも「かわいこちゃん」として扱われるためだ。第一子が大変な努力をして親から離脱しようとする頃、あるいは修復不可能な亀裂を入れるとき、末子は「子供」としての公認の役割を着せかけられ、依存するように奨励される。しばしばそれは非常に遠回しなやり方ではあるけれども。

男兄弟の中に一人だけいる女児、あるいはもっと鮮烈なのは、女家族に混じった一人だけの男児であるが、こういうとき兄弟姉妹の関係性は混沌としてくる。異性の親に対しても普通でない態度をとるようになるかもしれない。結果としてできあがる人格はいくつかの重要な側面において例外的である。

モノセクシュアルな同胞集団、すなわち男ばかりの兄弟や女ばかりの姉妹では、親はそのことをあまり良く思っていないものである。長子は（特に同性の親の不満に）薄々と気づくし、末子は親から性反転 sexual inversion の圧力を受ける。（一般化した定式化のためには、必ず自分自身の目で情況を確認しなければならないという絶対の原則がある。これをいま私が破っていることは確かに認めよう。結婚を悔いている親による無意識の性反転が、長子末子以外に対して如実に顕れることだってないとは言えない。）

次の大区分、つまり代位関係については、専門職一般に共通する人格要素に着目する必要がある。とても粗雑な物言いだけれど、専門職集団において社会化がどれほど達成されているかと考えると、実際上かなり怪しいところがある。専門職に就くことに関しては、何らかの安全保障感の欠如であるとか、あるいは何か一つのことに得意になることで他の欠点から目をそらしたいとか、様々な動機がある。しかしいずれにせよ大層扱いの難しい連中であるということには多くの同意が得られると思う。彼らは日常からかけ離れた前概念に囲まれて仕事をしている。好意的にとれば、クライアントよりも科学的な世界を生きていることになる。しかし訪ねてくる依頼人たちにとって専門家などというのは所詮、寓話世界の生き物である。期待されたものにちょっと疑問を差しはさんだだけでも、クライアントは

（注25）結婚相手の「条件」として提示されるものは厳格至極なことが多い。しかしそれを中和ないし解毒しようとすれば逆に、不健康かつ不安定な相手を選び取ることになる。

胡散臭そうな目でこちらを見やり、見限って、別の専門家のところに行ってしまう。それでありながら、素直に期待されたことだけやっていると古臭い伝統をなぞることになる。時代遅れの習俗をただ復唱して追認するだけのことであっても、専門家として輝かしい権威を塗り付けなくてはならない。どの専門家にアドバイスを求めるかは、依頼者が決めることであるから、依頼者のもっとも評価の分かれる部分にこそお墨付きを与えるように求められる。それはちょうど、児童期の子をもつ親があらゆる不公平の確認糾弾から自己弁護しなければならないような事態である。立派なオフィスを—しかも一等地に—所有して、芸術品の一揃いを置いていて、あるいは評判のいい仕立屋の常連であるなどのことが、今日の専門職の必要条件となっている。(注26)

精神分析家に言わせれば、友人関係は目的抑止されたaim-inhibited性関係だとか、非性的指向を満たすだけのものであるようだ。(11) この二つの観点も確かに、ある一定の意味をもっているだろう。しかし男性や女性ばかりのクラブ、寄り合い、下宿寮や体育会に関して性動機ばかり強調することは、両性愛概念をあまりに拡大するか、あるいはまた（未開であれ文明的であれ）社会組織のあらゆる段階に見出される要素（婚姻関係を補充するもの）を無視することにはつながりはしないだろうか。親子関係のうちにある複雑な動機群は、年齢や社会階級に大きな開きのある友情関係の中にも見出される。この主題については最終章でもう一度扱うことにする。

（注26） 客観的な知識、と言われているものの位置を正しく見直して実践できれば、ギリシアの先人と同じように進むこともできるかもしれない。

[訳注]

（1） Abraham Aaron Roback（一八九〇－一九六五）アメリカの心理学者。イディッシュ語教育の推進者でもあった。

（2） Heinrich Klüver（一八九七－一九七九）アメリカの心理学者。リルの側頭葉切除によって精神盲（視力はあるが物体認識ができない）、情動麻痺（恐怖を感じなくなる）、口唇傾向（なんでも口に入れる）、性欲亢進などが同時に生じることを発見し、クリューバー・ビューシー症候群に名を残す。

（3）John Rickman（一八九一－一九五一）イギリスの精神科医。一九二〇年代以降、イギリス精神分析界で中心的な役割を果たした。第二次大戦後にはサリヴァンと共に、国際紛争の予防を目指すユネスコの「テンション・プロジェクト」を主導する。（『戦争はなぜ起るか』平和問題談話会訳）

（4）Beatrice Moses Hinkle（一八四七－一九五三）アメリカの医師。一八九九年、サンフランシスコ市においてアメリカで女性初の公衆衛生担当官になった。一九一〇年頃よりヨーロッパの精神分析運動と交流するようになる。一九一六年にはユングの著作を翻訳し、初めて北米圏に紹介した。

（5）幼児の行動は、外世界の把握において自他の視点が異なることを利用できていないように見えることがある。（自分の左右と父親の左右が違うことが分からない、など。）この行動様式を指して、ピアジェは「自己中心性」あるいは「中心化」の用語を使った。

（6）John Carl Flügel（一八八四－一九五五）イギリスの心理学者。実験心理学を修めた後にアーネスト・ジョーンズと交流を深め、精神分析運動に関わるようになる。特に衣服やテキスタイルに関する著作で知られる。

（7）プラトンの考えた「魂の三分説」に基づく言葉。『パイドロス』において、醜い馬・美しい馬・その二頭を操る御者の三つに例えて、欲望・気概・理知がそれぞれ説明されている。

（8）Georg Groddeck（一八六六－一九三四）ドイツの医師。軍医経験を経て、心身医学的な志向から温泉保養所を運営するようになる。その頃より人間精神の根源として「エス」概念を提唱し、これを後にフロイトが自らの理論に取り入れる。保養所にはフェレンツィなど主要な精神分析家が訪れていたが、一九三〇年代になるとグロデックはナチスを賛美するようになり、精神分析運動から遠ざかる。

（9）Edvard Alexander Westermarck（一八六二－一九三九）フィンランドの人類学者。非西洋文化における婚姻形態や近親相姦禁忌についての研究を進めた。幼少期を共に過ごした子どもたちは互いに性的関心を抱くことが少ないことを発見し、この現象はウエスターマーク効果と呼ばれるようになる。なお本文では触れられていないが、ウエスターマークの発見はフロイトの近親間性欲に関する主張を否定するものであり、精神分析家からは強い反発を受けていた。

Robert Stephen Briffault（一八七四？－一九四八）フランスの外科医。第一次大戦に軍医として従軍した後、イギリスに移り、マリノフスキーと共に人類学の著作を遺した。

Theodoor Hendrik van de Velde（一八七三－一九三七）オランダの産婦人科医。共にオーガズムに至るような交渉が夫婦には絶対必要であると主張し、その方法を提示した著作が世界的ベストセラーになった。ポルノであるとしてカトリック教会からは禁書とされた。

(10) エディプス・コンプレックスが存在するとの前提に立って、その起源についてフロイトは『トーテムとタブー』で思索している。その概要を以下に示す。

太古の昔、暴力的で嫉妬深い原父 primal father が存在し、原始群の内部で女を独占し、息子たちを追放した。ある日のこと、追放された兄弟たちが力を合わせて父親を殺し、その肉を食べた。こうして原父に支配されていた原始群は消滅した。ところが兄弟は亡父に対する矛盾した感情に囚われるようになる。自分たちの権力欲と性欲を妨げる存在であった父は、同時に羨望と賛美の対象でもあった。父を殺したことで憎悪の感情が満たされると、一転して愛情と悔恨が湧き上がる。こうして、死んだ父は生前よりも更に強い影響を息子たちに及ぼすようになった。兄弟は父の代わりにトーテムを作り、それを神聖なものとした。また同時に、母親との近親姦を禁止した。この二つが現代に続くエディプス・コンプレックスの出発点である。

(11) 目的制止とは、本来の感情を直接的に満足させないで迂回させることをいう。『集団心理学と自我の分析』でフロイトは、友情が目的制止された性的努力であると主張している。

第十一章

いかに探索面接を進めるか

青春期の宗教を忘れられなかった人間は、二種類に分かれるといわれている。古式ゆかしいやり方に染まることができれば識り教える者としての神父に、それで飽き足らなければ探し求める者としての哲学者になる。真理を見出した哲学者、あるいはその途中で倦み疲れた哲学者は説教師になる。人格の研究に励む学徒は果たして哲学者と言えるだろうか。哲学にあるという内省なるものは、人類に役立つことを何一つ残さなかった。しかしこのことと同じくらい確かに、人格の研究をする者の多くが、いつしか足取りを重くして、そして発見と言えるかどうかさえ怪しいような些細な事柄を祭り上げて、教祖のごとく振舞って満足している。この世界で何か確実と言えるものを探し出す試みは、すべて青春期の冒険である。意味あるものを携えて帰還するものは少なく、多くがキルケの島に迷い込んで、そしてそこから抜け出せなくなる。(1)

自然科学が人格の研究に乗り出すとき、計測の「個人方程式 personal equation」をどう取り扱うかが目下の課題である。(2)これはヒトが互いの特殊感覚を共有する上で一定の制約を受けていることの表れである。社会科学が人格の研究を行うときにも同じ問題が生じるのだが、しかしこの領域では計測の個人差はこれまで注目されてこなかった。観測者ごとのバイアスや経験値が測定結果に影響を及ぼしていることなど、社会科学の歴史をちらりとも振り返れば明らかだったはずである。自然科学者が大昔に気づいたような欠陥を、社会科学はいまだに多く抱えていることになる。道具を磨く第一の方法が自らを磨くことである点で、社会科学者は大きなハンディキャップを負っている。精神科医に限って言えば、この事実を古くから知っていたものとしてもいいのかもしれない。近年では、十分な自己理解に達した個人のみが他者を明晰に理解できると言われるようにもなった。自分について見つめられる深さにしか、他人の心を見つめることはできない。逆もまた然りである。数量化された動作行為の解釈すら、観察者が自己の体験をどの程度まで定式化できているかに依存している。相手が自分には理解できないようなことを言っているときに「この人はきっととても頭がいいに違いない」などと思うのは、私たちが自分の心を穏やかにするために耽る空想である。ここまでの章では、絶望の気持ちを多少とも和らげてくれるような、過去の偉人たちの人間理解についてみてきた。本章では、それをさらに突き詰めて考えてみたい。

　ある個人を研究するということは、それ自体が一種の社会的相互作用である。研究対象となるひとについて書かれたものを解釈するとなれば、さらに二次的な相互作用が生じる。周りの人間から情報を集めるのならば、話を聞くときにやはり複雑な対人関係がはたらく。これらの相互作用から観察者が自由でいられるなどというのは机上の空論である。どんな二人組であっても、会話をしている限り、互いに制約を受けずに存在することはできない。たとえ大西洋を超えて知らない人間から知らない言語でかかってきたブタを船にどれだけ積むことができるかの問い合わせ電話であったとしても、である。情報収集が、対象者の友人や仇敵、親や子供を通して行われるのであればなおさらだ。面接する側の人間を情報供給者《インフォーマント》が疑っていたり、あるいは二人の会話が同じ言語シンボルを用いながらも指示するものが違っていたりすれば——一体どれだけの真実が明らかになるだろうか。「中立な」探索者は「事実」と思い込んでいるものの辺りをうろうろ歩き回るだけである。

　何年か試行錯誤をしているうちに、面接者の経験およびバイアスの程度によってインフォーマントから得られる情報の質に大きな揺らぎが生じることが分かった。そして面接を担当した人間が上司やカンファレンスに報告するものは、初心者でさえなければ、いつも一見それらしく整理されているものだとも分かった。どれだけ重要な手がかりを見逃していようとも、時系列を歪めて伝えていようとも、あるいは情報の流れが堰き止められていようとも。いつも最初に認識されるのは、面接者自身が見たいと思ったもの、聞きたいと思ったものに過ぎなくて、つまるところ自分をいい気分にさせてくれる情報である。それで満足しているようでは素人と何も変わらない。「そこにいた」ということが「何が起きたか」を知っていることの証明になると考えるような輩である。面接の報告はしばしば不十分であるけれども、それは関連情報の再構成が不十分であるからではなく、むしろ見せかけの「完全さ」、「一件落着」という欺瞞のためである。ひとに降りかかった災厄の「原因」とされていた事件が本当は災厄の後に起きていたとか、あるいは全然別の文脈で起きた事象だったとか、そんなこともこれまで幾度となく見聞きしてきた。

さてそうすると、面接の核となるのは、科学風の「客観的観察」などという幻想ではなく、面接者と対象者の二人に作用する各要素を正しく認識することであると分かる。これは太古より変わらない事実であったと思われるが、これを「発見」して、ひと同士交わる機会を作ったのはやはりフロイトの功績ということになるのかもしれない。しかしこの老大家の発明した「転移 tranference の機制」――および後に「逆転移 countertransference」と名付けられたもの――は必ずしも純粋無垢の僥倖ではない。(3) いまだに広く行われている、人類を二種類に分ける慣行、つまり転移をおこすものとおこさないもの（分析家曰くおこせないもの）という分類は、ひとを研究する上では素敵な発見というより詩的な偏見である。(注1)

（注1）　精神分析の古い公式では、患者は二つに分類されていた。すなわち（1）転移神経症 transference neuroses、つまり容易に分析家と転移関係に入ることのできる病者と、（2）ナルシシズム神経症 narcissistic neuroses、自己にリビドーが固着しているために転移関係に入ることが「できない」病者である。そしてこのうちの特記すべき一種として、スキゾフレニアが位置づけられていた。曰く、スキゾフレニアの思考は「非心理学的」である云々とのこと。

「転移」と呼ばれるもののうちには、二者が相対するときの対人相互作用のほとんどが区別されることなく含められてしまっている。転移とされているものが一種類の働きではなく実際には様々な作用を合成したものであることは、他者と友愛の関係を結ぶことに著しく困難のある人物でさえなければ明らかであろう。しばしば「治療的暗示 curative suggestion」と混同されたり、あるいは無視されたりするけれども、しかしいずれにせよ転移に治療効果があることは確かである。現代社会に生きる人間が必要としている対人状況を、簡潔ではありながらも提供するからかもしれない。あまりに多くの人間が残酷な隔離のもとに置かれているというのが、私たち民族の奇妙な特性であり、精神失調の核心である。

ひとが必然ではない孤立を経験し、そのうちに傷ついていく過程についてここまでに述べてきた。対人面接の技法はこれらの有害作用を乗り越えるためのものであるし、悪弊を遠ざけるための手法でもある。面接の対象となるひとが程度はともかく面接者と親密な関係を築きたいと思っている、ということが前提になる。司法領域で行われているような、発せられた言葉を「検証する」手続きだとか、証拠《エビデンス》を探すだとかの行いは右の前提に反する。そのような面接は、私の定義によれば宗教にずっと近い。今日でもいまだ人口に膾炙しているドグマ、つまり唯一無二の真実が当人の報告に含まれているとか含まれていないとか、特性的に付随するのかどうかといった観点に頼っているうちは、人格の研究は決して前進することがない。

トータルな活動について認識論的課題は存在しない。常に有効なもの、妥当なものとして働きかけてくるはずである。真も偽も、あるいは感覚も幻覚も、すべて理性的過程（合意的妥当性に寄与するもの）であるし、自己意識、すなわち人格の社会的反映にほかならない。情報をやり取りするとき、ほとんど常に自己が介在する。たとえば二人のひとがいて、多少とも自己意識的に、最初は言語的コンビネーションを発音しているとしよう。そのうちに二つの自己が対話情況に統合されて、言語交換という覆いの下で、交わる。文化毎に標準化された語彙が、「ひと毎の意味」の滲み出し penumbra of personality-meaning と結びついていく。言葉を交わすひと同士が似ているほどに感情移入のリンクを通してこの作用は促進される。滲み出しはさらに、標準化された文法的屈折、ジェスチュア、およびそれ以外の感情表出行動にも結びつく。これが互い違いに積み重ねられていくことになる。

この人格の相互交流について、すなわち真の友愛について「話をする」ことはいくらでもできる。しかし突き詰めて言えば、私が言葉にした以上のもの、あるいは少し違うものを聴衆が受け取ってしまうのは間違いない。現実の生活の中で縷々生起するこの種の出来事を客観的に言い尽くすことなどできないからだ。たとえ速記録、蓄音機、嘘発見器、あるいはキネグラフを使っても。(4) 自分の内側にありつつ「相手」にもあるような、語彙、イントネーション、統語法、ジェスチュア、およびその他の正しい「応答」を返す文化パターンを即興で繰り出していくのが人間である。ちらりと目を合わせるだけのことが、時にはどんな文章よりも雄弁であったりする。いつの日か、ひとの相互交流、人々互いの情報交換について「あらゆること」が理解されるのかもしれない。しかしまだ暫くの間は、精神病理学者は社会情況に飛び込んで「自分がそこでいかに関わりを持つのか」について観察することを第一の手段とすることを勧めたい。

結論の一つひとつに客観的妥当性が必要であるという入り組んだフィクションに身を固くしているうちは、人間を研究するものとしてまだ青二才である。同時に、もしも「主観性」から完全に解脱したとしたら、未だ実践されざる宗教の神父になってしまうことだろう。人格研究がどれほど成功するかは、客観性の有無にかかっているのではない。対象の人格を共感的かつ主観的に定式化する観察者の能力こそが問われているのである。このためには対象者から引き出される大量の素材を参照する必要がある。これが完了すれば、対象となる人物の未来を予測する多少とも明瞭な仮説が得られたことになる。

私は自分自身のこれまでの経験から、研究対象との直接接触が人格研究の初めの一歩であると考えている。友愛の情況を作ることができれば互いの人格内部にあるあらゆる資源が利用可能となるからである。「第一印象」はこのためのもっとも有効な開始点となりうる。ちらりと見たり、あるいは電話越しにちょっと声を聞いただけで誰かを好きになったり嫌いになったりするのが人間という生き物である。しかしこの第一印象というものは、不幸なことにもっとも稚拙なテクロノジーでもある。これまで何年にもわたって私を悩ませてきた問いは、スキゾフレニアの患者と全体情況を共にできるような人物を選抜する方法についてであった。周りからすっかりだめなやつと思われているような働き手のうちから、患者の助けとなりつつ一緒に時間を過ごせるような人員を見つけ出すにはどうしたらいいだろうかと試行錯誤してきた。私の試みはおそらく全体としては特筆すべき成果を上げたことになるのだろうけれども、中には明らかな失敗もあった。採用するときの一時間程度の会話で私がいい点数をつけても、現場で働かせてみると精神病質のひとであったと一目瞭然だった、というようなことが一度ならずあった。最初の時に私が暫定的な結論しか出せなかったことが失敗の原因である。スキゾフレニアの患者を含むコミュニティの中で上手くやっていけるような人間と、精神病質の人間を区別するような第一印象における徴候を、何年にもわたって私は探してきたことになる。しかし今でも何一つ見つけられないでいる。

個人的評価を抜きに具体的な何かを把握することなど不可能と諦めて、むしろ価値判断が物事の見え方にすぐ反映されてしまうことに冷徹なくらい意識的であるべきだったのだろう。これは「感情移入の社会心理学 social psychology of empathy」を創り上げることである。成功の可能性に基づいて「すき」とか「きらい」が決まるのであればよいのだが。この種類の包括的なラベルを正しく使いこなすにはもっとたくさんの訓練が必要だったのかもしれない。最初に出会った瞬間からいつまでと分からないまま続いていく関係性の中で、互いの対人的友愛を求める欲求は心象を歪めていくものである。未知の存在は最初こそ新鮮に映るものだけれども、しかしそのうちすぐに、ちょっとでも見知った性質があると分かった瞬間、ありきたりなカタログの一項目に押し込められてしまう。そしてそれ以上の興味は失われる。昨今の表層的接触ばかりが増えた時代に特有の現象である。

「すき」とか「きらい」が相手のどのような役割に対して言われているのかを評価するところから、感情移入の社会心理学は始まる。つまり面接の場面で、自分の内部に働く力学関係をよく分かっておかなければならない。この章の冒頭で述べたように、宗教を必要としたままの青年たちは探究者になっていく。そして対人関係が浅薄な現代では、同類のたった一人の人間と友愛を築きたいという青春期的な欲求はしばしば精神医学や心理学を生涯の仕事とするような選択に投影される。そういう人間の仕事に対する姿勢や探究の方向性を特徴づけるのは、彼自身が満たすことができないでいるもの、望んでいるけれども手に入らなかったことや、あるいは自覚しないままに圧迫を感じていることである。このために自分の自尊心を満たしてくれる患者ばかり相手にする治療者が後を絶たない。自分のよく知った葛藤情況に陥るまでの過程にしか興味がなくて、その葛藤を克服したような患者には全く感情移入しない、などという治療者もよく見かける。

第一印象をすべて汲み尽くしたら、生活史や人格の全体をなるべく言語的に表現できるような場をファシリテートするのが面接者の次の仕事である。いくつかの障壁が立ちはだかるだろう。最も厄介なのは、この探索の様子から相手が受け取ってしまう先入観である。価値判断という呪詛、つまり面接者が自分に倫理的判決を下そうとしているにちがいないと受け取られてしまうと、何一つ前に進めることができなくなる。ひとは皆なんらかの価値体系をもっているものだし、そして誰かと友愛の関係を結べば、無自覚であるにせよ多少ともその体系に組み込まれることになる。しかしスキゾフレニア患者と共にやっていこうとするなら、因律から自由であるほどそれにふさわしい。因律に縛られているほど不適格である。そのため、訓練にあたって最重要であるのは文化に対して相対主義的な観点を教えることである。文化人類学の研究書を読むことが望ましい。例えばマリノフスキーのトロブリアンド諸島における調査報告書などを参照するのがよいだろう。しかしただ読書するだけでは、合理化のための理屈を増やすだけである。そこから何物かを学び取るためには、「土俗の迷信」とか「珍奇な原始思考」といった先入観から脱して、「有益なもの」を図り取ろうとする姿勢がなくてはならない。そうやって初めて、謙虚な姿勢、特に「寛容」を創ることができる。「世界には様々なものがある」けれども「まぁでも僕がそうじゃなくてよかった、神に感謝。」では仕方がないのだ。初期性器フォビアに取り憑かれたままでは、人類の魔羅カルトについてたとえ文献研究に五年間を費やしたとしても「人間の熱情の最も悪魔的なる表象」を研究している「気分」は変わらないだろう。歪んだ性器性が活性化されることによって睡眠が障害されることさえあるかもしれない。「新しい発見」に基づいて行動へと「駆り立てられる」ことも。しかしこれは解放ではなく、罪悪感と自己処罰行為の増加となって跳ね返ってくる。終わってみれば「発見」は、自分の所在なさだけをますます強調して、寛容の態度が実は虚構であることを明らかにする。

面接の第二段階においては、自己理解が本質的には知能の問題ではないことが要点になる。理性による定式化が必要なのは間違いないけれども、しかし一義的には直感の働きである。フロイトの「自由連想法 free-associational technique」こそ奔放な直感を内省へと変換するための唯一の方法であろう。これは決して、新米の医療者や自己満足した分析家たちが自由連想だけ勉強していればいいということではない。過去あったことや今現在の困難を本人に告白させるだけでは不十分であって自由連想法による補強作業が必須である、という意味に受け取って欲しい。面接する側の人間にどれだけ深い内省があったとしてもこのことは変わらない。たとえ最も「良好に分析された」人物の内省であったとしても、対象者の人格をすべて汲み尽くすことなどとてもできない。アナリストとアナリザンドの間には常に相互干渉があり、そうであるから、対象者が鋭利な自省を持つようになることを目指すならば互いに学び合う以外の道はない。人格の研究とは相手に探り入ること、足を踏み入れることである。断じて宗教的献身ではない。このことをはっきりさせた上で、研究のスキーマをいくつか提示しよう。自分が満足すればそれで済むというのだったら私はこんなことをしない。独創的天才がいたらここを出発点にしてもらいたいとの思いからである。自己満足した教師より勉強途中の学生の方がずっと優れている。これは永遠の真理である。

最初に顚末を語ってもらうときに逐語記録を作成しておくことは後でかなり役に立つ。第一回目のコミュニケーションで語られた「事件」や「トラブル」は、後日やはり非常に重要だったと分かることが多い。ただし初回面接で得られたものが再浮上してくるまで長い時間がかかることもある。初診時点で対象者（以下では簡単のため「患者」とする）は、医師のもとを訪れることについて世間受けするそれらしい目的に「固定」されている。患者が自ら治療を求めてきた時ほど、初回面接は総論的・平均的なものとなる。（精神科診察に限ったことではなく、ひと同士の初対面のときにはいつもそうだ。）「固定」された受診動機がたとえ嘘であっても、なお提示されたストーリーには立ち止まって考えるだけの価値がある。このときのやり取りを逐語録として漏らさず記録しておくことは、他者に対する「第一印象」の素材を客観化する作業そのものである。面接者に求められるのは、初回コミュニケーションをなるべく非干渉的なものとするためのテクニックにほかならない。探索する中で知りたいと思ったことについて、患者が言ったり表現したりすることに少なくとも苦痛はないと感じさせることができたら成功に向けた大きな一歩である。

人格について学ぶならば、基礎的な医学教育を受けておくに越したことはない。[注2] 誰もがもつ身体機構や、生きていく上での生理学的ハンディキャップについて知らないままに誰かの生の情況について知ろうとすると、時には乗り越えられないくらいの高い壁を前にすることになる。さらに言えば、身体診察をしないで済ましてしまうことは良好な関係を作るための貴重な機会を失うことでもある。身体的精査を行うことは絶対に必要である。現病歴や身体現症は当然のこととして、さらに児童矯正研究所 Institute for Child Guidance[注3] の手法を応用することによって「身体についての観念 ideology in regard of the body」を把握することができる。これは身体診察以外では得ることの難しいデータである。筋緊張の具合、四肢の置き方、あるいは診察中のちょっとした一言から重要な手がかりが得られることも

（注2） これに関連して、前記の「パーソナリティ研究コロキウム紀要」の後半部分を参照のこと。現在の標準化された医学教育は、いくらかの改良を施せば、社会工学や心理臨床の教育の一環として活用できるのではないか。個人的な意見であるが、教育期間を若干延長した上で心理医学博士号 Doctor of Mental Medicine（あるいは科学博士号 Doctor of Science）を発行するのが良いだろう。そうすれば職域の衝突も避けることができる。

（注3） "A Method of Integrating Physical and Psychiatric Examination," Amer. J. Psychiatry（1929）86:121-195 にてレヴィーがこの議論を取り上げている。

ある。初回の診察で身体所見を見逃すと、その後もずっと身体疾患を疑いもしない状態が続くことになってしまう。(注4)医者の前で服を脱ぐことは、その後の人格を探る協働作業にとっても上等な開始地点である。また同時に、将来何が起きるかについて、いい意味でも悪い意味でも重い責任のかかる瞬間である。身体所見をとるときには人格の相互交流の大きな部分が表面化するから、その利点を存分に活用しなくてはならない。患者、自分自身、そしてその相互劇《インタープレイ》にありうる限りの鋭い観察眼を持つことが望ましい。

次にやるのは、患者の機能活動を、交流的存在の様相を、相互作用帯のあり方を、感覚器官の作用を、神経筋機構（協調運動、微細運動、強度、持続時間など）を、そして「心理」テストなどで定量化できる活動能力を、調べることである。そこからさらに教育や職業訓練を通して身につけた社会的ツールを手がかりにして、文化パターンの利用に必要な言語能力などの発達過程について明らかにしていく。

「自己の外側拡張」をその次に考える。交流的存在としての機能活動を可視化してくれる総資産目録《インベントリー》を作るのだ。患者は何の職業につき、何を趣味として、そしてその間の時間どう過ごしていたのか？　学業と余暇の両方の面から、趣味嗜好、成功や失敗の大まかなデータを集めていく。史的データの範囲は、両親、重要な親類、教師、私的家族《パーソナル・ファミリー》（妻や子供など）、友人、雇用主、部下、同僚や職場関係者、あるいは更に広く経済状況、政治信条、人種や宗教にまで広がっている。これら素材を合成するにはライフチャート life-chart を活用すると良い。(注5)この時点で精確な年代記を作ることの意義を私は強調しておきたい。特に重要なイベントはすべて「日時特定 date」されるべきだ。ディテールを詰めることでこそ記憶の遡及的改竄がどのように、そしてどこまで作用しているかが分かる。先走った解釈を防ぐこともできるだろう。

こうしてやっと、より直接的な探査ができるようになる。自己（あるいは「自我」）、理想型 ideal type（あるいは「超自我」）、そして抑圧され完全に屈折した指向ネットワーク（つまり「イド id」）についてである。(注6)面接情況が「覆うものを取る」ためにあるということが浮き彫りになってくる。もうこれ以上なにもないところまで自我を調べ尽くし、そして自己の予備調査を完了させるのだ。このことは三つの定式化を目指して行われるべきである。第一に彼はどのような在り方をかつて望み、いま望んでいるのか。第二に彼は実情をどのようにかつて考え、いま考えているのか。第三に彼は「敵方」にどのようにかつて映り、いま映っているのか。この三つの観測点にそれぞれ立ってみることによって、自己に植え込まれた経験の数々を見渡すことができる。アクセスできたデータをこの三つの小路に沿って並べることで、前意識のぎりぎりの境界域への無数の導線を摑むことができる。漠然としか自覚されていないものを手繰り寄せる手がかりが得られる。そうすれば新しい人間と出会うたびに立ち上がる感情、しかも原始的なものから精緻なものまでのほとんどを、つまり患者の当座預金口座《ランニング・アカウント》を確かめることができる。人生における重要な人影が浮かんでくるようであれば、その一つひとつを記録する。これらの登場人物は年代記のそれぞれ正しい位置に置かれるべきである。この時点ではまだ、事件を「日時特定」すること以外には、探索者からの積極的干渉は最小限に抑えておく。この間にやっておくことは、面接場面で提示された情報と省略された情報の両方、そしてそれを支配操作している指向の一式について書き留めておくことである。情報の流出速度が落ちてきたら、次のステージに移る頃合だ。今度はこちらから体系化された質問を投げかける。徐々に問いを広げていくことで幼児期および児童期に重要で

（注4） 身体障害が人生に与えるハンディキャップは相当なものである―それでいながらほとんど無視されている。また、身体疾患における症状の種類や程度がどの程度まで人格要素に影響されているかという観点も、同じくらい医療者から見過ごされている。例えばスキゾフレニアの初期において身体症状の出現することは稀ではない。これは伝統的なヒステリーの症状や「身体的」症候とは全く別物である。

（注5） Contribution to Medical and Biological Research, Dedicated to Sir William Osler, in Honour of His Seventieth Birthday, July 12, 1919, by his Pupils and Coworkers; New York: Hoeber, 1919 に収録の Adolf Meyer "The Life Chart and the Obligation of Specific Positive Data in Psychopathological Diagnosis" を参照のこと。

（注6） 強調した部分は現行の精神分析用語である。

あった人物たちについて、思い出すことができるものを引き出していく。手紙や地理情報など、面接以外からも有益な情報を得ることができる。ソースはともかくとして、そうやって患者の人格を浮き彫りにしていくのである。

インフォーマントから提供されるデータの価値は様々であって、患者が自ら報告するものと同水準にはとても扱えない。せいぜい患者がごく幼かったころの記憶の隙間を埋めたり、いくらか担保したりするくらいのものである。探索をしていると各年代についての第三者情報を集めたくもなるし、そのためにインフォーマントに注意を集中させてあたかも患者の視点に立ったようなリサイタルを始めさせたくもなる。しかし言うまでもなく、乳幼児期以降に関しては、たとえ「あの子はこんなことをしました、こんなことを言いました」式での報告であったとしても、友人、親戚、特に親の言葉にはその人物なりの希望や憶測が多分に染み込んでいるものである。

両親からの情報は、患者本人から得られるものよりもずっと低く見ておくに越したことはない。患者と同じくらいに「病んでいる」こともあるだろうし、あまりに深く巻き込まれていることもある。両親共に「お話」を気の済むまでやらせて、してほしそうなだけたっぷりと傾聴した後に、よく練った質問を一つずつ加えていくことで情報を改めて体系化する必要がある。それぞれから得られるものを最大化するために、父親と母親はそれぞれ別々に面接しなくてはならない。疑わしい点が生じた時は、最後に夫婦一緒にしてから質問を追加する。そのときに生じる夫婦間の相互作用は鮮烈で、注目に値する。しかもこうすれば全体の陳述には影響しない。

インフォーマントが言葉を濁したり、あるいは嘘をついたりしたときに取るべき態度についても述べておこう。親に対して事実を指摘した際の複雑な反応は、両親の人格の大事な一側面を表すものと考えて良いだろう。親が医師の知性を疑うような言動ばかり繰り返すなら、同じことが「我らが息子」に対しても日々行われているものと考えてよい。どのような両親を持ったかは患者の成長過程における最重要事項である。その影響は人間的かつ了解可能なものが多い。治療者がそういう親を「やっつけて」自尊心を満足させても仕方がないから、どうして両親がそのような喋り方をするのかを考察しなくてはならない。しばしば両親の自己評価が脆弱であると分かる。それ以降は、低い自己評価が陳述全体をどのように歪めているかにも注意する。「黙って俺の話を聞け」式の対人関係しか作れないような医療者は、そもそも精神病理学に携わるに値しない。

対象者があれやこれやを「認めた」とする面接記録をよく見かける。これらはすべて間違いである。面接の場で反対尋問 cross-examination が必要になることもあるにせよ、しかしながら司法領域で行われるような、行政文書を正確にするための詰問など絶対にやってはならない。相手が事実に反することを強く主張したり、あるいは嫌悪感を露わにしたりするときには、こちらはすこし驚いたような顔をするだけでいい。こういう事実が確かにあるようだけれども、というところだけ表明して、実際に起きた出来事というのが互いを理解するために必要なんだと言葉を足す。機械工具に善悪がないように、身の回りの物事にも善悪はないものだと伝えてみる。面接者は偏見に束縛されない自由を持っていることが大切であるとしても、自由であることを相手に押し付けるのはよくない。むしろ患者から自由を奪っている偏見を突き止めるのが面接者の仕事である。そして現実に根ざした態度を保つことによって、情報収集を妨げるような偏見の数々を排除していく。

患者およびその両親を除く人物との面接、すなわち傍系面接 collateral interview は以下のように進めていく。まずインフォーマントと患者の出会いから聞いていく。次に重要事項の数々について、年代を追って発展経過を探っていく。このとき、ここまでの章で取り上げてきた五つの年代区分を念頭に置いておくとよい。そしてインフォーマントと患者の対人関係を今まで取り持ってきたものは何であったかを明らかにする。ここまでしてやっと、患者の人格がこれまでどのように成長してきたかが分かってくる。データは「日時特定」できるまで突き詰めるべきだし、そして同様に登場人物も「姓名特定」しなくてはいけない。面接が終わった後にインフォーマントの一人ひとりに手紙を書いて、後から思い出したことはないか、面接の後になにか特別なことは起きなかったかと尋ねてみるのはいい方法だと思う。返信のあることは少ないけれども、たとえ短文でも帰ってきたら儲けものである。

患者の自己のアクセス可能な部分についての徹底した素材、傍系情報の数々、これら情報群についての総覧的視点。この三つが手に入れば、さらにテクニカルな探索に進むことができる。ここまでの準備段階が完璧に行われていれば、よほどのことがない限り、経験したことないほどの信頼 trust が面接者との間に構築されているはずだ。この人はどうやら善意でやっていて、知的な寛容が備わっていて、そして人間全般に対する広い見識がある、という風に。おそらくはかつて経験したことのないような、友愛に基づく「安全保障 security」の感触が立ち上がるだろう。あまり重要でないことだが、面接者（ここからは「医者」とする）がこのようなコミュニケーションの自由を手に入れた時、これを分析情況 analytic situation と呼ぶ。報告のうち不完全な部分を指摘し、自由連想が失われた記憶や消退した連合をひきだしてくるために有用であると説明できるようになる。身に染み付いた古い「身構え」を緩めてやるために「思ったこと」をそのまま表出する以外のことを差し止める。最初の空想がどれほど曖昧かを強調することによって自由なコミュニケーションのための新しい「身構え」を強化してやる。そうして患者に、語彙、イントネーション、発音、顰眉、笑顔、涙などどんな方法でも良いから心に浮かんだことを表現するよう促す。同じことが面接中に何度でも繰り返される。滅裂であったり、無関係であったり、時には欺瞞的であったり、あるいは素材にならないような素材の流出も、医者が立ち会うことでむしろ可能になる。意味のパターンやデザイン、記憶の断片がそのうちに表れてくる。患者の言葉を時々要約してやることで一連の過程を下支えする。医者が技量を発揮することができるのは、その医者自身が自分の想起が不完全であることを自覚しているときに限られる。事実を摑んでいるのはいつも患者の側である。

指示を与えるにしても、機会を見ながら少しずつ断片的に与えるほうが良い。緊張があまりに強ければ、それを緩めるように水先案内してやり、記憶の隙間を埋められるようにする。張り詰めた作業をやるときには、心理的過程の局所ではなく全体に注意を向けられるように導く。なにか非常に重大な出来事がそれによって危険にさらされるということがない限り、一般に想起はうまくいくものである。この経験は患者を勇気づける。逆に言えば、この条件が揃っていない限り、自由連想は単に不条理で、魔法のように怪しくて、奥深くまで立ち入ってくる危険な術と映るだけである。

抵抗resistanceによって自由連想が妨げられるまでどんな種類の「夢分析dream analysis」も控える、ということを私は自分自身に課している。夢を扱うようになって最初の頃には、あまりに断片的な夢や「夢みたいな考えdream-like thought」ばかりが登場するだろう。しかし一旦自己を汲み尽くして分析情況を適用できれば、日中生活から排除されている夢の全体を活用できるようになるものである。これを有効な参照軸とすることも難しくない。毎朝必ず目が覚めたら真っ先に夢を書き留める習慣をつけるように患者には伝える。想起された順番通りの記録と、そして末筆にそれが起きた順番を記しておく。それに日付を付けて、面接の始まる度にまず提出させる。最初に提出された夢については特に慎重に検討する。面接の最中にそれらの夢の記録が重要な役割を果たすかどうかは本質的な問題ではない。夢解釈に限ったことではないが、治療技術の展覧会をやるために面接をするわけではないのだ。患者に自分の人格に注意を向けさせること、自覚をもたせることが目的である。ひとは可能な限り完全に生きようとしているという原則にこそ面接は依拠するべきである。夢を体系的に記録させる行為は、患者の人生のうちの数週間を埋め尽くしてしまうかもしれない。もしも夢の中に何か重要な情況が覗くようなら、一連の自由連想がそれを表面化させるだろう。医者は連想によって流れ出すものをノートに書き取る。これは医者自身にとっての手がかりを得るための作業である。分析情況が何らかの理由で阻害されない限り口出しする必要はない。(注7)

自己の外側拡張が起きるのは、患者が自分のハンディキャップから解放されたいと願うためである。そのため外在

(注7)　医者から夢は有用であると教えてもらったあとに初めてみる夢、これを特に「初回夢initial dream」と呼ぶ。初回夢は、医者と患者が最初に言葉を交わすときと同じくらいに重要である。治療が始まる前に見た夢が大事なこともある。睡眠やその障害について患者と話し合う際には、反復夢や明晰夢はこれまでなかったかと確認しておく。しかし夢が大事なものであると、治療のあまり早いうちに提示してしまうことは慎まなければならない。医者が「自分の味方だ」と確信する前に夢を記録するように言われると、一部の患者は、夢のこと以外何も提出しないようになってしまう。

化は相当の感情価を伴う記憶を中心としている。無数の憤懣、失望、不正義、対立、失敗、誤解、誤判断、報復、嗜虐性の焦燥、侮辱、中傷―つまり感情と不全適応によって情況から切り離されて、切り詰まった不格好な断片群―それが「もしものドラマ as if drama」として自由連想のさなかに再統合される。このような記憶について自由闊達にコミュニケーションをとるためには、どんな理性的思考もすべて退けられていることが必要不可欠である。言葉を換えれば、患者に出来事を報告するよう言うのではなく、思い浮かんだことをそのままこぼれ出させるよう伝えなくてはならない。自分の発言によって医者との関係件が崩れてしまうかもしれないなどと患者に思われているようでは話にならない。

自由連想の中で出現する全ての対人的指向を投げかける標的物《オブジェクト》として医者がいるのだということを、患者が気づくようにしていく。医者はこの一過性のオブジェクトとしての役目を引き受けるのが務めである。これは精神分析家が「転移のマネージメント」と呼んでいるものに近い。理想的には、患者の暴かれた指向を受け止められるように、医者はこちらの標的体からあちらの標的体へと変幻自在であるべきということになる。しかし現実世界の医者は、以下に述べる二種類の制約を受ける。

第一に、患者はその瞬間毎ではなく、前評判から創り上げた情動を医者に投げかけてくるという問題がある。過去の情動というのはつまり、広告や新聞評、噂、「第一印象」、一度話さえ聞いてもらえばといった幻想などに基づいた期待である。このような情動は医者を完全自由に標的として利用することを阻害してしまう。しかし期待は厄介な代物でありながら、これなくしては分析の最中に生じる強烈な反発心を乗り越えることができない。やはり多少の期待心がなくては作業がすぐに中断されてしまう。そうであるから自由連想に入る前段階の面接がますます重要な位置を占めるようになる。

医者に向けられる情動は通常、「父なる神」か「原始母神」かのいずれかのパターンをとる。（私の経験では後者のほうがまだ希望が持てる。(注8)）どちらであっても褒めそやされて、理想化されて、実質的な聖職者とか、ときには神にほとんど一致するくらいにまで崇め立てられてしまう。しかしいずれの場合にも、偶像化の程度は引き下げられるべきに違いない。そうでなければ連想の自由が大きく損なわれてしまう。偶像化をどれだけ効果的に低減させられるかは、担当医自身の歪曲がどれほど少ないかにかかっている。逆に言えば、偶像化を切り下げる事ができない担当医は人格の歪曲がそれだけ深刻だ。患者と真の友愛を持つことができている限り、その範囲において情動の偶像化を食い止めることができる。医者がどの程度までこの能力を持ち合わせているかは、患者皆が直感あるいは感情移入によって把握しているものである。

医者はどんなときにも必ず、患者との関係を作り出している自分自身の指向ネットワークの働きについてよく自覚していないといけない。しかもただ全体を漠然と感じるのではなくて、一つひとつどんな作用を自分に及ぼしているか区別して認識しないといけない。患者が医者の欠点に基づいて選り好みをすることがあるが、この時に起きるトラブルについては詳しく述べないでおこう。（あるパラノイアの患者は、自分のことを恐怖してくれる医者を見つけるまで、医者を次から次に変えていった。そうすることで「治療」を強いることに悦びを見出していたのだ。あるいはまた、病的にマゾヒスティックな患者がいて、彼はまったく粗野で無知な精神科医を探し出して、下手糞な治療をあ

（注8） ここでの私の結論は、スキゾフレニアおよびその類縁疾患に苦しむ男性患者への取り組みに基づいたものである。「転移のタイプ」について一般法則を論じられる程の客観データを私は持ち合わせていない。つまり精神分析の流儀で言われているところの、「母親リビドーではなく父親リビドーを取扱うべき症例があるか」云々の事柄である。

原始民族にみられる「全父幻想 all-father belief」[5]が人格発達においても頻繁に生じる。満たされなかった母への初期情動が、男性の形をした何らかの像に着せかけられる事態である。（悲しいことに、実物の母親はその役割を果たしてくれない。）良い特質を着せかけておくには男性の方がしっくりくるらしいと幼児は学んでいく。（女権論者のための注：これは「野蛮人」についての話である。）だから〈良き女神〉は何も望まない全父のごとくに男性的な装身具を纏っていて、そして請求、権威、憂鬱、敵意などを擬人化した神々よりも位階が高い。[6] 何も望まず、かつ全てを与えてくれるこの原始的全父に相当するような医者は、あるいは「乳児期の母」のような医者は、「母親リビドーに働きかける」ことになる。

えて受けて、何一つ得ることもなく時間を延々と浪費することによって自分の性癖を満足させていた。）ある種の情況においては、医者に視野欠損が生じることがある。自分自身についての内省に「そこだけ見えないところ」が生じる。そういうときには、人格の再構成を行うべきはまず医者の方である。医者が特定の患者を偶像化するときには、治療する側の問題が特に表面化しやすい。治療者の抱えている屈折が現実の対象ではなくファンタジーを沸き立たせるために使われていることになる。感情移入によるつながりを介して、医者は自分のファンタジーでしかない情況に患者をいざなってしまう。しかも自分が勝手に意識している禁忌則のために、あるいは単に力不足のためにその情況を収拾できない。医者に溜まっていく欲求不満はそのうち患者についての感傷主義に成り下がる。このときの「うまくまとまらなかったらどうしよう」という非適応の不安は、しばしば境界の破綻 breaking of the barriers がひたひたと近づいてくるのを感じているために生じる。医者は過剰な不安という重荷を背負うだけでなく、協力者と共に治療を進めることへの興味まで遮られて、そのための取り組みも疎かになる。周りの人たちはそれをすぐに「感じ」取って、治療に本来必要な親密な場の空気が失われてしまう。

精神科医が適切なオブジェクトとなることを妨げる第二の理由は、患者の投げかけてくるものを時には積極的に取り扱わなければならないという現実からの要請である。医者は絶えず連想の流出を方向づけするために分析情況に介入しなくてはならない。過去の葛藤が現れたら、現在の空想とは切り離して、二つの流系に分離してやる必要がある。過去の合理化が高次の空想に居座り続けて、奥深くにある指向の覆いを取るのを邪魔するかもしれない。過去の批難の投影が、良性の投影と区別しがたいときもある。あるいは抑圧が解けかかっているときに現れる曖昧模糊とした空想や「半分だけの夢 half-remembered dream」があれば、それを積極的につまみ上げて解放を後押しする必要がある。そうやって解離されたシステムを自覚させる必要があるし、症候あるいはファンタジーとして解離が排泄されていくのを防がなくてはならない。ほとんどの医者は、なるべく少ない介入で済ませようとしてむしろ逆に自分自身の情緒的反応に流されてしまう。医者がせめてこれを自覚できれば、患者の敵愾心によって袋小路にはまってしまったときに必要な道具が手に入るのだが。

父親に対する長く解離されてきた憎悪が再活性化した場合にはもしかして、患者が手のつけられない罪悪感から医者に当たり散らすかもしれない。そうなったら現実の情況を改めて提示することが必要になる―余計な感情を「吐き出す」ようにそれとなく誘導することもここに含まれる。医者が慌てふためいたり、あるいは自分の側の感情に目を塞がれてこの責務を果たさないでいたりすると、患者にとっては大変な損害だ。患者からその機会を奪ってしまうのは大変な怠慢行為である。患者が乗っ取られているものが濃密な共感であろうと、あるいは暴力的な敵愾心であろうと、一人で立っていられるような状態にはないはずだ。無能な医者のせいで憤怒に一人孤独に晒されるよりは治療を打ち切ってしまう方がまだよほど良い。

この二重の制約因子を乗り越えて、医者は患者の注意深い観察者にならなくてはならない。つまり簡潔に言えば、記憶に残っている夢を精緻化して（あるいはそこから始めて）一連の連想をしてみたらどうだろうと誘ってみることである。患者は自らの指向を再活性化させることで対面する医者の表面に（あるいは内奥に）一時的なオブジェクトを見つけていく。「夢解釈」は医者の果たすべき受動性が少し修飾されただけのものであって、それが積極果敢な行為となるやいなや、手助けどころか障害物となってしまう。自由連想によって隠されていた意味が明らかになるなどと仮定する必要はない。特定の夢のある一部分に焦点を合わせることによって、夢の「意味」という形をとって患者の自覚がうまく撚り合わさっていく。あるいは夢断片を取り上げた最初の数回の面接で連想に一定のパターンが現れるかもしれない。そのパターンと患者が現在置かれている苦境とのつながりから暫定的定式が得られることもある。最も望ましい実践は、夢それ自体を意味のある活動と捉えて、連想によって夢を捉え返して、そして自覚の内部に膨らませることではないだろうか。夢単独を厳密に解釈できるものとするよりずっと良い。世間一般に言われているような、自由連想なしでも夢が「解釈」されうるなどという主張は不合理かつ欠陥含みである。「誤解しようのない明々白々の夢」であるほどむしろそのような「解釈」は危険だ。(注9) 夢は言葉にした瞬間、二次的精緻化によって解体されてしまう。しかしこの作用も当人の全般的な指向を浮き上がらせる有効妥当なプロセスであることが確かである。そうであるからこそ患者は目が覚めたらすぐに夢の内容を記録するよう指示を受けるのだ。一度書きつけられ、記録され、順序付けられて日時特定されたなら、医者の手に渡って分析が開始されるまで、夢の記録についてあまり深く考えないでいられるようにしておくのがよい。夢とはせいぜいのところ、適応に向けた風変わりな手続きである。人格の探索において夢解釈は、より常識的な日中の空想についての作業に対して、あくまでも従属的なところに位置づけておくべきである。[注10]

　自由連想が進むにつれて、患者の側になんらかの仮説群が盛り上がってくることが多い。患者は―特に昨今の「ポップな」代替物がドラッグストアで手に入る社会においては―「エディプス・コンプレックス」、「抑圧」、「母親固着」だとか、あるいは「ニュー・サイコロジー」流の概念で武装しているかもしれない。[7] 友愛の場が作られない限り、患者は生産的な作業をしばしば中断して、自分の知識を開陳して、めくるめく解釈の「御高説」を繰り広げる。あれやこれやの断片の「意味」について、「おしえてよ先生!」と繰り返す。あるいは患者が自分の夢の記録帳と向かい合って、何時間も頭を捻るようになったりする―そうして象牙の塔に籠るのだ。さらには患者が精神分析で名を成した医者のところまで出かけたりして、Blank 博士風の「解釈」や「失錯行為」を論じたりする。これらは全て分析情況が不完全であることを表している。そうなるのは治療者の責任である。

　時が流れるにつれて、自分自身の指向についての自覚は進むものである。この進展は自動的な性質のものであって、あらゆる経験と同じく、患者は自然と利益を受け取るようでなければならない。正しいことについても間違っていることについても不確実感が先に立つものであるから、自由連想によって提供された素材はそれまでに学習されたことの枠外に出ることはない。自由連想に何か抜け落ちたものはないかと問うとき、決して答えを「知る」ことはできないのだと互いに覚悟しなければならない。そのような問いは医者に秘教的見識があるからではなく、本当にわからないからそう尋ねているのだと患者が理解できるとなおよい。たとえ問いに答えたとして、それでなにか免責されるようなものではない。示唆された離陸点からまた連想を飛び立たせることによって、協働してさらに探索を進めるのみである。

正負いずれの方向にであっても、絶対確実なものを期待することは自由連想にそぐわない。ある瞬間に「イエス」であったものが、一時間後に「ノー」となることも珍しくないのだから。幼少期の体験であればなおさら、複雑に分岐を続ける指向によって複数の意味付けが与えられているものである。自由連想法は三葉虫の化石を採掘することではない。むしろ力動的な再構成の試みであって、自己に関する定式化がふと澄み渡った一瞬を狙う作業である。ひとは変わるのだ。自覚されずに完了する変化も多いけれども、それは例外的にうまくいった場合であるから目標にはならない。再構成が完了した後に内省が追い付いてくるものだと考える方がよい。(注11) 人格について真理があるとすれば、それは空想が結晶化したようなものであるし、幻燈に照らされてぼんやりと浮かび上がるようなものであろう。

ひとについて深く知ろうとするほど、治療的な実践と「純粋に研究目的の」調査は区別できないという疑心暗鬼が深くなるだろうか。しかしそのような疑念が生まれるのは、治療とか研究という言葉で指しているものが空虚であることの証明である。治療上の仮説が正しいかどうかはその患者を観察することによってしか確定できないし、また自

(注9) 蛇、尖塔、老人など、夢によく出てくる像の「一般に意味するところ」を図れるほどの遊び心を私は持ち合わせていないようだ。夢に登場するシンボルの一覧目録を作ろうとするのは、新種の行動主義である。意味を付与しているのは何であるか、という観点が欠如している。生命の破片的であることを「客観的に」扱おうと言うのだろうか。

(注10) スキゾフレニア状態に取り組むときには特に、夢がどれだけ複雑なものであるかと強調しなくてはならない。そうしなければ多くの医者が「患者は夢と現実を混同している」と勘違いしてしまうだろう。

(注11) 自由連想の素材と「機制《メカニズム》」の関係を「正視する」よう言われたせいで——つまり想起されたものの有為転変から目を逸らせという指図であるが——激烈な強迫症となってしまう患者もいる。言い出した医者は「治療」しているのだという。こういう人物においては、それまでの対人関係のすべてが鋳合わさって「精神分析的に解釈する」という代用行為が現れているのだ。

己についてのどんな知識も当人の利益となるものであるから、特定のひとにとって有益となることなしに、人格について良い研究をすることなどできない。逆に言えば、患者に害を加えつつ俗悪な研究をする、ということはいくらでも可能である。しかしそれで理解が深まることはないだろう。自分を治療者ではなくあくまでも研究者であると考えるようであれば、友愛の場が患者に良い影響を与えることを避けたり、後から検証可能な手法だけ使うことさえあるかもしれない。しかしいずれにせよ患者が進むよりも先に問いを進めることはできない。一部の素材—例えば夢断片—だけを過度に重視することは、連想の流れを阻害してしまって、些末なものに見せかけ上の重要性を付与してしまう。情報はなく誤報だけが手元に残る。

非私的な友愛、いや私的な非友愛を理想に掲げるようなことが、強迫性の高知能者が自由連想を「使う」とき出てくることがある。あらゆる情動的混乱を避けようとしているのだ。このような患者は語彙・話しぶり・イメージが豊かであって「探求」は一見とても生産的だが—虚しい。空想が制約されないのは相互交流のための情緒性を放棄しているためであるから、それなら通常の会話のほうがよほど実り多い。一般に、そうなってしまうのは深い無意識にこびりついた憎悪システムのせいである。探索者は禁治産宣告されているに等しい。このような場合に何をするべきか、とくに客観的に有効性を検証できるような技法があるかという点に関して言えば、私はただ今後の研究を待つ他ないと思う。何を観察し計測するべきなのかが明らかにならないと観測の第一歩さえ踏み出すことができない。[注12]

ここまでの各段階がうまく行ったらついに作業の第三相である。分析の前段階の終わるころから少しずつ自由連想に導入することをここまでに推奨してきた。ここからは自由連想の終結に向けて「再評価 revaluational procedure」[注13]を徐々に進めることについて述べたい。自由連想に終わりなんてあるのだろうかとすぐさま頭に浮かぶ。たしかにある時点まではずっと、自由連想はとても生産的で、人格の発展史と明らかに結びついた情緒的な素材を多く差しだす。しかしその後には必ず素材が「出尽くして」、いまやずっと統一された人格の持ち主として、近日の出来事に対していかに対応したかに結びついた連想が出てくるようになる。[注14] ここまでくると患者は Frank[注15] の「緊張のマネージメント management of tensions」を学び、また Hart(注16) の「人格の実現 fulfillment of personality」に取り組むようになる。(8) いくつか階段を踏み外してしまっていた個人が、成人期に向かって一挙に駆け上がっていくのだ。

治療の向かうべきところ、つまり成人期について話を進める前に、中断された人格探索のその後について話をしておく。すでに述べた通り、自己に関する知識はどんなものであっても害となることは決してない。この一見当たり前の言明に反して「生悟り掘りに落ちる」とも言う。現代社会の情況はこの両側面に光を当てるものだ。人類の福祉に携わる人々の間で、現世界の直面している課題が一人ひとりの人間的課題と相通じていることが認識されるようになってきた。保守派と急進分子の双方が、古代の価値観を我が方につけて気勢を上げている。その一方でますます多くの、数えることもできないくらい大勢の労働者が、浴びせかけられた偏見や押し付けられた規範を乗り越えるため、自分たちの私的な、社会的な、文化的な現実を理解しようと苦しく辛い前進を始めている。臆病な魂、不安時代の監査権者、防塁に守られた老人連中、実利家の保身のせいで、苦悩した少年たちはなんと素敵な時間に引き裂かれてい

(注12) いつの時代も、精神病理学の「客観性」について突き上げがあるものだ。この本によって客観主義者たちを不必要な産みの苦しみから守ってあげられればと思う。個人的・社会的・文化的課題に関して、きわめて対人的主観的な世界があるのだということ、そして明確な一般化を果たすためにそれが絶対必要な準備条件であるということを本書では主張しているつもりである。

(注13) 医者はしばしば「治療にはどれ位の時間がかかるのか」と予後を決定するように要請される。しかしこの判断には文字通り無数の変数が介在していて、ほとんど確率論の世界である。

(注14) 有用な連想が現れる前の、抑圧されたり解離されたものを押し込めておくための「かぶせもの」ないし代用行為（強迫的な患者によくみられる）と取り違えないように。症候が患者を依然として圧迫しているかどうかが区別する上で有用である。

(注15) L. K. Frank, "The Management of Tensions," Amer. J. Sociology (1928) 33: 705–736.

(注16) Hornell Hart, "Family Life and the Fulfillment of Personality," Amer. J. Psychiatry (1930) 87: 7–17.

ることだろう。労働者こそ次の時代を約束する。実利家と自由人の美辞麗句は儚い。

不完全な探索がどれほどの影響を及ぼすかは、その時点の対人関係にかかっている。こんな症例があった。分析がほぼ終了する段階までほとんど完璧にいって、しかし成人期的な関係の統合だけがうまくいかなかった。非常によく見かける、「分析を受けた」タイプの青年である。医者に依存しきってしまうことで弱体化してしまったのか―もしそうであれば一、二年で満足な関係を作れるようになるかもしれない―そうでなければ「新たなる智識」の狂信的高弟となって、医者のもとを離れていく可能性がある、そして改宗して、防衛のためのカースト制を踏み固めて、友愛を求めるたびに邪魔が入るようになる。彼自身、精神分析家になるかもしれない。さかんに弟子を抱えたりなどする。最悪の展開はどんなものだろうか。それまでにあった対人関係を、弟子たちを相手に再現する、つまりずっと不幸な形で、身内に対してパラノイアを膨らませるということも、ないとは言えない。

ここまでは酷くなくても、中途半端な分析は内省を深めることに対する強い反発を生み出すことがある。被害者は懸命に身構えて、武装して、そして敵を殲滅するために突進する。何かに困っているというわけではなくとも、過去の担当医を誹謗中傷する。人間科学の研究、あるいは人格を研究するもの全員を一括りにしてひどい侮蔑の言葉を投げつける。あるいは大衆は無知蒙昧だと言って自分の側に土塁を築く。どれも連想の中断時点における人格の様態である。もしも早いところで中断があれば、憎悪はもとよりも肥大して噴き出す。医者のせいで「悪くなる」。中断が終わり近くで起きれば―医者のコントロールできない外部的要因によって起きることがある―一、二年の嵐のような日々を経て、医者の小手先のテクニックよりもずっと価値のあるものを身に着けてどこかで安定するかもしれない。そして決して小さな事とは言えないような真に創造的な仕事を始める。途絶した人格探索の光と影を挙げるとしたらこんなところだろうか。

人格の研究について、素描のような提示にすぎないけれども、最後に「限定部分の探査 exploration of a limited aspect」について触れることで、この章の要約としてみたい。限定部分というのは、人格のある一部分だけ、つまり生活態度とか政治的姿勢とかを取り上げることではない。そうではなくて、ある特定のひとについて、もっとずっと狭い範囲の指向ネットワークに焦点を当てることである。これは中断した人格研究の一つの特殊例にほかならない。（意図して行われた中断であるところに特徴がある。）医者と過ごす最初の数時間―自由連想という第二段階のまだだいぶ手前―面接はまだ縛りつけるものが多く、最終目標はまだ見えない。それでいながら、関連する問題は山積みになっている。面接が終わっても成果は何もないように思える。研究面からは見るべきところはなにもない、早くそこから抜け出すべきということになるだろう。一般化できるような知識は何一つ生じないのだから。けれども生活することの困難を緩和する手段としては、これも許容されるのではないか。ときには推奨される場合さえあるかもしれない。もともと深刻な歪曲があったところに、短い間に不運が重なって調子を崩したような場合には、もしかしたら最近あった方の困難については、一見間延びした面接の方がむしろうまく和らげてやれるかもしれない。たとえ人格の完全な再構成が果たされるのはずっと先のことであるとしても。このような簡略型調査 abbreviated inquiry にはおおよそ三種類のモードがある。

第一のモードは、高機能者に対する働きかけである。現代では、知能の高い人ほど脇目も振らずに生きてきたということが多い。自己と理想を溶け合わせるような機会や、自分自身を振り返る時間もとれないままに大人になっていることがある。このような場合、友愛の場を取り持つことに長けた医者が小面接を繰り返すことの意義は大きい。相手に対して直観的な共感を示すだけで、自分のこれまでの対人関係のあり方を患者自身が自ら「率直に認める」ことがよくある。見当外れな言葉遣いでさえなければ、患者がやろうとしていることの価値をほんの少し肯定してやるだけでも良い。一方で暗示法は、つまり友愛の場を利用して無批判に受け入れられるような公式を患者に与えることは危険である。暗示が通じたとしても、既にこれ以上ないくらいに複雑な人生をますます複雑にするだけであるし、もし通じなければ、自分の困難を他人が助けてくれることなどやはりありえないのだと、否定的な観念を植え付けることになってしまう。

暗示法のうちでも、特に大きな領域を占めるものの一つについて、言葉を足しておきたい。ある種の睡眠による「催眠術」についてである。手技はともかくとして催眠の特徴は、誰かを他者の完全な服従下に入れること、しかも完全に受動的存在としてしまうことである。患者の人格が統合される場が医者を中心としたものに変わる。母親との乳児期的な関係が再登場して完全な依存状態になるために、私がいうところの友愛情況からはかけ離れたものが現れる。(注17)よく知られているように、催眠にかかった患者は愛想よく従順である。しかしその愛想のよさと、催眠によって「簡単に」思い出された素材が醒めた後にも有効であるかは別問題である。特に児童期や青春期の偏倚を矯正するために催眠法を使うのは、不可能ではないにせよ、大変な技量を要する。方法さえ調整すれば大部分の人間に催眠をかけることができるだろう。たとえそうだとしても、「ついさっきの」記憶を回復するために行うような簡易的な催眠すらかなり慎重に行うべきである。このことははっきりと警告しておく。

限定探索の第二のモードは、面接の第一段階を飛ばして第二段階から始めるものである。そのときには自由連想法を使って、不全適応の中核にあるものを見つけ出す――たとえば葛藤を繰り返している指向を見つける。そうしてこれをどうにか充足させるために面接の第三段階を行う。想像される通り、「自己検閲」を弱めるのが目的のときは特に、むず痒い仕事である。たとえば初期性器フォビアのように、患者が意識外に強い指向ネットワークを抱えているときには作業が始まってから方向転換して長期間の作業としなくてはならないし、終了時点でほとんど良くなっていないこともありうる。

第三のモードは、伏在したスキゾフレニアか、あるいはそれに近い状態で苦しんでいる患者に対して行われる。このような場合、医者と患者の間の友愛情況の統合は「仲介人 mediation」なしには作り出せないことが多い。ときに強烈な同性愛渇望が限度を超えて、恐慌の末に自殺に至るためである。原則として、一対一で面接するのではなくて、三人組をつくることで患者を保護する。医者はいくらかの作業を診療助手にも振り分けて、情動のオブジェクトを二つ作っておき、良好なバランスを保つようにする。この時の目標は、対象者の社会化を進めること、そして快適かつ適切な特殊集団の中で生きていくことができるようにすることである。より徹底した探索をその後に行うこともある。(注18)

人格の探索を成し遂げることができるかどうかは、対象者の特徴である指向ネットワークを自覚されるところまで浮上させられるかどうかにかかっているようだ。そうすれば人格の失調状態、そしてその精神病理を垣間見ることができるし、さらには前章で論じたようなタイプに分類することもできる。間違いを犯す余地が多分にあることは変わらないけれども、しかし特定の行為とほんの少しの史的データから、眼の前の病的人格にあるだろう偏倚を見つけられるようにもなる。失調状態の診断が正しかったかどうかは、失調が解消するくらいまで徹底した探索の後にしか分からないのが現実である。けれど経験が増えるほど診断の直感は研ぎ澄まされるものであるし、そうして対人反応の

(注17) 以下に、最近私が発表したものから引用しておく。

「催眠を用いることで、解離されたシステムが、「睡眠のごとく」自己（解離させるシステム）の抵抗から相当に解放される…。催眠が可能であるというのは、施術者人格の自覚されていないところまで含めて、相当のラポール…つまりごく濃密な対人関係があることを示す…。もしも施術者が解離されたシステムに利するようなことをすれば…後には葛藤が残るに違いない。」

(注18) この技法によってかなりの成功が得られた。異人治療情況 heteropersonal therapy-situation を作ることで同性愛渇望による恐慌を避けることのほうがずっとシンプルに思われるかもしれない。しかしその考えは、友愛情況という基盤を、そしてその統合への可能性を軽視している。女性医師とであれば、モノセクシュアルな治療に特有の緊張なしで、スキゾフレニアの患者は「うまくやる」事ができるだろう。しかしそのうちに現実に背中を向けてそこに安住してしまうか、あるいは幻覚をこしらえて眼の前の女性が実は憤慨した男なのだと、おそらくは生々しい近親姦恐怖に基づいて考えて不穏になる。女性のスキゾフレニア患者と男性医師でも同じことだ。真にスキゾフレニアであるような青春期の患者を異性間治療したときの予後はとても悪い。一方で、私は時々、仲介法によって安定を得た後に男性患者を女性医師に紹介することがあるが、これは良好な成績であった。(9) 男性医師に紹介した場合はさらに成績が良いけれども。安定してからの治療は、どのようなひとが治療環境に出入りしているかの要素が大きく働く。

個人方程式を避けつつ検証可能なものに近づいていくだろう。人格研究を今後発展させていくためには、ここまでに述べた線に沿って進む以外にほとんど方法はないように思う。今はまだ訓練された実践家はとても少ない。しかし孤立した絶望に満ちた社会に彼らが広く散らばっていけば、きっと道は拓かれるものと期待したい。

[訳注]

(1) キルケはギリシア神話の魔女。妙薬によって人間を獣に変える。彼女の島には船乗りたちが迷い込んでくるけれども、みな豚に変えられてしまうので帰ることができない。(オデュッセウスにだけは薬が効かなかったので、キルケは降参して彼の愛人になった。)

(2) もともとは天文学の用語で、観察者ごとの特徴的な誤差を修正する式のこと。後には意味が広がって、観察者が観察対象に与える影響を表す言葉にもなった。

(3) 自分の生活史の出来事に由来する感情を、患者が治療者に向けて投げかけることを「転移」という。逆に、治療者が患者に対して行なう転移を「逆転移」という。

(4) 最初期の二眼レフカメラ。十九世紀末から二十世紀初頭にかけて製造された。

(5) 下位の神々を統べる、男性の姿形をした神。

(6) ローマ神話に登場する豊穣と貞節の女神。真の名前は不明、また男性には決して姿を見せないが、自身は男性の装束を着ているという。

(7) 十九世紀末の北米で流行した、通俗的な教育心理学のこと。

(8) Hornell Norris Hart(一八八八ー一九六七)アメリカの社会学者。晩年には超常現象の研究に没頭した。Lawrence Kelso Frank(一八九〇ー一九六八)アメリカの心理学者。曖昧刺激に対する反応を通して心理活動を図りとる手法を総称して「投影法」の言葉を提唱する。また、研究財団の運営を通じて児童発達研究の発展に強い影響力があった。

(9) この当時、アメリカの女性医師数は全体の五%程度。

第十二章

人類の福祉に向けて

個々人の福祉に対して、アメリカはこれまで独特の高い関心を払ってきた。寄付や慈善事業の伝統はこのうち最良のものであるし、それによって機会の平等も保障されるようになってきた。恩恵を受けて成功した人物ほど両肩にかかる責任を果たしてもいる。伝染病を制圧した経験によって、努力を正しい方向に向ければ困難を乗り越えることができるという希望も大衆のうちに灯された。富の蓄積によるアメリカの国際的権力は、新しい巨大な推進装置となることだろう。強欲、嫉妬、そして疑心暗鬼の世界にあって、少しずつではあっても着実にこの蓄積が進んだことは驚嘆に値する。

必然ではないハンディキャップが一人ひとりの生命を大きく歪めていることが認識されるようになった。多彩な社会運動の目指すところが現実味を帯びるようになっている。精神衛生国家委員会 National Committee for Mental Hygiene、刑法犯罪学研究所 Institute of Criminal Law and Criminology、国家研究会議 National Research Council、社会科学研究会議 Social Science Research Council、人間関係研究所 Institute of Human Relations などの団体がこの変化を代表している。[1] 同時に、精神医学を介した援助を求める人々が増え、その需要に応じられる人材を育てることが喫緊の課題として持ち上がってきた。「ひとはひとの中に生きる」ことがほとんど理解されていないながらも、機会公平の担保や、目指すべき社会体制についての議論は成熟しつつある。

人類全体の悲惨を乗り越えるための運動は、「皆の仕事」であるためにかえって誰も手を付けてこなかった。しかしそれも今では、官民の大規模な基金が作られるようになって、さらには各種の市民団体、教育機関、病院やサナトリウム、個人医院までが一丸となって動き始めている。一部の議員や裁判官は法規制の変革に動いている。特殊学校、少年院、矯正施設、刑務作業所、そして監獄もその影響を受けるだろう。精神科診療所や、公立および民間の精神病院も世に知られるようになってきた。心身のハンディキャップ、学校教育への絶望、経済的困窮、生活環境の不衛生に苦しむ人々の保護や看護、さらには予防や改善に携わる人々がますます増えている。

これら福祉の各領域が拡大するのは、突き詰めていけばそこに参画するひと、他者に何らかの援助をしたいと願うひとが増えているということである。どれほどの善意があろうとも、有能であろうとも、周囲を巻き込む力があろうとも、元々の動機が何であろうとも、究極的にはあらゆる運動は他者との相互作用であり、その効果は対人情況の変化として現れる。どのような倫理的・宗教的・審美的・社会的・政治的・経済的・理論科学的なシンボル作用が働こうとも、社会福祉のあらゆる行為は対人関係の現象である。実践されれば、どのような活動もすべて一対一の相互作用にまで還元することができる。[注1]

さてそうすると、社会と福祉を発展させるための人事採用という大きな課題が立ち上がってくる。今のところ、迅速かつ有効に適性を調べ尽くす手法は見つかっていない。少なくともその開発を待つ間、福祉に従事するひとを見極めることが社会福祉の全体計画とほとんど同じくらいの重要性を持つことは間違いない。福祉の必要性が叫ばれながらも、これまで人員の選抜や教育があまりにも軽視されてきた。そしてその結果として、官民の努力の少なくとも表面上の受益者については、まことに不運としか言えないような事態が生じている。

現行制度内で個々の要員がどれほどの効果をあげているかを評価する定量的手法を開発する力は私一人にはないし、その職務にもない。しかしながら、悪の大半が最初には善意であったことくらいは知っているし、そして善意がない場合には悪行が権威という笠を着るものであるとも知っている。これはたとえ「更生感化運動」をしたところで変わらないだろう。大半の犯罪学者は補導件数さえ増やせば「犯罪予備軍」はいなくなって皆が「一人前」になると考えている。ここでそれを批判したいところだが、しかし私たちが運営している精神病院も時代遅れの「癲狂院」に取って代わったものに過ぎなくて、患者を社会に統合するどころか、いまだに隔離し脱統合する装置である。同じことが民間の慈善活動、家族福祉活動、コミュニティ・センター、布教活動、労働斡旋所でも起きている。学校や大学でも蔓延している。市議会、州議会、連邦議会にも散見される。あらゆるところ、法の執行される場所でこれをみないところはない。

アメリカにはもちろん広く法が施行されているが、それでも国際的な評判をみるとアメリカ人はまったく無法的だということになっている。現在、ある連邦委員会が法の施行に係る問題に取り組んでいる。この調査で大規模な犯罪統計が明らかにされるだろう。これが人格研究にとって大きな意味をもつことは言うまでもない。（単に数字を並べるだけの犯罪統計は、逆説的だが、その数字さえ怪しいものとしてしまう。司法という巨大な構造体が作動するのは、第一線の相互作用担当者、すなわち地区検事長だとか警察官が動くだけの「動機」があるときだけある。面倒な取り締まり業務を開始するだけのメリットとか、行動せざるを得ないような圧力がない限り、警察官が仕事に取り掛かることはない。犯罪の検挙や分類がこのような私的な動機に基づいている限り、犯罪行為をすべて数え上げることなど到底できないし、ましてや個々の事件の詳細を記録するなど夢のまた夢である。）

いまや多くの優秀な精神科医が、犯罪とは単に一時点の非違行為なのではなくて、ひとの育つ環境や文化全体の問

（注1）　審美的行為に限って言えば、この原則に当てはまらないものも多少はあるようだ。たとえば現世の美に何か新しいものを付け加えるような、そういう偉大な貢献をする場合がその一例である。まことに不幸なことではあるが、審美的行為のほとんどが社会福祉とは無関係である。

題であると声を上げるようになっている。一つの行為だけ取り上げても見えないものが、来歴や情況を考え合わせることによって明らかになるのだ。米国法曹協会American Bar Associationはこの先進的な考え方を採用して、責任程度の判断が求められるような重大犯罪の裁判には精神科医を必ず参画させるように求めている。別の言い方をすれば、法廷において精神科医は以下の問いを発することが求められているのだろう。すなわち、この人物が法を破ったのは事実としても、そのことが法の目に触れる契機となった相互作用は何でありましょうか、と。これは大半の事件において明らかにされないままになっている。現時点でこの問題は精神医療の範疇を超えるようだから、法とその対象者の相互作用についてより多くのデータが得られるまでしばらく待つとしよう。その間に警察が民衆に対してやっている不法行為の数々を研究することになるだろうか。最も望ましいのは一次審判、つまり警察や簡易裁判所で行われる、法と市民が接触する端緒となる出来事を取り上げることだろう。市井の人々にとって法律は街場の警察官の顔をしている。法が生活者の役に立つかどうかは、ひとえに彼ら第一線の担当者の振舞いにかかっているのだ。

心正しい人間であるなら法に恭しく従え、そう言われて私たちは育つ。法が拠って立つところのこの心正しき人、「合理的人間 the Reasonable Man」こそ、まことよくできた貴族的フィクションである。代議制による民主政治は完璧な社会統治からは程遠い。ピラミッド化した法制度を通して、政治参加できる階級がもつ気まぐれな欲望を満たしてくれるだけだ。開拓時代以降に作られた法は代議員たちの懸命な努力の賜物であると言われているけれども、しかし彼らは法律の作用について悪名高くも能天気であった。法文を行政が施行する段階になると、例の楽天主義は泰然自若、いや臆面もなく無関心を決め込む態度となって現れる。最高裁判所の「合憲性」基準をすり抜けたファンタジーをもとに代議員は何らかの執行機関を新しく作って、もう自分たちの管轄ではないし、果たすべき責任もすべて果たしたなどと言い出す。「憲法のもと国益を最優先にして」行動した、「担当の機関」に権限はすべて移した、そんなことをうそぶく。「うまくいかないなら」法改正するか、あるいは条文を死文化してしまえばいいと考えているかのようだ。政治家は当選してしまうと支持者に報いる暇もなく、社会状況の実地調査に出かけて救済事業を計画する時間もないらしい。公共の福祉のための折衝など我ら政治家に期待されてもとてもとてもとても手が回りませぬ、と。指揮権限の発動はほとんどいつも政治家の利己主義の産物である。

「執行機関」が少数の特権階級の人士から組織されていて、つまり結果として立法が単に偏見を法制化しただけになったとしても、立法府は素知らぬふりで自分たちにはまったく関係がないような顔をする。半ば廃れたような民俗が大衆に押し付けられたり、既得権益層のために一般の生活者が犠牲にされたりする。この種の法律は最悪の害毒である。一度布告されてしまえば年中いつも法経典に居座っているくせに、散発的かつ恣意的にしか適用されない。法改正しようとしても、既得権益層が出来上がっているから抵抗される。新しいプロパガンダには既存の支援者を失うリスクがあるから、結果として、代議員がわざわざ法文を改めることはなくなる。死文化した法や条例は、ときおり思い出したように呼び出される。他人を食い物にして生きている人間にとってそのような条文の方がむしろ都合がいい。大企業家は安楽椅子に優雅に座っていながら、一方で誰に迷惑をかけるでもなく生活をしていただけの人々が不条理に締め付けられて、抵抗することにすら疲弊し、歯車に砂を撒かれるような苦しみを味わう。無感動な末席政治屋および狐狸妖怪が作文をして、それで誰かに命令したり金を巻き上げたりする。狐や狸といえども人間様が知っているだけのことは了解しているのだ、一度でもこの正義装置にひっかかるとどうなってしまうかを。因律に背けば「疑わしきは罰せず」はどこに行ったやら、誹謗中傷が浴びせかけられる――尊厳は無残に打ち砕かれて「一生引きずる」ことになるだろう。例外があるとすれば大金を自由に使える政界のフィクサーくらいのものである。

無法状態は法律を侵す側だけの問題ではない。むしろ多くの警察官が社会正義に無関心で、上司の顔色ばかり伺っていて、昇任も懲罰もすべて政治屋の意向次第の境遇に甘んじているせいだ。法に対する市民の軽蔑は募る一方となるだろう。民衆は自分たちの間に働く相互作用から生き方を学ぶのであって、法律や福祉計画立案のファンタジーから学ぶわけではない。それなのに、善意たっぷりなだけにはた迷惑な政府資本はどういうわけかこれに気づいていないようだし、螺子の飛んだ政治家の「飛び道具」はなおさら無能である。重要人物の暗殺は政府や大資本家の世襲特

権である。慈善活動の皮を被った傷害行為はさらに広く蔓延している。(注2)

現代社会は私たちの荒々しい「本性」を、あるいは犯罪や共産主義に傾く「嗜好」を体現しているように思われるかもしれない。人々はあまりにも安易にうまくいくらしい抽象的な議論に没頭している。数字を弄り回しただけのがなんとなく素晴らしいとされている。そのうちに数字やグラフは嘘をつかないなどと謳われるようになる。（詐欺師ほど数字の扱いがうまいものだ。統計指標が疑われるのは提出した人間が虚言者と知れているときくらいである。）しかし人間の本性はそのようなものではないはずだ。法が無用の抽象物である時代を早く脱して、そして法律を意味のある抽象物となるように組み直さなければならない。法の体系に自然な敬意が生じるような文化のうちに育つことができれば、人格の発達もずっと順調になるだろう。権力をもった人間とどのように付き合うべきか、幼児期や児童期のうちから学ぶことも出来るだろうし、世俗法や神聖法を抽象化した高度なシステムを、つまり超自我とされているものを人格のうちに育てることもできる。成長過程の経験が首尾一貫したものであれば、私的法体系 private legal system も一貫したものとなり、それが果たす役割も申し分ないものとなるだろう。実社会での法体系にも適応できる。著しく不条理な扱いでも受けない限り、一生そのまま素直にやっていける。しかし一方で同じ屋根の下に暮らした権力者たちが首尾一貫していないようだと、子供は（朝令暮改の）不正義に絶えず追われることになるから、決して拭い取れない猜疑心が染み付いてしまう。合理的人間の「社会常識」が、野蛮人のトーテム信仰と薄皮一枚の違いしかないものとして目に映るようになる。(注3)

「合理的人間」神話は、集団内の主要人物たちが因律に一致している限りは破綻することがない。法制化する必要もない。現在でもアメリカの田舎では、警察権限や初等裁判は「安寧のため」とか「秩序を守るため」という程度の理由付けで十分に機能している。特に重要でもない人物が、憲法やその他の市民的権利が蔑ろにされていると声を上げてもお咎めなしである。たとえ少数の不満分子がトラブルを起こしても、コミュニティの顔役が集まって話し合いが持たれて、法定代理人とともに微調整を施した新規則が起草される。これこそ合理的で、狭い地域内の規範を通じてなんとか利害均衡を図る方法であった。しかし現代の都市生活では実現不可能である。大都市で不適格の烙印を押された者たちをどう扱うかは、いまや企業家ロビーまで悩ます問題となっている。法律の存在を知らなかったと言っても、法を破ったことの「言い訳にならない」。その一方でどんな優秀な弁護士

（注2） 大多数の福祉労働者は、現場判断の多くが本能のなすままに行われていることを知っている。患者に害を与えないでいようとするなら、保険金でもかけて本能を抑え込まなくてはなるまい！そんな姿勢で従事するなら、私情なく、効率よく、ビジネスライクに仕事を片付けることになる――ロボットの群れに応対するロボットの群れだ。そうなれば事前に割り振られた慈悲供出領域から少しでもはみ出ると「人間の汚いところ」に突然晒されたように感じて取り乱すことになるだろう。

以前、すこしだけ知恵の遅れた女の子がいて、「未婚の母」であったために地域の家族福祉官の目に止まった。この担当者は少女が反道徳的であるといつもきりきり苛立っていた。そのうちに、少女が仕事を見つけてくるたびに雇用主にわざわざ電話をして情報提供するようになった。結局、その少女は町にいられなくなり、自分が「足りない」ことをまざまざと見せつけられて、みすぼらしい気持ちを抱えながら子供を育てた。福祉官は小遣い稼ぎをしようとしたわけではないし、むしろ善いことをしたつもりになっていた。しかし少女が育て上げた男の子はその後、（幸運なことによく統合された人格となったのだが）どんな大金よりも父親が欲しいと願うようになってしまったし、何一つ落ち度がないにもかかわらず皆から軽蔑されていたから、結局のところ吸血鬼的搾取の構造は再生産されることになってしまった。

（注3） 哲学者にはコモン・センスの世界とでもいうべきものがあって、合意的確認を経た経験としてのみ自然が存在するのだそうだ。その世界の内側で日が昇り、沈み、自動車が走り、信号機が明滅して、人びとが集まり、互いに意見を披瀝しあっているのだという。しかし私たちが言葉を交わすとき、どれほど哲学者連中が慣れ親しんだものであろうと、例の形而上学的コモン・センスがまったく放棄されていることも稀ならずあるではないか。そのとき代わりに参照されているのは、一例を挙げれば、対人関係のコモン・センスである。これを参照することで自分に埋め込まれた因律についての個人的な合理化を取り出すことができる。自覚というものは会話のため必要なくらいにしか生じないものだ。「言うまでもないことだけど」などという台詞が聞こえてくるたびに、コモン・センスなるものがいかに社会で共有されていないかに思い巡らすべきなのだろう。つまりその発話者は自分が嘘をつこうとしていることも、あるいは相手に偏見を押し付けようとしていることさえも意識できていないのだから。

も、州の法律をすべて漏れなく知っていることはないのだ。合理的人間というフィクションは霞のようにぼんやりと捉えがたく、「現実の人間は法体系とどのように結ばれているか」という課題がいまや極めて複雑になってしまっている。ひと同士の相互作用を研究する者として、この課題をまず三つに分けてみようと思う。法プロセスの外部で起きる事象、現代的法プロセスが関与する事象（少年判院や家庭裁判所に送られるトラブル）、伝統的法プロセスの領分である事象（特に刑事犯罪）である。この第三のカテゴリーに関係して精神科医が法廷に呼ばれた時には、以下の二つ以外は考慮しないように要請される。すなわち、（1）立法者の作った言葉で扱いうるもの、（2）「証拠の原則」に従って法廷で明示することができてしかも裁判員を納得させられたもの。この二つに当てはまらないものや出来事はすべて、刑法には関係無いものとされて、裁判から排除される。

優秀な弁護人がついていたり、あるいは被告に社会的影響力があったりすると、「ひととなり」は単なる印象論を超えて裁判の進行を大きく変えることになる。法律で白黒つけられないような問題、すなわち被告が正気であったかどうかが市民裁判員によって評価されることになるのだ。責任能力とはすなわち「善悪の弁識能力」と「行為の本質と結果に対する完全な予見能力」であるけれども、善良な裁判員たちがこの「行為時点の責任能力」という無理難題に答えを出さなくてはならない。裁判員によって正気が「合理的疑いを超えて確か」と認められない限り、刑罰は施行されず、代わりに「治療策」がとられる。[注4] 妥協案のような判決が出ることもある──「有罪。ただし極刑は適用しない」とか、「この犯罪的狂人を強制入院させる」などの命令である。私の経験から言えば、最重症の精神病者であっても市民裁判員は無条件に「無罪」としてくれるわけではない──「残忍非道な犯罪」の疑いがかけられていれば特にそうだ。同じく経験から、「心神喪失した犯罪者」であっても精神病院にごく短期間だけ逗留しただけで「正常」と言わせるくらいまで回復して戻っていくこともあるようだ。このように書くと、まるで「心神喪失抗弁 insanity plea」を非難しているかのように思われるかもしれない。しかし私が意図しているのはその真逆である。「狂人」病院である聖エリザベス病院の院長[2]に対する非難轟々の新聞キャンペーンの中、自分たちの責任でもって自分たちのコミュニティの中に多数の精神病者を復帰させてきたコロンビア特別地区の裁判員たちは、まさに適切な「情状」を示したと私は思っている。普通の殺人犯よりも、他人を殺したいほど憎んでいるパラノイアの方がよほど危険である。（そのようなパラノイアに取り憑かれると、誰か殺すにしても、女中の愛人や自分に嫌がらせをする人間を殺すのではなく、公共的な重要人物を狙うものである。）信頼の厚い精神科医であれば、被告人にパラノイア性の失調があるかどうかの判断を依頼されることもある。そのときには診察室では決して手に入らないようなデータまでが利用可能になるのだが、しかし残念なことに、判事たちは一般にその種のデータを無意味かつ無関係なものとして無視するか、あるいは予断をもたらすものとして意図的に遠ざけることすらしている。(注5)

刑罰の種類と期間についてはこれまで伝統的に各判事に一定の裁量が認められていた。判事の任用期間が比較的に短い現行制度であるから、再選を目論む判事が寛大な判決を出すことも稀ではなかった。「贈り物」を期待している

（注4）「狂気」なるものの深淵に、どのようにして精神鑑定医が立ち入るかというのはとても興味深い問題だが、ここでは触れないでおく。犯行時の「被告の精神状態」について、まるで奇蹟か何かのように陪審団の判断を大事にとる州もある。その一方で裁判手続きへの精神科医の参画という重要な革新を進める州議会もある。

（注5）地方弁護士会所属の名士が被害者となったある殺人事件の審判では、精神科医から成る委員会に、専門家集団の意見を取りまとめる機会が与えられた。まず無実を訴える被告の生育歴が詳しく検討された。次に被告人の母、兄弟、姉妹、妻、幼少期の友人や隣人といったインフォーマントが呼ばれて尋問と対立尋問が行われた。選挙によって選ばれたはずの州検事は、家族の話を怪しいものと決めつけて、傍聴人でいっぱいの法廷の中で家族に恥をかかせ、先天的な遅滞があるとの主張が嘘であるかのように必死に印象操作した。しかも鑑定医師団が「人格の偏倚はあるが法的正気の構成要件には関係しない」などと宣言したために、裁判員はますます惑わされて、結論は「有罪、死刑のみ免除」となった。まこと賞賛すべき熱心な法律家様は「ユダ」を首吊りにもっていくのに懸命であったのだ。一方の被告は、重篤な「低格の」パラノイア型の精神病質者であって、症状によって著しい障害を抱えた青年であった。被害者となった紳士は社会的にも経済的にも恵まれていて、きっと自尊心も高かっただろう。

ようでは、世の偏見や政治の先行き、扇情的な報道を乗り越えることはできない。[注6] しかし刑事法制のこの明らかな欠陥に立法者がまったく無意識というわけでもない。最近では、有罪の確定した重罪人にどのような処遇をとるべきか、精神科医の専門家集団が意見を求められることも出てきたようだ―刑罰か、精神科治療か、一時的隔離か、死か。精神医学にはそのうち、重罪人の一人ひとりについて、その最適な処遇を決定する因子群を明らかにせよという途轍もない責務が課されることになるだろう。真摯に（つまり形式的にではなく）それをやり遂げようとするなら、確定した犯罪人の治療を担当する者自身にある病理をどうするかという例の問題が浮き上がってくる。[注7]

　精神病院で行われている、公費あるいは私費による治療について手短に考えてみよう。相互作用の最前線として一番わかりやすい例だと思う。まず私自身が詳しく知っている領域であるし、内科医、法律家、聖職者およびその他の専門職集団について触れることもできる。（二十四時間のうち一時間を福祉の対象者との心ある交流に使っていて、それ以外の二十三時間を対象者の「行政的管理」に費やしている方々である。）不道徳、貧困、私生、アルコール耽溺、共産主義あるいはその他の邪神崇拝、ときどきしか職業斡旋所や失業手当金交付にやってこないことへの対応を困難にしている因子は他にもたくさんあるけれども、ここでは取り扱わないでおく。

　一般に、精神病院で看護士や付添い人をやっているのは心優しい人々である。同時に、病院という職場を得られなかったら日雇い労働をしていくほかない人々でもある。[3] 人間がどういうことにやりがいを感じるものであるかを分かっていない方々だと、「他の仕事がいくらでもあるのにどうしてわざわざこんな仕事を」と訝しがるかもしれない―精神病院で働いていても給料は少ないし、社会からもよくは思われないのは本当にその通りだ。しかし将来ある彼ら青年たちに聞くとこんな答えが返ってくる、「好きなんですよ、あぁそれと学校にもいかなかったし商売も向いてなかったし」。充実感と言い訳が、弁解めいた「あぁそれと」によって連結されているのは示唆的ではないだろうか。看護助手の仕事に「将来性なんてない」と考えていることも含意されているだろう、周りから「汚れ仕事」と見られていることとの自覚もある。彼らの多くが「流れ者」であって、「くび」になったとかで病院から病院へと渡り歩いている。生活苦や、一箇所に落ち着けない事情のあることが多い。一応の職と小金だけ手に入れて、賭博や酒、セックスに注ぎ込む。もっといい仕事に就くだけの能力があったとしても、堕落した生活の方を選んでいる。このために日中の仕事まで能率が下がって、統括する看護部長に目をつけられてしまう。助手たちはまったく堪え性がなく、無責任で、結託していて、文句ばかり言っている、というように。そうして「しっかり締め上げなければ」と看護部長は意気込む。管理職がこんな考え方をしているようだと無責任な看護が行われることになる。失敗はすべて最下層人の仕業として、責任を押し付けて、トラブルの根本にある構造については見逃してしまうことになるのだから。

看護助手に求められている仕事とは、とても頭で考えて理解できるような性質のものではない。助手自身にとってもそうだし、経験豊富な精神科医にとってもそうである。くびにはなりたくないから仕方なく、の仕事だ。上からどんなに無意味な指示が下りてきても、指示者に無駄と悟らせるための努力は無駄骨になる。看護職は「教育程度」に応じた「階級制」であって、上司は上司でなにやら訳のわからないことで頭が一杯で、ルーチン業務の意味についてちょっと聞いてみるだけのことでも「突き上げを食らってる」とか「いちゃもんをつけられてる」などと感じるようだ。実現不可能な規則を作りたがるのは決まって上層部で、気に入らない働き手に「新しい道に進んでもらう」のが目的であるらしい。「能率性」（雀の涙ほどの昇給が得られるかどうかの評価基準）に勤続期間以外の指標があるとす

（注6） 一部の原始社会では、富と権力に対する顕著な羨望があり、それを手に入れることがそのメンバーにとって何よりも重要である。これを文化人類学者が検討すれば、選ばれた裁判官や、検事や、警察署長を晒し首にして、罵詈雑言を投げつけて、犯罪の急増や職務怠慢はすべて彼らのせいだと「あおる」報道が流通し拡大する理由に関して、手がかりが得られるのではないか。紙媒体を買っているのは有権者たちである。自分が無能であることの証拠を、どうして人々は嬉々として読み漁るのか不思議である。

（注7） 無期刑よりも仮出所制度を整備する方が良いのは間違いないことであるけれども、人員の不足によってその効果が台無しになってしまっている。

れば、どれだけトラブルに巻き込まれないで過ごすか、どれだけ目立たずに直属上司の「こま」になれるかである。「烏合の衆」になるのが一番だ、新米助手はそう学習する。カラスたちのサディズムに疑問を抱いてはならない。自分の職務に強い関心をもつのもよくない。「追い落とそうとしている」と邪推されてもいけない。そんなことをすれば上司以下全員を敵に回してしまう。そもそも初日の「着任時指導」からして意味不明のことが多い。

興味をもって観察すれば、看護助手にいわれている「道徳意識の低さ」が、実際には看護職内部のヒエラルキーに起因していることが分かる。上級看護職であるからといって治療目的や治療手段に精通しているわけでもない。(作業療法や遊戯療法、水治療や理学療法に関わる人々、栄養士、訪問看護婦の方がよほど治療的なこともある。)正規の看護職員は、自分たちが暗闇の中にいると分かっているからこそ縄張りを守ることに必死である。その上には看護部長と診療部長もいる。部下たちを手足のように操って患者の福祉を目指しているのかもしれないが、しかしその手足となる者たちが訓練も教育も不十分では仕方がない。治療成績の悪さをすべてこの二人にかぶせてしまう前に、病院管理の全体責任者、すなわち病院長についても考察しなくてはならない。ここまでくると「どうしてこうなったか」が分かる。最前線の人事に対する無関心、無能、不寛容があるのだ。このことの原因をさらに探るとなると、病院組織を通り越して、「善き公衆」の挙動に行きつく。病院長、部長、その子分たち―システムの全体が、同胞のために働く労働者に対する公衆の無関心の鏡である。看護助手になるような男なんて、どうせ役に立たない奴らなんだから、病人の世話がお似合いだよ、と。善良な市民であってもこんな風に思っていることがある―いっそ両方とも安楽死でいいんじゃないの?

報告によれば、七百万人の我が同胞がいま「職にあぶれて」いる。本来であれば有益な労働に従事していたはずの七百万の大衆。その大衆がいま緊急の金銭援助を必要としている。それなしでは他のどんな文化的価値も生み出すことができない事態に置かれている。不幸な人々のほとんどが、そして幸運にもまだ職を手にしている人々もやはりほとんどが、どうして自分たちがそのような境遇に突き落とされたのか、何がこの破綻の原因であったのか、途方に暮れている。多少とも教養のあるものは景気循環のためだろうかと狼狽し、教育機会に恵まれなかったものは大統領を非難している。この経済不況《デプレッション》の苦しみから無縁の人間なんてほとんどいない。一日でも早く、良き時代がまたやってくるのを待ち望んでいる。不況からの脱却が遅れれば政権党はその地位を追われるだろう。どの政党が優秀かと問うても無意味だ。政治家が職を得られるのは飢え乾いた有権者がいるからであり、彼らが権力をふるうことができるのは冗漫なプロパガンダがそれでも多少は信じられていて、美辞麗句がいつか本物の福祉に変わるような奇跡を大衆が望んでいるからである。行政の内側から福祉に携わろうとするのは、いつかは政治家になってプロパガンダを好き勝手に言い散らしたいとか、あるいは経済を自分の手で動かしてみたいとか、そんな輩ばかりになってしまった。民主主義というシステムにおいて、ひとに対する基礎的な信頼が欠けていると私が主張するのはこのためである。

福祉の第一線で働く人員が身体を動かす以外に能がないとか、あるいは他分野と比べて相対的に能力の低い人員ばかりであるなら、どんな生活相談所長も、警察署長、公立病院長、福祉担当長官、州知事、あるいは歴代最高の大統領であっても、期待される福祉の水準は達成できない。今までのやり方で一定の福祉が達成されたことを否定するつもりはないけれども、しかしこの方式を続けているのでは、不況がやってくる度に大量の失業者の群れと、そして自殺者の死屍累々が積み重なるばかりだと明らかになったではないか。現在の凄惨な経済状態は、市民生活を新しい方向に向けるための起爆剤となるかもしれない。次の好景気がやってきて忘れられてしまう前に、この社会なるものにより深い基礎を準備しなくてはならないのだ。福祉という職業を、張りぼての法律や民間慈善事業に大金をはたいて煉瓦とモルタルを塗り込む作業からはっきりと区別できるように進化させなければならない。成功できなかった人々を払いのけるための計画ではなく、皆が自分の職務からもう一歩を外に踏み出せるような仕組みをこそ考えるべきだ。

単純距離がコミュニケーション機器によって乗り越えられるようになったにも関わらず、父祖の世代はどこの地域や人種が優れているかという妄想に取り憑かれていた。現代でも私たちは、個人の優劣という幻想にやはり取り憑かれている。人道的な価値に無関心で、人間の行為の些末なことにばかり心奪われている。しかし個々人が分かちがたく結びついていることこそ社会の本質であるし、私有財という観念は何の役にも立たない虚構である。この二つが認識されるようになるまで、時代錯誤の社会統制も、あるいは全体の福祉から自分だけ甘い蜜を吸おうとする連中も後を絶たないだろう。精神生物学の立場をとってみれば、偏見を増大させることによって私益を追求することなど、まさに児童期的な、人類の所産として不適格なものである。ひとが成長すること、相互作用することに強い関心と広い寛容を持つことだけが、この袋小路から抜け出す唯一の道ではないだろうか。そうすれば私利私欲を乗り越えることもできるだろう。決して不可能なことではない。見知らぬものを前にしたときの無気力と怠慢の誤解を消し去ることによって、嘆願や、成功報酬や、あるいは脅迫に頼ることなくこの世界の困難に終止符を打つことができるはずだ。

機械の発明によって我々は、古典時代にはギリシア自由人だけのものだった余暇の時間と自由を手に入れた。奴隷所有のために起きていた視野狭窄からも解放されている。この浮き上がった時間の分だけ、文明を破壊から救わなければならないはずではないか。奴隷所有階級からあまりに長く無視され、救済としての労働すら許されなかった不幸な大衆には潜在する暴力がある。我々が直面しているのは野蛮人の群衆ではない。我々が沈みつつあるのは脆い退廃に向かってではない。我々は敗北したのではないし、神の手に堕ちたのでもない。我々が目の前にしているのは、歴史上かつてない好機、これまで光を当てられることのなかった巨大な可能性である。真に現代的な、完全に人間的なる神──ひとの可能性の諸相である。

偉大な時代を作るのは誰か。大学教授ではない。天才発明家でもないし、新体制を唱える政治指導者でもない──そんなものはすべて前青春期までに乗り超えておくべきファンタジーである。自由、平等、社会民主主義にあふれた新時代が明日にはきっとやってくるなどと夢想するのは、人格の多様性から目を逸らす退行に過ぎない。未来の社会がどんな姿をしているか、その輪郭すら誰一人知る者はいないのだ。明らかなことは唯一つ、それが現実世界という実験場の日々から生まれることだけである。対人関係論の各側面に対する科学的態度が我々の導き手となるはずだ。物理科学の発展によって窮乏から逃れた我々が、もう一度、散り散りになった破片から文化を新たに建造するために。

新しい知識(注8)を教会組織が拒んだことは、これまでむしろ寛容の種を蒔くきっかけになってきた—不幸にも数少ない種子しか蒔かれなかったけれども。揺り籠から出た私たちが歩く道は文化パターンが植え込まれていく過程であり、それは見知らぬものに忌避感を覚えるようになる過程でもある。否定的な先入観さえ取り除くことができれば、健全な好奇心を同時に育むことができるはずだ。対人関係論の研究が真の寛容に結び付いていることは、いまはまだ、ごく曖昧に把握されているに過ぎない。学ぶこととは、信じるだけではなくて見聞きして知ることである。「寛容」がまた新たなドグマとして押し付けられるようならば、目指すところにはたどり着けない。文化パターンを理解する基礎にあるのは自分自身の人格の素材であることを理解しなくてはならないし、自分の内側にあるどのような規範意識から一つひとつの行動が表れるのかも把握しないといけない。そこに到達してやっと、ひと同士の交じり合うことについて真実を何か一つ発見できる。

寛容の種を蒔くことは、単に「啓発」やプロパガンダを展開することではない。寛容とは、生まれ落ちたその日から始まる、子供を育て上げることのプロセスと考えるのがよい。教えるべきものをもっている教師がいると期待しておこう。俗習が燃え広がっていくのを食い止めて、どうにか因律ではなく寛容を根付かせることができないだろうか。俗習の数々は子供たちがまだ無防備なうちから両親に体現されている。そして「(その時点での)みんな」である両親は、生殖さえ済んでしまえばあとは何の役目も果たしてくれない。里親であれば生殖の要求すら免除されてい

(注8) この災難はまだアメリカに到来していない。しかし教会が保守分子に焚きつけられて「カイザルの物はカイザルに」と言い出すことが今後ないとも言えない(4)。そうなってしまえば、立法者は規制法規の大殿堂に誘い込まれて、世界の進歩を阻むか、あるいは少なくとも民衆が進歩の機会を得ることを抑え込もうとするだろう。

る。少しすれば、親が果たしていた役割は学校教員が引き継ぐことになる。やはり教師もひと同士の相互作用に無関心である。（少なくとも教職課程を出るまでに「しっかり」した人物になって、しかも自分が受け持つ年齢の子供たちについてもある程度を知っていなければならない。教師になった時点でそれができていないようだと、その後の人格がどうなってしまってもおかしくない。既に一部の教師は明らかに精神病的である。）教師が意識して教えるものは生徒が学ぶもののうちごくわずかな部分でしかない。児童矯正施設で積み重ねられている知見によれば、幼少期の問題行動に取り組むにはまず両親や学校関係者を再教育することが必要である。これを難しくしている数多の因子についてはは述べないでおこう。

寛容の種子を蒔くとしたら、ひと同士の友愛がまさに差し迫ったものになる年頃に行われるべきだろう。青春期こそ、その日々である。青春期は私にとって希望の焦点だ。青年たちが欲するのは相互の援助、そして相互の知識である。この年代の若者たちに何かを授けることができたら、そのことが未来への序文になる。幼児や学童、あるいは両親の再教育に注目している団体は多くある。しかし人格の統合が起こる重要段階としての青春期に第一の関心を傾ける社会運動を私は寡聞にして知らない。一人の精神病理学者として、青春期の日々に偉大な社会への基礎と希望があると私は確信している。

過去三世代を通して、青年たちの人格は新しい方角を向くようになっている。情報へのアクセスが可能になったことで前科学的な世界観は薄らいで、自然科学の新発見を当たり前のこととして受け入れるまでになった。この変化の兆しを、高等教育に利用しない理由があるだろうか。文化が前進することで照らし出されたものを、私たちは決して無視してはならない。光は人間存在への悲観主義を拭い去り、どれほどゆっくりであろうとも過ちを正し、そして統合と知性によって人類はいつか真理に辿り着くことができると教えてくれる。現実の世界についていえば、文化の進展によって、福祉を計画することの意味が個々人の救済から文化全体の創造にまで広がったことになる。本書はまさにそのための貢献を、すなわち文化全体の変革を支えるような、ひと同士の相互作用の研究に寄与することを目指している。現代の青年たちが眼の前にしているのは、その祖父たちにすれば奇異で不気味な世界であろう。青年にとってもやはり奇異で不気味であるはずだ。過去の世代にとって大変な価値のあったものでも、いまを生きる世代には些末なものである。若者は、自分の内側に植え付けられた倫理あるいは宗教パターンが嘘や虚構であることを発見して、社会を、いやそれどころか自分自身さえも保つことができないと煩悶する。自分自身の指向に合わせて人格の倫理を形成したのだから、青年にとってその価値は当然揺るがないけれど、しかしその倫理体系に沿った社会領域をどこにも見つけられない。辛うじて一部の精神病的あるいは準精神病的な――言うまでもなく異常な――新興宗教の一群があるだけだ。自分の両親を振り返ってみても、薄れつつある信義の最後の消えそうな炎を大事そうに抱きかかえて、日々をただ消化することに喜んでいるかのようである。夫婦が愛し合っているだとか、同じ理想を持っているとか、あるいは誠実に付き合っているなどと信じることができるだろうか。両親にとって抑圧が「希望ある恐怖」であったとしても、もはや青年にとってそんなものは低俗な支配観念である。天国の聖歌隊を悶々と思い描くのに比べれば、商業化された歓喜の雑音と産業化の不協和音を聴くことの方が多少ともリアルであるのは間違いない。快楽主義とハード・ワークはいずれも動物臭のする哲学崩れであるにしても、しかし正統派道徳のキマイラに比べればよほど見るべきところがある。遂には、若者は青春期中期の謝肉祭に飛び込むことになる。そこでは、代償的な「がむしゃら」や防衛作用では決して満たされない嗜向を前に、最重症の解離が生じる。自分を見つめ直して「新しい人生」が手に入ったなどと言い出すのは自分自身を貶める戯言である。そんなことをすれば、その日以降、ただ「恐慌」を回避することだけを至上命題とするような、それ以外に何もない人生になってしまう。「お芝居」を正当化してくれるものさえ何もなく、祖父母や両親が後生大事にとっておいた言い訳の数々も、現実を前にすれば悲喜劇でしかない。

生命あるものはすべて、たとえ死に直面していようとも、やはり生きようとする。そうであれば人類も、人間を圧し潰すものを前にしてもなお大きな理想のために行動することができるはずである。自然科学の人間観に徹するならば、失敗した人間は、まさに舞台から転げ落ちていくことで人類の向上に寄与していることになる。そして落ちた人間を助けるようなことは無意味な介入、それどころか、むしろ害悪ということになる。しかしこの考え方をあくまでも採用するならば、文明などそもそも自然の摂理に背く愚かしいものということになってしまう。一方で文化科学の人間観は以下の立場を採る。ひと同士のつながりを最もよく統合できるものによってこそ人類は最も遠くまで歩を進めることができる、と。安楽死、優生学、「不良子孫」の断種。これらは全て、人間をただ自然科学によって繁殖させることの道具である。(5) 現実に基づいた確かな知識の価値を重ねていくこと―これこそ精神生物学にとっての人間文化である。そのためには文明が過去から現在まで途切れることなく連続してきたことの意味を捉え返さなければならない。ひと同士のつながりを志向する文化科学の観点からは、青春期に行われる社会への統合プロセスを促進することこそ何よりも有益である。この実践に向けるべきはプロパガンダや偏見ではない。探索の対象となる青年たちはデータを提供すると同時に、福祉の第一線の相互作用を担うことになるだろう。その仕事に救いを感じる人間がもしもいるとしたら、彼は自分が生きてきた経験を世界中にあまねく広めて、そして人間の可能性を押し広げる作業者となるに違いない。しかしそうならなくとも、つまり人類全体を対象にする仕事をするのではないとしても、混沌の世界から解放された若者たちを擁護する人間となるのではないか。それもやはり彼にしかできない仕事である。偉大な社会はひとに対する真の尊敬を育む。そのためには、人格をいかに守り、そして豊かに実らせるかの体系的研究が必要である。この探索が行われるべき直接の領野は、青春期の日々をおいてほかにない。

［訳注］

（1）精神衛生国家委員会は、精神病院に入院歴のあった銀行家クリフォード・ビアーズが精神医療について啓発するために立ち上げた団体。一九〇九年の設立に際してウイリアム・ジェームズとアドルフ・マイヤーが後援している。刑法・犯罪学研究所はアメリカ犯罪学の中心となった研究施設。法学者とともに社会学者や心理学者が多く参加した。同じく一九〇九年にシカゴで設立された。

国家研究会議はアメリカの理科学分野への戦略的な資源配分を担当した組織。一九一六年に設立。合衆国政府直轄の組織で、国防および産業を強化することを目的として、精神医学はその対象外であった。社会科学研究会議はこれに対抗して生まれたシカゴ大学主導の組織で、社会科学領域の研究費獲得と再配分を目的としている。

人間関係研究所は一九二九年にイェール大学医学部が設置した社会科学の学際的研究施設。精神科の入院施設が付属していた。

（2）ここではエドワード・ケンプのこと。

（3）この時代の男性看護士は病院内で特に低くみられていた。

（4）マタイ福音書二十二章二十一節より。ここでは原理主義者が世俗的なものを超越した地位を要求するだろうことを指摘している。

（5）精神疾患をもつひとに対する強制的不妊手術が、アメリカ各州では二〇世紀初頭に、ドイツでは一九三三年に法制化されている。日本でも同様の法律が一九四八年に施行されていて、七〇年代まで精神科医の手によって断種手術が行われていた。

訳者あとがき

本書は一九二九年から三三年の間に執筆された。「ジャズ・エイジ」と呼ばれたアメリカの黄金時代に始まり、そしてニューヨーク大恐慌の嵐のなか終わったことになる。このときにサリヴァンはまだ四一歳だけれども、この本が生前に書き下ろした唯一の著作となってしまった。

内務省での講演録である『現代精神医学の概念』が広く読まれたのに対して、本書はサリヴァンが没してからも長く出版されずにいた。世界恐慌、第二次大戦、そしてその後のマッカーシズムの時代に反動化したアメリカにおいて、本書はあまりにもラディカルな、つまりは危険図書として扱われた。「現代精神医学」とはつまり治療者が行政的なものと緊張した関係性をもつことである。おそらくこの点までは、彼の思想は同時代のうちに受け入れられたのだろう。しかしその基礎にあったもの、宗教という抑圧や、移民や同性愛者に対する憧憬と恐怖の混ざった眼差しは正視されることがなかった。未だに昔と同じような感傷を抱えて目を背けているひともいる。

サリヴァンの関心の焦点は、一つひとつの体験がどのような社会的現実に立脚しているかにあった。だから症候学について述べる代わりに、たとえば東海岸の性風俗が取り上げられる。あるいは禁酒法の時代に少年たちがどうやって互いに触れ合ったかが語られる。映画館でみた女優に恋をすることの意味と、夫に失望した母親を持つことの余波が描かれる。読者は繰り返し「以下の文献を参照すること」と指示を受けるが、提示される多くは社会学、特に貧困スラムのモノグラフや南洋諸島の民俗誌だ。サリヴァンにとって精神医学の基礎は、生々しいくらいに具体的な実社会の機微にあったのだろう。後年、病棟での実践を「社会科学の基礎データとなるもの」とも言っている。都市生態や習俗が折り重なって、あるいは降り積もるようにして人間の成長とその破綻が修飾されていくと考えていた。症状の記述分類によって医学を志向したドイツ精神病理学や、あるいは時代的な人間論に変化していった精神分析運動とは、その出発点も、そして走り出した方向もかなり違っていたことになる。

本書の記述には、著者自身の生活歴が折り畳まれるように潜り込んでいる。しかし自叙伝というのでもなく、「聞き書き」のような突き放した感じがあるのはなぜだろうか。伝記は一面では歴史に通じるけれど、しかし個人に関する事実を並べただけでは科学にはならない。どこかで架空《フィクション》の話にする必要がある。サリヴァンは自分自身の人生をもとに精神医学の教科書を編むという壮大な計画を立てた。誇大妄想のようだが、この学問の宿命でもある。同時代を生きた人間は彼を煙たがったのではないか。観察の鋭い人間が他人に好かれることは少ない。社会を構成している側の病理について、そういう描き方を一人の精神科医が完成させたのは不思議なことだと思う。

翻訳について

記録をみる限り、サリヴァンの著作は一九六〇年代には本邦でも広く輪読会が行われていたようだ。一九七五年には『現代精神医学の概念』が邦訳されて、その後も中井久夫によって論文集や講義録、ケース・セミナーの翻訳が続々と進められた。しかし本書だけは翻訳されなかった。中井自身、「主要著作」として度々この本に言及しているにもかかわらず。訳者が調べた範囲では、国内の出版社が翻訳権を米国 Norton 社より安くはない値段で買い取ったことまでは確かである。しかしそこから先に翻訳プロジェクトが進まなかった理由はよくわからない。翻訳権の契約期限が切れて、そのまま宙に浮いた。このあたりの経緯については色々と話を聞いて回っても、それぞれ関係者の話に整合しない点などあり、結論から言えばはっきりしなかった。結局、原著が完成してから九〇年経ってやっと邦訳されることになった。

サリヴァンの言葉の異形と破格については、これまで繰り返し言及されている。繰り返しどころか、サリヴァンについてなにか語る時、彼の言葉遣いがどれほど晦渋なものであったかを言い置くのがお作法のようにさえなっている。同時代を生きた治療家たちの手記からいくつか拾ってみようか。「in typical Sullivanian campy style（サリヴァンお決まりの大時代的・色情的な文体で）」だとか、「Sullivan spoke in stilted, convoluted, Germanic sentences, full of Greek-derived terms (neologisms?).（サリヴァンの言葉は、硬く、行きつ戻りつを渦のように繰り返して、ゲルマン風の構文にギリシア語由来の単語（新作造語？）で埋められていた。）」（訳者自身、初めて原書を読んだとき「くるってる」と正直なところ思った。）なにより各センテンスが尋常でない長さであるし、挿入句にさらに挿入句が挿入されて、そして辞書にも載らないような古い語彙を使いながら、地の文には口語的な句動詞が並ぶ。あるいは書いていてふと頭をよぎったというような、論理の展開とはほとんど関係のないエピソードや語呂合わせが唐突に半ページを埋めてしまったりもする。

訳出にあたっては、段落内部でセンテンスの位置を前後させたところが少なくない。必要であれば補足訳も加えた。ワン・センテンスを強いて一文とするようなことはしていない。日本語と英語では句読点の意味も用法も違うためである。しかし段落については一切変更していないから、原文と対照することは容易なはずだ。混入された語呂合わせの数々も、明示されているものは明示して、あるいは隠されているものは隠したままにして日本語に全て移せたことは訳者が陰ながら自負するところである。

訳出作業は二〇一七年の春に始めた。まず阿部が下訳をつくり、須貝がそれを精査して仮訳を二人で完成させた。文章の勢いを整えるため、最後に阿部が清書している。なお第七章の中間部は『分裂病は人間的過程である』に安克昌・中井久夫によって「文化的ストレスと青春期危機」として訳出されているが、参考にさせていただいた上で、今回は全面的に稿を改めた。

最後に

糸川昌成先生のご厚意で医学総合研究所の情報施設を使わせていただくことができた。訳者二人が松沢病院の研修医であったころからの恩師には、どう言葉を並べても感謝が尽きない。精神病理学の各用語については古茶大樹教授にご指導いただいたところが多い。原文にある隠語や廃語のニュアンスについてはEdward Kamiyaさんに教えていただいた。ブックカフェ　オカマルトのマーガレットさんからは同性愛関連の貴重な資料を見る機会と、いつも暖かい激励をいただいた。同僚だった継松力がいなかったら、この大変な翻訳作業が軌道に乗ることはなかったと思う。編集者の森美智代さんには訳者の一方的な我儘をいつも聞いていただいた。素晴らしい方々に巡り合うことができて訳者は幸せであった。

訳者を代表して
阿部大樹

二〇一九年八月二十三日

サリヴァン小史

一八九二年二月二十一日、ハリー・スタック・サリヴァンはニューヨーク州シェナンゴ群に生まれた。西部開拓が終わった後、アメリカにとっては繁栄の時代であるが、都会から遠く離れたシェナンゴ群は好景気から取り残されて寂れていた。古くからの住民は運河を引き入れようとしたり、鉄道を敷設するために運動したけれど、どれも実ることはなかった。サリヴァンの産まれた病院は群庁所在地にあって、まだ少しは人口があったが、一家はサリヴァンが二歳半になるとき村境の農村スマーナに引っ越している。住民は三百人に満たなかった。

母エラ・スタックと父ティモシー・サリヴァンはともにアイルランド系移民二世である。(十九世紀のアイルランドからの移動は本国の飢饉に端を発している。)エラとティモシーの間には、ハリーの前に男児が二人あるが、いずれも一歳になる前に死ぬ。母エラは三人目の子を「黴菌が一匹でも迷い込んでこないように」寵愛した。父ティモシーは寡黙で、信仰を第一とする人間だった。ハンマー工場に雇われていたが倒産のために職を失う。辺鄙な寒村であったスマーナに移動し、小さい家と農場をひらくためにぎりぎりの広さの土地を手に入れた。蓄えはほとんどなくなった。この頃どうやら母は精神的失調をきたしたらしい。何があったのか具体的なことは分からないが、母は数年にわたって一家の生活から姿を消す。この間に息子の養育をしたのは母方の祖母だった。この人は古いアイルランドの言葉、ゲール語を話した。

幼年期の対人交流は乏しい。教会に通うように言われるだけで、父との会話はほとんどなかった。(アイルランド・カトリック教会は聖アウグスティヌスの影響が濃い。アウグスティヌスは、性交渉は渋々行われるものでなければならないとか、結婚よりも「天の王国のための去勢者」になることを推奨するとか、やや偏執的な禁欲主義を説いた人だけれども、アイルランド教会はこれを原則的には保ち続けている。）母方の従兄レオは偶像化されて遠い存在であった。教師であった叔母マーガレットからは大いに刺激を受けたが、彼女の住むニューヨーク・シティとは二百マイルも離れていた。農場の動物たちと過ごした時間が一番長かった。

村の学校にあがっても同級生とはなじめなかった。アイルランド訛りをからかわれることもあったらしい。サリヴァンは言葉に強いこだわりを持つようになり、新しい単語を聞くたびに辞書をひらいた。奇妙な喋り方がこの頃には始まっていたようで、文章を書くときにも推敲に大変な時間がかかった。八歳のとき、クラレンス・ベリンジャーと知り合う。極端な気難し屋であったが、サリヴァンにとって初めてで唯一の友達だった。逆にいえば、サリヴァンは学校で児童期特有の多対多の対人交流、いわゆる「ギャング」集団に混じったことはなかった。サリヴァンが同性愛を自覚したのはこの頃らしいが、ベリンジャーとは性的な関係におそらくなっていない。（この少年は後にブルックリンの州立精神病院長となっている。）

ハイ・スクールを卒業してサリヴァンはコーネル大学理学部に進学する。そしてここを二年も通わないうちに放校になる。郵便絡みの軽犯罪に巻き込まれたらしい。アメリカという国では郵便制度は単なる行政の一機能ではなく、『競売ナンバー49の叫び』がそれを風刺したように、独特の敬慕の対象であるから、それを悪用したということで単なる軽犯以上の波紋が起きたようだ。そしてこの時以降の二年間、サリヴァンに関する公式の記録が一切なくなる。ベルビュー病院にスキゾフレニアの診断で入院していたことはほぼ確実なようだが、ペリーの書いた伝記によれば、病院の「該当する期間の診療記録は全部失なわれている。」（慣習的に診療録は永久保存とされているので、何らかの営為が働いた可能性が示唆されている。）もしここに入院していたとするなら、フロイト学説を初めてアメリカに紹介したA・A・ブリルの治療を受けた可能性がある。精神医学に彼が興味を持ち始めたのもこの頃と想像されるが、物的証拠はない。やはり伝記を参照すると、この時期にはスマーナの自殺率が異常高値となっていて、このことも関係していたのではないかと書かれている。

その後に帰郷し、短期間でシカゴ医学校への入学許可を取り付け、また村を出る。当時シカゴはアメリカの中心であった。商業的には農産物の流通拠点から重工業中心へと変わっていく時期であって、多くの移民が流入し、急速にスラムが形成されていった。経済学や政治学、哲学を含む学際的な思想集団（いわゆる「シカゴ学派」）が形成され、アメリカの社会科学を主導していた。同時にアル・カポネが暗躍する「犯罪都市」であったし、そしてビッグバンド・ジャズが産声を上げた街でもあった。サリヴァンの生活歴を振り返ると、アウトサイダーと呼ばれるような人たちが多く寄り集まっているのを初めて目撃したのはシカゴ時代であろうと思われる。一九一七年、サリヴァン二五歳の時に医学博士となって卒業する。その後に陸軍医官として三年間を過ごす。第一次大戦の終了もあったためだろうか、途中からはワシントンの聖エリザベス病院駐在の連絡将校となっている。

この当時の院長はアメリカ精神医学の重鎮ウィリアム・アランソン・ホワイトで、病棟にはアメリカで初めて本格的な精神医学書を著したエドワード・ケンプも出入りしていた。ウィーンにはなかった前青春期という概念、つまりリビドーの制約を受けず若い人間が交流することの「発見」は、ケンプよりサリヴァンに引き継がれたものである。聖エリザベス病院では、特に重症の精神病患者に対して積極的な治療が行われていた。予後の良い患者にだけ関わることを良しとしない気概が満ちていた。

その後ホワイトの紹介によって、シェパード・アンド・イノック・プラット病院に移る。一九二二年、三〇歳のときである。二百十床の比較的に小さなこの病院がサリヴァンの臨床実践の舞台となった。クエーカー教徒の寄贈による病院で、入院患者の多くは移民家族の子や、農村地帯から来た貧しい人たちであった。生まれ育った町の記憶、シカゴでの体験、そしてシェパード病院の入院患者を通して見た世界が渾然一体となって精神科医としての「自己」を形成したのだろう。この病院でサリヴァンは特別の待遇を与えられ、病院全体からは独立した小病棟と、そこで働くスタッフの選任および教育の権限を持つようになる。病床は全部で六床、スタッフは全員男性看護士であった。この頃の男性看護士は女性看護師よりかなり低い身分で、専門的な医学教育を受けていない場合がほとんどである。サリヴァンは自分のアパートメントに看護士を呼び集めて症例検討会を行った。さらに医師を含めたスタッフ間の上下関係を廃止する。治療上の第一目標とされたのは「社会的回復」であって、そのために最重要なのは対人関係の再学習であるとサリヴァンは考えた。

この実験的な精神科病棟とそこでの驚異的な回復率の噂を聞きつけて、次第に多くの精神科医、東欧からの亡命分析家、そしてシカゴ大学の社会科学者がアパートメントに集まるようになっていく。サリヴァンの第一論文もこの頃に出る。『分裂病―その保存的な面と悪性の面』というタイトルはどこか示唆的なところがある。クララ・トムソンとの交流も始まる。彼女はその後、大戦後のフェミニズム運動に決定的な影響を与える人物となるが、当時はまだ長いレジデント生活をやっと終えたばかりである。トムソンとサリヴァンの関係は生涯に渡って友好的だった。途中ではトムソンがハンガリーに移住し、フェレンツィの教育分析を受け、その技法を通じてサリヴァンの教育分析を試みたこともあった。もう一人、文化人類学者ルース・ベネディクトともこの頃に知り合っている。二人の交流はやはり長く続くものとなった。自分たちが同郷同年であることをこの時まで知らなかったようだ。サリヴァンは後に『菊と刀』の最初の書評を書いた。

これに前後して、サリヴァンの活動半径が大きく広がる。シカゴ学派との交流が密になっていく。G・H・ミードの言葉通り、「シカゴという巨大な社会学研究所の教訓は、思索ではなく行動こそが最高の教師であることだった。」文化人類学者や社会科学者、法律家までが集まる大規模な「パーソナリティ研究コロキウム」を開催した。(「パーソナリティ」の言葉に「人間科学」の響きが加わるようになったのはこの頃からである。)このとき全米七〇〇の精神病院の看護情況の報告書をサリヴァンが発表した。連邦議会へのロビー活動もしている。さらに一九二八年にはドイツのフランツ・アレキサンダーをシカゴ大学教授に招聘するために動く。初めての海外渡航である。向かったのは第三帝国前夜のドイツであった。本書の執筆はこの頃に始まる。

一九二九年、ある日突然に、ニューヨーク株式取引場で株価の大暴落が発生する。「暗黒の木曜日」、全世界的な経済恐慌の始まりであった。数週間のうちに第一次大戦の総費用を上回る額が消えた。賃金は六〇%引き下げられ、それでも失業者は一〇〇〇万人を超えた。この年にサリヴァンもシェパード病院の職を失う。多大な借金を背負ってニューヨークに開業するが、窓の向こうにはビルから飛び降りる実業家の影が見えたという。しかしサリヴァンは経済観念に欠けていたようで、支払いの見込みもないままに豪華な家具を揃えたり、高価なブランデーばかり手元に残している。当時まだ学生だったラルフ・エリスンをアルバイトに雇って、文筆を続けるように励ましてもいる。(エリスンの『見えない人間』にはサリヴァンをモデルにしたらしい医者が登場する。)

同じころに精神医療の訓練施設であるウィリアム・アランソン・ホワイト・インスティチュートを設立し、psychiatry誌を創刊した。(前者は精神療法の国際的訓練施設として現在も積極的に活動し、雑誌も刊行が続いている。)サリヴァンの活動の目標は徐々に、精神障害の根本となるところ、社会の建つ土台に浸み込んでいる階級制や差別意識を打破することに向かっていく。それはたとえば、発達の途上にある同類愛的な一時代をどうしたら文化の前進に結び付けることができるか、という問いの形をとった。ワシントンで公安関係者や社会科学者を聴衆にして同性愛行動が社会のあり方に起因するだろうと講演し、すぐ後には論文『大時代ものの性文化と分裂病』を執筆している。人間同士の交流を制約する偏見や先入観、そして行政的障壁を取り除くことが第一の治療実践となっていった。病院を離れてから臨床の主眼が強迫性障害に移ったとも述べている。

ここから発展して、一九三〇年代には人種差別の調査研究にも加わるようになる。南部諸州での有色人種に対する略奪や残虐行為がやっと報道されるようになった頃であるが、しかし反リンチ法が保守政治家の反対により廃案になる時代でもあった。サリヴァンの一連の活動はむしろ一部の反発を生み、それはサリヴァンの死後まで続く「アカ」批難の形をとった。ヨーロッパではナチスが政権を掌握し、猛威を振るうようになる。この頃に精神医学の中心であったドイツ語圏の医学者は思索をやめるか、息を潜めるか、あるいは殺された。

第二次大戦とその前後の波紋に飲まれて、サリヴァンはまるで追い立てられるように働いている。チェストナット・ロッジ病院で週二回の臨床講義を担当するようになる。アメリカ内務省で五日間に及ぶ連続講演を行う。陸軍に請われて徴兵選抜用の構造化面接法を提出し、その運用について二〇報近い論文を書く。この間に心臓病の悪化があるが、入院を拒否して働き続けている。一九四八年、戦後復興のための共同声明を作るためにユネスコに招集される。世界各地から呼ばれたほか七名の社会科学者と共に二週間の会議に参加する。その後に英国サセックスに飛び、ここでも二週間で世界精神衛生連盟の立ち上げを行う。最後にチェコスロバキアでやはりユネスコの児童教育に関する会議に五週間にわたって出席している。その後、ワシントンに帰る。一九四九年、世界精神衛生連盟の発起会議に出席するためアムステルダム、次に西ドイツに移動する。この一連の行動は合衆国政府からの指示のもとにあったが、いくつか指示にない東西の要人と会合した形跡がある。

一月二三日、サリヴァンはパリのホテル・リッツに宿泊した。翌十四日、部屋に来たボーイは、部屋の主が息絶えているのを発見する。睡眠薬が床に散らばっていた。死因ははっきりしない。公式の死因は「髄膜出血」であった。晩年の秘書は自殺と考えているらしい。パリの高級紙『ル・モンド』を見ると他殺の可能性を仄めかしている。葬儀はウォルター・リード記念陸軍病院で、埋葬はアーリントン軍人墓地に行われた。

Hadley, E.E.　165, 197, 297
Hart, H　327
Healy, W.　15, 103
Hinkle, B.　288
Hollingworth, H.L.　33
Jennings, H.S.　27, 287
Johnson, H.M.　249
Jones, E.　88-89, 125
Jung, C.G.　288
Kekulé, F.A.　31
Kempf, E.J.　ii, vii, viii, 212
Klüver, H.　285
Kofka, K.　17
Kohler, W.　17
Kraepelin, E.　271
Kretschmer, E.　285
Krueger, F.　17
"Kubla Khan"　247
Lasswell, H.D.　ii, 53, 131, 285
Levy, D.M.　81, 95, 243, 313
Lowes, J.L.　247
Malinowski, B.K.　xi, xiv, 39, 125, 251, 311
Mayo, G.E.　265
McDougall, W.　289
me　28, 111
Me／(Not-me)対立命題　179
Merejkowski, D.　37
Meyer, A.　xi, 283, 287, 291, 315
Moore, T.V.　53, 246
myself　28, 250
North Shore Country Day School of Winnetka　133
not-me　x
Ogburn, W.F.　9
Ogden, C.K.　101, 251
Partridge, E.　103, 154
Pavlov, I.P.　xiv, 93, 239
Piaget, J.　xi, 37, 289
"Psychopathology"　ii, viii
"Psychopathology and Politics"　ii
Remarque, E.M.　241
Richards, I.A.　101, 251
Richter, C.P.　211
Rickman, J.　287
Rignano, E.　33
Rivers, W.H.R.　55, 69
Roback, A.A.　285
Rosanoff, A.J.　78
Sapir, E.　v, 249
Semon, R.　33
Shaw, C.R.　147, 155, 173
Sherrington, C.S.　17
Silverberg, W.V.　vii, 65, 115
Spearman, C.　33
Spranger, E.　17, 139, 286
Stekel, W.　207
Stephens, J.　247
Stern, L.W.　17
Stevenson, R.L.　247
Struktur Psychology　17
Sumner, W.G.　3
they　116
Thomas, D.S.　37, 99, 101, 147
Thomas, W.I.　147, 287, 291
Thomson, C.M,　xiii
Thrasher, F.M.　147
U.S. Public Health Service　169
Van De Velde, T.H.　297
Von Stuck, F.　171
Ward, H.　133
Waters, M.V.　147
Watson, J.B.　15, 93, 203, 287
Weininger, O.　197
Westermarck, E.A.　297
White, W.A.　vii
Znaniecki, F.W.　287

麻薬依存　277
眠前儀式　242
無意識　15, 20, 63, 119, 122, 128, 226, 230, 326
無効化　59
夢遊病　28, 64, 244, 259, 267
メタ心理学　197
メレルガシア　294
妄想　123
目的性　71
目的抑止　302
もしものドラマ　320
モダンな女性　235-236
モルヒネ　268, 277

【や行】

夜驚症　28, 82, 84
夜尿　90
友愛　64, 78, 103, 119, 129, 137, 140, 143, 145-146, 154, 159-160, 170, 209, 212, 309, 311, 318, 330
優生学　350
融即　31, 79, 111, 175
ユダヤ人　131
指しゃぶり　65, 81, 83, 85, 163, 165, 242
夢　28, 245, 252, 260, 267-268, 270, 275-276, 324
　——の作業　251
　——判断　246, 251
　——分析　319
幼児期　10-11, 36, 73, 77-109, 78, 122, 124, 223, 227, 296
　——固着　166
　——抑制　36
抑圧　46, 55, 115, 129, 324, 327, 349
抑鬱　46, 54, 69, 71, 235
抑制　46, 55, 70, 113, 117, 129-130, 146, 264
予見性　123
四大欲求　287, 291

【ら行】

力動　15, 48, 283
理性　5
理想化　116
理想型　314
リビドー　141, 321
　——発達の口唇期　231
両性愛　189, 207, 291, 299
理論価値　139
劣等感の補償　48
連合　93
老年期精神病　172
老年期病　71
ローカルな反応　12-13
露出症　79
論法隔壁　176

【わ行】

わたし　x
わたしにとってのわたし　x

【欧　字】

Abraham, K.　89, 286
Alexander, F.　125
Augustinus, A.　199
Blanton, M.G.　90
Bleuler, E.　273
Bridgman, P.W.　xi, 35
Briffault, R.S.　297
Brill, A.A.　96, 247, 297
Bronner, A.F.　15
Bronner, E.　103
Cannon, W.B.　90-91
Coleridge, S.T.　247
de Quincey, T.　247
Disraeli, B　8
Dostoevsky, F.　247
Eddington, A.S.　35
Ewerhardt, P.J.　271
Faraday, M.　5
Ferenczi, S.　xiii, 87, 101
Flügel, J.C.　291, 297
Frank, L.K.　vii, 326
Freud, S.　ii, v, xiv, 73, 78, 87, 143, 197, 235, 246, 288, 291, 297, 307, 312
Furfey, P.H.　147, 149
Gesell, A.L.　37, 86
Gibson, H.W.　147
Groddeck, G.　297

——業を担う人　81
——固着　324
——役　124
母認識　80
母への初期情動　80, 104, 121, 171, 321
パラアルデヒド　276
パラノイア　3, 46, 55, 57, 59-60, 62, 73, 98, 114, 129-130, 153, 177-178, 186, 189-190, 195, 199, 235-236, 272, 293, 321, 328, 341
バルビタール　276
パレルガシア　xi, 3, 21, 293
犯罪学　125, 290
半分だけの夢　322
被害観念　244
被虐待児　93
被処罰欲求　226
ヒステリー　3, 64, 66, 68, 114, 259-260, 294, 315
——球　68
——構造　292
悲嘆　70
非適応　18-20, 46, 61, 66, 70, 72, 276, 322
ひと　8, 12, 15, 36, 44, 65, 174, 278, 286, 307, 319
——はひとのなかに　20, 180, 296, 333
ひとにとってのわたし　x, 87
一人っ子　96, 105, 114
批難の転嫁　46, 58, 62, 128-129, 177
非ひとにとってのわたし　x, 87
肥満型　285
病的人格　3
病的悲嘆　46
疲労困憊　30, 224
非わたし　x
非わたしにとってのわたし　x
不安　46, 90, 92, 94, 104, 113, 120, 224, 294, 322
——症　3, 67, 206
——症等価体　68
——人格　93
——幼児　93
ファンタジー　29-31, 34, 50, 73, 134, 152, 228
フォビア　67, 72, 83
福祉　333-350
服従　95, 99, 100, 213, 290
——社会的　290
——反社会的　290
——非社会的　290
不全適応　18-19, 43, 48, 120, 126, 176, 206, 236, 244, 261
物神　291
部分欲動　87, 163
プラセボ　276
フリー・セックス　236
フリー・ラブ　236
プロパガンダ　6, 117, 131, 337, 345, 347
文化　3, 137, 203, 205, 272, 296, 311, 347, 350
——人類学　39, 122, 130, 311, 343
——遅滞　8-9
——パターン　272, 300, 309, 314, 347
——変容　122
分析情況　318, 324
憤怒　90, 93
糞便食　291
米国法曹協会　336
ベクトル　86, 115, 120
ペニス羨望　xiv, 235
ヘロイン　277
偏倚　77, 229
変態行為　209
扁桃肥大　84
防衛　46, 50
忘却　55
傍系面接　317
法廷　336, 340
哺交　210-212
補償　47, 51, 126
ボディ・イメージ　191
哺乳　84, 93, 95

【ま行】

マザー・コンプレックス　81
麻酔　241
マスターベーション　94, 147, 154, 156, 161, 164, 167, 170, 185, 188, 190, 193, 195, 212, 226, 228, 230, 232, 259, 261, 265
——葛藤　187, 224, 234
マゾヒズム　114, 210, 212
麻痺性痴呆　169

――官能　210
単細胞生物　27
断種　350
ダンス・ホール　167-168
男性化された反抗　299
男性性　126
知覚　9, 33
乳首　79
――離脱の経験　89
父親　81, 222, 233, 256, 265, 323
――固着　231
チック　46, 64, 66、68
遅発スキゾフレニア状態　230
着想　31-32, 36, 70
チャム　142, 145, 148, 153, 155-156, 166, 219
中国人　130, 268
超自我　53, 81, 105, 122, 125, 133, 168, 203, 314, 338
超女性　299
超男性　299
『罪と罰』　247
罪の意識　123, 129
罪の感覚　125
啼泣による万能　87
抵抗　319
ディセルガシア　293
適応　18, 43, 46, 49
転移　307, 321
――神経症　307
――のマネージメント　320
転換　68, 224
癲癇　92, 294
――構造　292
臀交　212
投影　14, 60, 64, 179, 322
統覚　53, 175
撓曲　45
統合　15, 17, 64, 73, 91, 267, 283
倒錯　207, 232, 291
――性愛　291
闘士型　286
投射先個体　177
投射先パターン　177
同性愛　ix, 98, 141, 148-150, 153, 162, 171, 173-174, 183, 185, 187, 207-208, 211-212, 221-222, 232, 254, 276, 291, 299
――渇望　187, 189-190, 224, 231, 234, 330
同性官能　87, 161-162, 169, 173, 185, 187, 213, 219, 230, 232, 234, 260, 290
同調圧力　113
道徳の検閲者　120
同類愛　139, 153, 155, 161, 176, 298
トータルな活動　12-13, 246, 308
吃り　85
トラウマ　166, 224, 229
遁走　66, 255, 259-261, 267

【な行】

内向型　91, 286, 289
内省された自己　88
ナショナリズム　200
ナルシズム　234
――神経症　307
肉感的　94
二次集団　10, 44, 88, 116, 130, 200
二次性徴　77, 141, 146, 148, 153, 160, 162, 165, 172、176, 183, 190, 210
二重配役　213
日時特定　314, 317, 324
『日常生活の精神病理』　ii
乳児期　10, 30, 36, 73, 77-109, 78, 124, 138, 231, 296, 330
乳児自慰　83
尿道偏倚　90
女体化　299
人間関係研究所　333
妊娠　219, 224
粘液性大腸炎　244

【は行】

把握　9, 12
梅毒　169
排尿　89
白昼夢　46, 151, 227-228
薄明期現象　29, 34
初恋　148, 150, 262
発達年齢　149
発達のステージ　44
母親　9, 94, 96, 98, 166, 171, 174, 186, 191, 220, 222, 225, 231, 233, 252, 262, 265, 299, 330

216, 296, 305, 330, 348
——後期　39, 141, 159, 166
——中期　38, 141, 159, 166, 220
精神医学　17, 40, 69, 84, 97, 122, 133, 180, 202, 278, 311
精神衛生国家委員会　333
精神科医　ii, 73, 321-322
精神鑑定　341
精神機能　288
精神神経症　206
精神生物学　1, 25, 34, 43, 179, 293, 300, 346, 350
精神病院　ii, xii, 7, 117, 183, 235, 244, 254, 262, 274, 334-335, 340, 342
精神病質　61, 100, 102, 121, 123, 127, 129, 144, 154, 223, 254, 272, 310, 341
——の幼児　101
精神病理　ii, 25, 53
——学　1,3-4, 13-14, 20-21, 37, 73, 89, 101, 117, 137, 143, 170, 240, 278, 303, 317, 327
精神分析　vi, ix, xiii, 53, 73, 87-89, 97, 125, 134, 141, 161, 163, 200, 231, 233, 246, 251, 254, 302, 307, 315, 320, 324, 328
成人期　39, 141, 166, 234, 298
生の本能　288
性の悦び　63, 162, 167
性反転　301
性病　49, 167, 169, 173, 180, 209
『西部戦線異状なし』　241
『生物／環境』体　11
性欲　51, 58-60, 66, 114, 125-126, 131, 141, 146, 151, 156, 159、162, 168, 172, 174-175, 240
『性理論三篇』　87, 235
世界秩序についての前概念　35
責任能力　340
セックス　40, 63, 166, 189, 234, 258
窃視　53, 71
セネステシス　79, 250
前意識　299
前概念　35, 301
潜在作用　15, 31
前社会的　72
前青春期　ix, 133, 137-158, 141, 159-160, 189, 234, 298
潜伏期　38, 134
全父幻想　321
譫妄　267, 293
戦慄　252
躁鬱精神病　69, 71, 73, 196, 293
憎悪　113, 129
操肛　212
相互作用帯　11, 161, 242, 314
操作主義　xi
操作的な概念　35
創造的思考　29
早発性痴呆　vi, 78, 181, 293
躁病　52
早漏　168, 254
遡及的改竄　46, 57
属人的に確認されるもの　31
阻止現象　115
育ての親　119

【た行】

第一子　300
退行　46, 55, 65-66, 115, 123, 179, 240
太古恐怖　67
胎児　10, 34
対自情動　86, 90, 93-94, 97, 100, 142, 171, 179
対象関係　231
対人関係　2, 9, 26, 38, 53, 58, 63, 70, 100, 111, 120, 148, 159, 249, 268, 272, 297, 334
——論　iii, 347
大精神病　3, 52
大腿間性交　213
大ヒステリー　114, 163
タイプ　27, 248, 278
——情況　278
——論　283
代用行為　325, 327
多形倒錯　122
多細胞動物　27
他者　45, 58, 72, 97, 102, 111, 121, 130, 137, 161, 242, 289
——の反応　44, 57
多重人格　46, 64, 260
黙って俺の話を聞け　317
男根　163

——病質　154
手淫　152
重記憶　33
宗教　4, 31, 46, 133, 140, 173, 197-199, 271, 276, 299, 305, 308-309, 311
自由思想　236
自由連想　312, 318, 330
収拾　43, 242, 252
出生外傷　34
吮陰　211-212
純潔運動　50
吮陽　211-212
昇華　46, 50, 52, 123, 128-129, 234
情況　14-15
条件づけ　29, 83, 93
条件反射　93, 239, 248
焼砂眼入　13
症状形成　233
小精神病　294
正体不明の声　61
焦点的な注意　13, 50
情動　86, 129, 320
常同運動　46, 64, 66
常同症　68, 95
上部構造　26
繞哺　211
初回夢　319
初回面接　312
初期シンボル群　249
初期性器フォビア　83, 89, 167, 180, 190, 311, 330
女権論者　321
女性の社会進出　39
初潮　226
シラブルの混乱　52
自律神経　16
人格　4, 10, 20-21, 44, 90, 118, 120, 124, 132, 137, 166, 175, 177, 224, 233, 251-252, 296, 308
——表象　288
心気症　114, 165, 192, 194, 196, 294
シングル・マザー　150
神経細胞　9
神経症　2-3, 73, 224, 233, 236
人事採用　334
人種　132, 346
——的無意識(集合的無意識)　36, 79, 124
心神喪失　2-3
——抗弁　340
新生児　8, 9
人生晩期の抑鬱　71
身体機能一時停止　46, 63, 114
人知価値　139
心的去勢　172
心的トラウマ　175
心的内容　30, 81
人道価値　139
審美価値　138
新皮質　17, 92, 284
新聞　51
シンボル　2, 28, 92, 100, 118, 141, 165, 176, 210, 231, 243, 249-250, 291
——の過程　251
——の倒立ピラミッド　249
信頼　318
人類同一種要請　i
水布療法　277
睡眠　28-29, 84, 138, 164, 239, 242, 248, 267, 312
——中断　82
——薬の乱用　276
スキゾイド人格　230
スキゾフレニア　21, 29, 31, 66-67, 69-70, 73, 78, 98, 151-153, 165, 171-172, 181, 184-186, 190, 193, 196, 199, 210, 224, 228, 230, 242, 245, 247, 252, 254, 258, 260, 267-268, 271, 273 ,307, 310, 315, 321, 325, 330
ステータス　112, 116, 118
ステロタイプ　7, 97, 105, 115, 118, 122, 129, 177
スポーツ　46-47, 126, 191、219
性　160, 172
性感　170, 227
——帯　161
性器官能　207
性器期　163
性器的な性欲　38, 78, 90, 140, 160
政治価値　139
性指向　139, 146, 175, 177, 185, 206
政治タイプ　290
青春期　38, 116-117, 119, 126, 132-133, 159-

高等植物　27
校内暴力　114, 120
荒廃状態　92
肛門官能　207
肛門性愛　88-89
高揚　46, 50, 52, 57, 69
合理化　5, 46-47, 56, 62, 122-123, 125, 129, 170, 198, 229, 241
合理的人間　336, 338
交流的存在　10, 12, 15-16, 36, 40, 314
コーヒー　277
コカイン　92, 277
黒人　131, 262
個人方程式　305
個性　121, 132, 154
誇大妄想　73
国家　204
子供役　118-119
互哺　211
語呂合わせ　52
混血児　131
コンフィダント　231
コンプレックス　86, 120

【さ行】

サイコーシス　ix, 52, 67, 187, 206, 224, 227, 245, 252, 254, 261, 267, 275
最終共通経路　49
罪責感　53
細長型　285
裁判所　xi
再評価　326
催眠　28, 330
サイメルガシア　293
先を見通す　91
サディズム　114, 210, 212, 344
サドマゾヒズム　114
差別　128
懺悔的去勢　124
参照枠組み　27, 240
暫定生活様式　102, 170, 232, 260
三人兄弟　98
参与的観察者　155
死／悪の前概念　35
自我　87, 314
自我の分析　134
自覚　28
嗜虐　291
シクロバルビタール　276
自己　20, 28, 57-58, 63, 67, 85, 100, 103, 105, 111, 120, 122, 177, 250, 260, 289, 314, 317
——意識　28, 63, 66, 78, 90, 92, 94, 111-112, 119-120, 260, 267, 308
——参照　111
——処罰　125
——処罰欲求　123
——中心性　38, 289
——の境界　78
——の外側拡張　112, 314, 319
——の把捉不能性　176
——の理想像　134
——表現　11
自殺　55, 153, 196, 199, 330
自尊感情　ix, 1, 54, 62, 72, 115-116, 123, 126, 142, 149, 175, 224
自体愛　151, 161-162, 164, 188, 190, 208, 291
死体愛好　291
自体官能　ix, 87, 154, 161, 169-170, 187, 196, 207, 219, 290
失錯行為　324
児童期　11, 38, 73, 111-136, 139, 198, 296, 330
自動症　46, 68, 260
自動書記　64
死の本能　v, 288
死の欲動　197
支配　95, 127, 221, 252, 290
——社会的　290
——反社会的　290
——非社会的　290
自閉　32, 247
自哺　210
社会
——化　37, 50, 58 77, 96, 112, 119, 126, 128, 152, 209, 301, 330
——価値　139
——工学　40, 73
——心理学　ii
——的回復　186
——的距離　143

カタトニア　253
価値毀損　46, 57
葛藤　54, 61, 188, 232, 248, 322
カトリック教徒　131
家父長制　38
花粉症　165
神　4, 8, 69, 80, 119, 123-125, 139, 156, 177, 180, 231, 241, 258, 262, 311, 346
がり勉　127
考え無精　30
感情移入　9-10, 64, 82, 90, 94, 104, 124, 144, 308, 322
——の社会心理学　310
管制された　30-31
鑑尿　291
観念奔逸　52
官能　87, 160, 172
寛容　8, 311, 347
簡略型調査　329
記号　9
気質　283
希死念慮　197
機制　15
基底層　90, 121
「飢乳唇満」合成体　80
機能活動　11-12, 15, 314
希望　198
逆転移　307
ギャング　38, 143, 145-148, 151, 154, 156, 169, 189, 219, 233, 262
旧皮質　10, 16, 92, 283
境界の破綻　322
恐慌　28, 31, 46, 66, 69, 92, 188, 254, 260, 330
共産主義　338, 342
教師　112, 118, 128, 130, 132
強迫　67, 121, 154, 235, 251, 271, 294, 325, 327
——神経症　71
——性人格　100, 103
——的代用　70
恐怖　90
虚言　46
去勢
——恐怖　95, 195
——コンプレックス　235
——不安　195, 296
拒絶症　46, 59, 62, 73, 115
禁忌　138, 296
近親姦　150, 152, 172, 186, 231, 296, 299
——妄想　231
偶像化　177, 321
くしゃみ　165
口寄せ　64
屈折　251, 309
クラス　27
クリスチャン・サイエンス　256
経済価値　138
経済不況　345
軽躁病　52
激越性抑鬱　71
月経　219, 224
結婚　221, 228, 234, 255, 257, 298
結晶化　6-7
結束文化　138, 198
権威への服従　95
遺陰　211
幻覚　46, 64, 68, 275
言語　2
遺肛　212
遺根　210
原罪　82, 296
顕在内容と潜在内容の対立　251
原始群族　297
原始潜在作用　30
遺精　211
原生生物　27, 78
権勢欲　112, 128, 150
幻聴　258
限定部分の探査　328
遺陽　211-212
行為失調　121
行為心迫　52
合意的確認　32, 64, 102, 116, 137-138, 204, 339
口腔機構　79
口腔サディズム期　89
口唇官能　207, 210
口唇期的人格　88
構成体　11-12
行動主義　15, 325

索　引

【あ行】

愛　38, 59, 71, 86, 104, 229, 299
愛郷心　139
アイルランド系移民　131
悪徳　3, 7, 50, 96, 132
アクメ　163
アジア人　131
あそび　35, 80, 84
　――ともだち　37
アデノイド　82
アトロピン　267
アネルガシア　292
『阿片常用者の告白』　247
アルコール　63, 92, 172, 188, 206, 270, 272, 289, 342
　――幻覚症　273
　――への依存　272
暗示　308, 329
安全保障　318
安楽死　350
意識　15, 28
　――外　14, 20, 94, 103, 154
　――外の情動　86
　――的推論　32
　――的理解　9
異常感情症　3
異常性欲　82
異人治療情況　331
異性愛　148-150, 162, 168-169, 187-188, 207-208, 223, 232, 234, 291
異性官能　87, 149, 161-162, 189, 229, 290
一次集団　9-10, 44, 87, 139, 200
一般知能　5
遺伝　30, 58, 77, 92, 98, 294
イド　314
居眠り　248
『意味の意味』　101, 251
異類愛　161
インディアン　132
飲尿　291
インポテンツ　168
因律　3, 6-7, 54, 199, 311, 347
失われた大義　58
鬱病　70, 196
映画　47, 51, 127, 152, 184, 229
エディプス
　――・コンプレックス　125, 296, 324
　――王　95
　――情況　v, 125
　――的罪業　123, 126
　――的憎悪　126
エレクトラ情況　vi, 125
遠隔受容器　28
噍精　211
オーガズム　xiii 163-164, 186, 219, 230, 258
オータコイド　16, 53, 92, 283, 294
置き換え　129
音連合　52
親／子の枠組み　119
オリゲルガシア　294

【か行】

カースト　128, 328
『快感原則の彼岸』　197
外向型　49, 91, 286, 289
貝合行為　213
下意識　14-15, 20
戒慎　122, 129, 133
解体　19, 63, 252
外的現実　124
解離　46, 56, 61, 63-64, 66, 92, 115-117, 119, 129-130, 188, 243, 249, 260, 264, 327, 349
　――されたシステム　65, 94, 116, 120, 122 165, 188, 245, 251, 253, 260, 322
『科学としての言語学の地位』　249
過重疲労　240
過剰な複雑性　19, 72

▒原著者略歴

ハリー・スタック・サリヴァン〈Harry Stack Sullivan〉

1892年、ニューヨーク州シェナンゴ郡に、アイルランド系移民３世として生まれる。1917年にシカゴ医学校を卒業後、陸軍連絡将校を経て、23年よりシェパード・イノック・アンド・プラット病院で臨床医となる。30年代より、重症精神病に対するインテンシブな心理療法を特徴とする、北米の力動精神医学の中心的存在となる。第二次大戦以降、国際精神保健体制の確立のために運動するが、49年にパリ滞在中に客死。

著書に『現代精神医学の概念』『分裂病は人間的過程である』など。

▒訳者略歴

阿部大樹〈あべ だいじゅ〉

1990年、新潟県に生まれる。新潟大学医学部を卒業。東京都立松沢病院、聖マリアンナ医科大学を経て、現在は川崎市立多摩病院神経精神科長。「サンフランシスコ・オラクル」誌の日本語版翻訳・発行を行う。

須貝秀平〈すがい しゅうへい〉

1990年、滋賀県に生まれる。東京大学医学部を卒業。東京都立松沢病院を経て、現在は東京大学大学院医学系研究科機能生物学専攻システムズ薬理学教室に所属。

●カバー作品

海老原　靖〈えびはら やすし〉

1976年、茨城県に生まれる。2001年東京芸術大学大学院修士課程修了。映画のワンシーンを切り取った「NOISEシリーズ」、有名子役を象徴的なモチーフとして描いた「MACAULAY CULKINシリーズ」など、消費と記憶をテーマに立体、写真、パフォーマンスなど様々なメディアで作品を発表している。

精神《せいしん》病《びょう》理《り》学《がく》私《し》記《き》

2019年10月25日　第1版第1刷発行
2021年3月10日　第1版第2刷発行

著　　者――ハリー・スタック・サリヴァン
訳　　者――阿部《あべ》大樹《だいじゅ》・須貝《すがい》秀平《しゅうへい》
カバー画――海老原　靖
発 行 所――株式会社日本評論社

〒170-8474　東京都豊島区南大塚3-12-4
電話03-3987-8621（販売）　-8595（編集）

本文印刷――港北出版印刷株式会社
カバー印刷――株式会社精興社
製 本 所――株式会社松岳社
装　　幀――駒井佑二

ISBN 978-4-535-98468-4　Printed in Japan